高等医药院校护理学“十二五”规划教材
（供护理专业用）

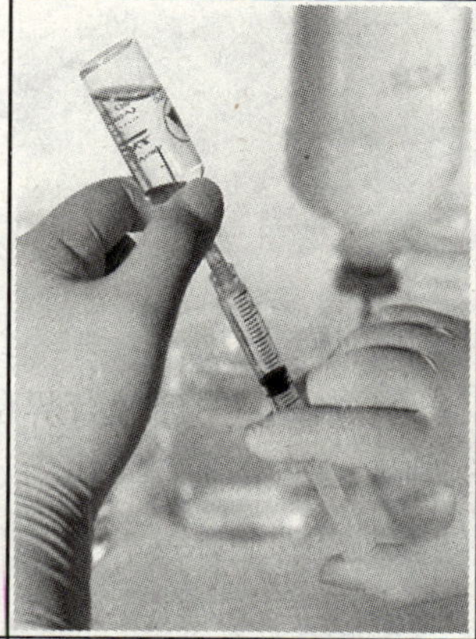

总主编 何国平 唐四元

护理心理学

主　编　蒋小剑　李世胜
副主编　黄　莉　彭　毅　潘晓彦
编　者（以姓氏笔画为序）
史红健　朱正刚　刘　洋
李世胜　李志月　罗素琼
黄　莉　彭　毅　蒋小剑
蒋　健　潘晓彦

中南大學出版社
www.csupress.com.cn

出版说明

为适应国家十二五规划医学教育的发展需要，提高护理专业教、学、考三结合的总体水平，由教育部211、985的学校——中南大学，组织湖南省护理教育界的专家共同编写了这套新版的护理专业规划教材，旨在帮助师生更好地了解和学好专业课，以便将来更好地掌握新版本的教学内容。编写的教材主要包括：

生理学	生物化学	病理学生物化学
病理学	免疫学与微生物学	人体解剖学
护理专业英语	人际沟通	康复护理
护理管理学	营养护理学	护理伦理学
护理学基础	急救护理学	内科护理学
外科护理学	妇产科护理	精神科护理学
传染病护理学	中医护理学（本科）	中医护理学（专科）
社区护理学	护理心理学	护理法律实务

新版本教材的基本理念、规划及其课程目标与课程结构，均遵循国家护理专业课程标准及其评估要求。本套新版教材的设计、学习方式及其转变，基于课程标准的有效教学、课程评价制度的创新、课程资源的开发与利用、课程管理体制的创新，全面反映了最新研究成果，致力于以全新的方式设计，以新的理念阐述课程的新内容。本套教材既可作为护理专业通用教材，也可供在职护理人员自学进修参考。

高等医药院校护理学“十二五”规划教材

（供护理专业用）

NURSING

HULI XUE

总序

当今世界，医学科技迅猛发展，医疗对医护人员的要求越来越高，人们对健康需求越来越大，对健康越来越重视，护理工作在医院、社区、家庭的疾病防治、康复等方面起着越来越重要的作用，护士已成为国内的热门职业之一。加入 WTO 后，随着国内人才市场面向国际的开放，我国护理人才已成为目前世界各国急需的应用型、技能型、紧缺型的专业人才。护理对人才的要求除了基本技能与操作之外，还要求有不断更新知识的能力，使护士的知识从护理专业拓宽到更多学科。

护理职业的创始人南丁格尔曾说：“护理是一门艺术。”如何培养一批南丁格尔式的护理人才，是护理教育工作者的一项重要的任务。2011 年 3 月，根据国务院学位委员会公布的新修订学科目录，护理学获准成为一级学科，新的学科代码为 1011。国务院学位委员会对护理学一级学科的确认，既是对护理人员辛勤付出的肯定，也是对全国护理人员的极大鼓舞，是继国家卫生部将护理学科列入重点专科项目后，国家对发展护理学科的又一大支持。随着医学模式的转变，护理模式也发生了适应性转变，“十二五”时期如何适应新形式的发展，提高护理队伍人才素质以及实践水平，建设护理队伍和拓展护理领域，使我国护理工作水平得到整体提高，是护理教育工作者以及护理从业人员面对的重要挑战和机遇。

从教学的内涵讲，有了一支护理专业的师资队伍，就必须有一套较为完善的专业教材，以辅助教师教授护理学基本理论、基本方法、基本技能，同时也适应学科 不断发展创新的要求。我们编写的系列丛书，从适应社会发展、护理职业发展和护理理念发展等层面出发，以巩固基础知识，强化前沿知识和技能为原则，选择了与现代护理发展方向紧密相关的学科，力求既适合护理人才的自主性学习，又适合教师引导性教授。

中南大学是湖南省护理专业本科自学考试主考学校，是护理专业本科网络教育招生规模最大的学校，其护理学院是全国最早的护理专业博士学位授予点，社区护理学课程被评为国家精品课程。护理学院师资力量雄厚，教学资源丰富，其悠久的教学历史和先进的教学方法、设施，已为国内外医学事业培养出众多的优秀人才。为了适应社会发展的需求，培养出更多国内外急需的护理人才，由中南大学护理学院组织湖南省及外省有护理专业教学的多家院校中教学和实践经验丰富的教授和专家编写了一套有针对性的护理专业必修课和选修课教材，即针对授课对象的不同、针对学习方法的不同、针对人才使用的不同，对以往的教材内容进行了增加或减少。本系列教材包括：

《生理学》
《病理学》
《人体解剖学》
《护理人际沟通》
《护理管理学》
《护理伦理学》
《急救护理学》
《外科护理学》
《精神科护理学》
《中医护理学(本科)》
《社区护理学》
《生物化学》
《免疫学与微生物学》
《护理专业英语》
《康复护理》
《营养护理学》
《护理学基础》
《护理学导论》
《内科护理学》
《妇产科护理》
《传染病护理学》
《中医护理学(专科)》
《护理心理学》

这套教材涵盖了护理专业基础课、主干课及人文课程，目的是帮助护理专业的学生有条理、有效率地学习，有助于学生复习课程的重点内容和自我检查学习效果，有助于学生联系相关知识，融会贯通。本套教材是自学考试、网络教育的必备教材，也是全日制护理本科学生选修之用书。为检验学生学习的效果，在本套学习教材中编写了相关模拟试题及答案，使其更切合实际，达到学习目的。

由于时间仓促，加之水平有限，书中不当之处在所难免，恳请批评指正。

何国平

前　言

本教材为普通高等教育‘十二五’规划教材——医学护理类教材，由高等医学院校、高等医学专科学校以及高等职业技术学院专家共同编写，可供本科及专科、高职类学校的护理专业使用。

随着人们健康观念的更新，医学模式的转变和护理体制的变革，护理工作者越来越重视将心理学理论知识与实用技术运用在护理学理论研究和临床实践工作之中，针对患者及其亲属进行心理护理已成为现代系统化整体护理中不可缺少的一部分。

本书的编写，我们遵循高等医学院校护理专业的教学计划，以全面推进素质教育、培养高素质创新人才为指导思想进行编写，遵循教材编写的“三基”“五性”“三特定”原则，强调全书结构体例规范，编写风格一致;力求使教材结构新颖、内容严谨实用、重点突出。本书共12章，分别介绍了心理学基础知识，护理心理学的基本知识，健康、身心疾病、患者心理、心理评估、心理治疗和心理咨询、护士心理及心理护理以及心理障碍的相关知识。

本教材的主要特色:①每章分别从知识、技能、情感三个方面提出学习目标。②相比同类教材加入了“心理障碍和不良行为”章节内容，让护理专业的学生也能识别常见的心理障碍并进行有针对性的护理。③每章加入了一定量的知识拓展，以丰富心理学课外知识。④每章根据相关内容设置了案例分析，让学生能对知识更好地融会贯通、学以致用。⑤每章后都加入“章节概要”，方便学生更加直观地掌握要点。

教材的编写过程中，我们参考了很多专家的著作及文章，在此向他们表示深深的谢意。

由于时间及自身水平的限制，教材中不可避免会存在一些不足，由衷地希望同道和使用者多提宝贵意见，对其中的缺点和错误随时加以指正，以便再版时改进。

蒋小剑

2010年12月

目 录

第一章 绪 论
第一节 护理心理学概述 /1
第二节 护理心理学简史 /4
第三节 护理心理学研究原则和方法 /9
第二章 心理学基础知识
第一节 心理的实质 /13
第二节 认识过程 /17
第三节 情绪、情感和意志过程 /38
第四节 个性 /45
第三章 心理健康
第一节 心理健康概述 /63
第二节 个体心理卫生 /69
第三节 群体心理健康 /84
第四节 心理保健 /88
第四章 中医心理活动观
第一节 形神合一论 /93
第二节 心主神明论 /97
第三节 心神感知论 /101
第四节 五脏情志论 /104
第五节 人格体质论 /106
第五章 应 激
第一节 心理应激概述 /112
第二节 应激反应 /116
第三节 心理应对 /120

第六章　心身疾病

第一节　心身疾病概述 /128

第二节　心身疾病的诊断、治疗与预防原则 /135

第三节　常见心身疾病 /140

第七章　心理障碍与不良行为

第一节　心理障碍概述 /148

第二节　神经症及癔症 /152

第三节　人格障碍 /161

第四节　性心理障碍 /164

第五节　不良行为 /165

第八章　临床心理评估

第一节　临床心理评估概述 /171

第二节　心理测验 /177

第三节　常用临床心理测验及评定量表 /183

第九章　心理治疗

第一节　心理治疗概述 /204

第二节　心理治疗的原则与类型 /217

第三节　常用的心理治疗方法 /219

第十章　心理咨询

第一节　心理咨询概述 /243

第二节　心理咨询的过程和机制 /250

第三节　心理咨询的要求 /261

第十一章　患者一般心理

第一节　患者行为与患者角色 /268

第二节　患者的心理需要及患者的心理活动 /274

第十二章　护理人员心理与心理护理

第一节　护理人员心理 /286

第二节　心理护理 /299

主要参考文献/321

第一章 绪 论

学习目标

1. **知识目标** 掌握心理学、护理心理学的概念;熟悉护理心理学的研究对象、任务和方法;了解护理心理学的发展简史。

2. **技能目标** 熟练运用护理心理学的研究方法。

3. **情感目标** 了解护理心理学科的重要性,端正学习态度。

随着人类健康需求的变化、现代医学模式的转变以及整体护理模式的建立,护理专业的社会职能也随之上升到一个新的高度。一方面,护士须把关注患者的情绪变化、预测患者的心理反应、满足患者的心理需求、化解患者的心理危机、为患者建立良好的心理环境等作为临床护理的重要目标;另一方面,护士还须把自身的身心健康维护、职业心理素质优化等作为长期的专业发展目标。为此,学习护理心理学理论知识、掌握心理护理技能已成为当代护士的迫切需要。

第一节 护理心理学概述

一、心理学与护理心理学的概念

(一)心理学的概念

心理学(psychology)是研究心理现象及其规律的科学。它的任务是揭示人的各类心理现象的本质,阐明其特点和规律,从而使人类对自己的精神世界具有充分的科学认识,为完善和发展人的精神世界提供科学依据。

(二)护理心理学的概念

护理心理学(nursing psychology)是从护理情境与个体相互作用的观点出发,研究在护理情境这个特定的社会生活条件下个体心理活动发生、发展及其变化的规律的学科。其中"个体"指护士和患者。护理心理学在护理情境中既要研究患者心理活动的规律及其相应的最佳心理护理,又要研究护士心理活动的规律及特点。护理心理学是介于心理学和护理学之间的边缘学科,也是将心理学知识、理论和技术应用于现代护理领域,研究心理因素与健康和疾病之间的关系,研究解决护理领域中有关健康和疾病的心理活动规律及其相应的最佳心理护理方法的学科。

二、护理心理学的研究对象与任务

(一)护理心理学的研究对象

护理心理学的研究对象主要是患者的心理和护士的心理。

1. 患者的心理

患者的心理指患者的各种心理现象，研究和掌握患者的心理状态和心理活动规律，如不同年龄段、不同性别、不同职业、不同地域、不同民族患者的心理特点，不同系统疾病、疾病不同阶段患者的心理活动规律等，这将有助于护士了解患者、有效帮助患者自我心理调节，有助于护士针对各类患者的个性特点，采取有效的心理护理措施。

2. 护士的心理

护士的心理包括护士的各种心理现象及外部行为模式。在临床中，护士的护理全程比如：垂危患者的抢救、给药治疗的执行、情绪状态的了解、饮食及睡眠的关心、生活的照顾、并发症预防、病情观察、健康教育等，都包含心理护理。护士与患者的接触最多，护士的一言一行都会直接影响患者的情绪，影响治疗效果与患者的身心健康。因此，研究护士心理，关心护士身心健康，指导护士胜任角色，帮助护士优化职业心理素质非常重要。

(二)护理心理学研究的任务

护理心理学作为一门心理学和护理学的交叉学科，其基本任务包括理论任务和实践任务。

1. 理论任务

(1)确立学科发展的指导思想：①充分考虑国情，勇于开拓创新。我国的护理心理学，深受本土特定社会文化背景、医疗保健管理体制、现行护理体制、职业人才教育培养模式等因素影响，与发达国家有明显差异，护理心理学学科发展必须充分考虑国情，以建立真正有价值的学科体系；②瞄准学科前沿，突出专业特色。护理心理学强化学科理论对自身研究领域的预见、控制和理解，强化应用研究的超前意识，通过对潜在问题的及早干预，提高研究的预测功能和实用价值。护理心理学致力于护理领域里实际问题的解决，学科发展思路突出护理专业特色；③完善理论体系，探索应用模式。必须围绕护理领域中的诸多待解决的心理学问题，吸取现代心理学的理论精髓和科学方法，建立适用于护理专业的心理学理论体系，探索护理情境中具有普遍意义的特点和规律，为实践领域的应用研究提供科学依据。在科学理论体系的指导下，积极探索有适用价值又符合科学规律、便于广大护士掌握的可操作性应用模式。

(2)构建学科理论的完整体系：①理顺学科范畴，划清科学界限。是形成护理心理学完整学科体系的重要前提；②构建理论框架，澄清模糊概念。此乃形成护理心理学独特学科体系须解决的实质问题；③加强理论预见，实现有效控制。预见、控制于理解，是任何科学理论都具有的3个彼此相互联系的目的。护理心理学研究，只有充分理解所研究对象心理产生、发展与变化的主客观原因，才能真正建立起专业特点鲜明的理论体系，实现对研究对象心理规律的预见和控制。

2. 实践任务

(1)提供护士人才培养的心理学指导与咨询：以心理学应用研究，给教育管理部门提供指导和咨询，提高护士人才培养的成功率、优良率。

(2)研究并提供临床心理护理的科学方法的规范模式：用心理学的原理和方法，为广大临床护士提供可操作的规范化的心理护理模式；研制并提供客观评定患者心理状态的工具；研究并建立心理护理效果的科学评价体系；研究并提供患者心理危机的干预措施及患者身心康复的有效对策。

(3)研究并解决护理过程中的人际关系问题：主要研究并提供给护士主导护患关系的方法和技巧；帮助护士调控患者间及患者与其亲属间关系的有效对策；策划并提供有益于护士职业心理素质的人际氛围等。

三、护理心理学的意义

学习心理学知识，掌握护理心理学理论及其技术，既是主动适应现代护理模式的需要，也是提高护理质量，优化护士职业心理素质的需要。

1. 适应现代护理模式的需要

从20世纪30年代开始，心理因素与健康之间的相互影响越来越受到医学界的重视。传统的“生物医学模式”逐渐被现代的“生物－心理－社会”医学模式所取代。在生物医学模式的影响下，护理工作实行的是以疾病为中心的功能制护理，即按照人体的不同功能，由护士各负其责。这种分工操作是仿效工厂流水作业的方法，忽视人具有整体性和社会性的特点。20世纪80年代，我国开始实行以患者为中心的责任制护理，并明确提出了心理护理的概念。这些现代化的护理观念和技术的推广促进了护理心理学的产生和发展，也适应了生物医学模式向生物－心理－社会医学模式的转变。

2. 提高护理质量的需要

随着疾病预防战略转变，“疾病谱”的变化使过去预防主要靠环境卫生、个人卫生防治传染病为主，现在因慢性非传染病更为突出，强调通过改变不良生活方式、不良行为习惯，建立健康的生活方式和健康行为来预防慢性病。此外，患者身心疾病和心理问题、行为问题日渐突出，护理工作者必须具有临床心理学知识和技能。通过认识患者心理和掌握人际沟通技巧来改善护患关系，以提高护理质量。

3. 培养护士良好职业心理素质的需要

新的护理环境下要求护士应具备良好的心理素质，敏捷的思维力与丰富想象力、精确的语言表达能力、丰富的情绪感染力以及良好的沟通能力等。然而，护士也是普通人，各有其气质特点和性格特征，同样受其自身生理、心理、社会变化的影响而可能出现各种情绪和心理的变化，如心理状态调整不好，在一定程度上会对护理工作及其质量带来负面影响。故护士必须有意识地调节和改变自我，不断注重培养和优化自己的职业心理素质。在护理心理学的理论指导下，在实践中刻苦磨炼，强化训练，努力使自己成为业务技术精湛、心理素质优良、知识结构完善的护理工作者。

第二节 护理心理学简史

一、科学心理学的建立

德国著名心理学家艾宾浩斯（H. Ebbinghaus，）说过："心理学有一个很长的过去，却只有一个短的历史。"这句话正好概括了心理学发展的历史事实。

心理学就其基本概念的形成而言，可以追溯到远古时期。"心理"这一概念早在公元前的古希腊哲学中就已经出现了。亚里士多德（前 384—前 322）在其心理学专著《灵魂论》中把"心理"理解为有机过程，并把它分为"植物的""动物的"和"理性的"三种。在中国提出与"心理"有关的思想比古希腊还早，孔子（前 551—前 479）在《论语》中已经广泛地论述到教育心理学的某些问题。然而，数千年的人类认识史证明，认识心理活动及其本质绝非容易之事。人类为了认识自身的精神活动，曾经历过多次反复，走过许多弯路，这样的经历至今被记载在哲学史中，因为心理学的思想一直是寄生在哲学之中。

1861 年，法国神经科学家布洛卡（Broca）的研究与发现，把人类的精神活动直接地和实证地与大脑联系起来。为此，也加强了人们为研究心理现象而采取的观察和实验的方法。19 世纪自然科学发展的伟大里程碑——达尔文的《进化论》，为理解人类心理的起源和进化提供了依据，而生物学和生理学的其他成果为建立心理学的实验方法提供了可能性。于是，一部真正的实验心理学著作在 1834 年问世了，这就是韦伯的《触觉论》。稍后，费希纳为了证实他的"心物平行论"，进一步充实了韦伯的研究并确立了心理（感觉）过程数量化的基础，这就为心理学最后摆脱思辨的哲学创造了条件。把生理学和心理物理学资料加以汇集并且以实验的方法对人的心理活动加以考察和分析，这就是早期的心理学。

把关于心理活动的哲学思考放到实验室里进行验证，这是德国心理学家冯特的贡献，他于 1879 年在德国建立了世界上第一个心理学的科学实验室。为此，至今人们仍把冯特在莱比锡建立实验室的时间定为心理学的诞生日。

二、学派的纷争

19 世纪末 20 世纪初，在心理学发展的初期，人们对心理现象的认识还处于初级的阶段。这个时期人们很难对复杂的心理现象做出全面的解释，往往会从一个侧面去理解心理现象，并把自己这种片面的认识当做对心理现象的正确的、全面的解释，各种不同的观点应运而生。各种观点之间的争论便形成了心理学的派别，使心理学处在一个相互纷争、百家争鸣的局面。这个时期比较有影响的学派有构造心理学、行为主义、格式塔心理学、机能主义心理学和弗洛伊德的精神分析学派理论。

(一)构造心理学

构造心理学派是 19 世纪末心理学独立成为一门科学后出现的第一个心理学派别，创始人是冯特和他的学生铁钦纳(E. B. Titchener)。这个学派认为应该采用实验内省的方法来分析意识的内容，并找出意识的组成部分，以及它们如何联结成各种复杂心理过程的规律。由于构造心理学派把心理学的内容规定得太狭窄，太脱离生活实际，又把实验的内省方法，即由被试者在严格控制的实验条件下进行自我观察的方法，当做心理学的主要研究方法，因而遭到许多心理学家的反对。

知识拓展 1 - 1

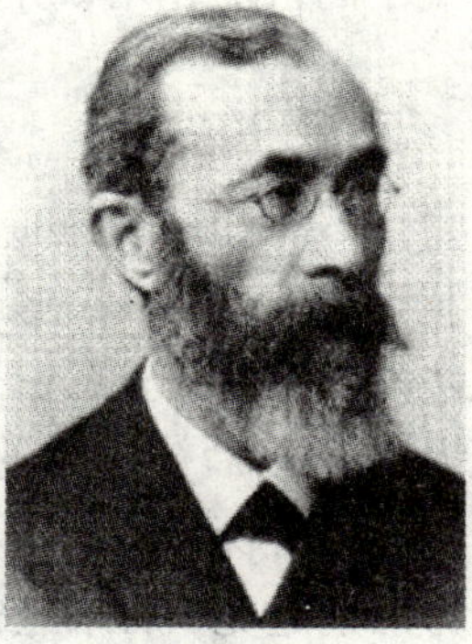

威廉·冯特(Wilhelm Wundt, 1832 — 1920)，德国心理学家，哲学家，构造主义心理学的代表人物。他的《生理心理学原理》是近代心理学史上第一部最重要的著作。1863 年冯特获得医学博士学位，1875 年任莱比锡大学哲学教授，1879 年在该校建立世界上第一座心理实验室。

(二)行为主义

20 世纪初，行为主义起源于美国。创始人是美国心理学家华生(J. B. Watson)，他反对构造学派的观点。行为主义学派认为，构造学派研究人的意识，而意识是看不见、摸不着的，研究意识很难使心理学成为一门科学，因而主张抛开意识，直接研究行为。该学派认为所谓行为就是有机体用以适应环境变化的各种身体反应的组合，这些反应不外是肌肉的收缩和腺体的分泌。例如，情绪是内脏和腺体的变化，思维是言语器官的变化。华生认为，心理学研究行为的任务，就在于查明刺激与反应之间的规律性关系，由此就能根据刺激推知反应，根据反应推知刺激。只要确定了刺激和反应之间的关系，就可以预测行为，并通过控制环境去塑造人的心理和行为。这一学派的观点也是一种典型的环境决定论的观点。

（三）格式塔心理学

德国的心理学家魏特海墨（M. Wertheimer）、克勒（W. Keler）和科夫卡（K. Koffka）创立了格式塔心理学。他们认为，整体不等于部分的相加，意识经验也不等于感觉和感情等元素的集合，行为也不等于反射弧的集合。因而反对把心理现象分解为组成它的元素，主张从整体上来研究心理现象。格式塔心理学又称完形心理学。

（四）机能主义心理学

机能心理学是19世纪末20世纪初出现于美国的心理学派。它的创始人是杜威（J. Dewey），他深受达尔文（C. Darwin）进化论的影响和詹姆士（W. James）的实用主义思想的推动，机能心理学是在反对构造心理学的过程中产生的，它反对把意识分解为感觉、情感等元素，主张意识是一个连续的整体；反对把心理看做一种不起作用的副现象，强调心理的适应功能；反对把心理学只看做一门纯科学，重视心理学的实际应用；反对把心理学局限于正常人的一般心理规律，主张把心理学的研究范围扩大到动物心理、儿童心理、教育心理、变态心理、差异心理等领域。因为其强调心理学应该研究心理在适应环境中的机能作用，所以被称为机能主义心理学。

（五）精神分析学派

精神分析学派的创始人是奥地利的精神科医生弗洛伊德（S. Freud），他从自己的医疗实践中发展起了精神分析的治疗方法，同时也建立了精神分析的学说。弗洛伊德认为，人的心理包含两个主要的部分：意识和无意识。意识是能够觉察得到的心理活动；无意识包含人的本能冲动，以及出生以后被压抑的人的欲望。这种欲望因为社会行为规范不允许满足，而被压抑到内心深处，意识不能将其唤起。它不同于觉察不到的通常意义上的无意识，为区别起见，后来经常将其称为潜意识。后来，弗洛伊德又提出前意识的概念，认为前意识是介于意识和无意识之间的一种中间心理状态。它是那些此时此刻虽然意识不到，但在集中注意、认真回忆和搜索的情况下，可以回忆起来的经验。弗洛伊德还把人的心理结构分为本我、自我、超我三个层次，并认为三者发展平衡，就是一个健全地人格，否则就会导致精神疾病的发生。弗洛伊德对潜意识动机的作用以及儿童期经验对人的心理及人格的影响的重视和强调，对心理学理论和临床实践的发展，乃至整个文化艺术的发展都产生了深远的影响。

知识拓展 1-2

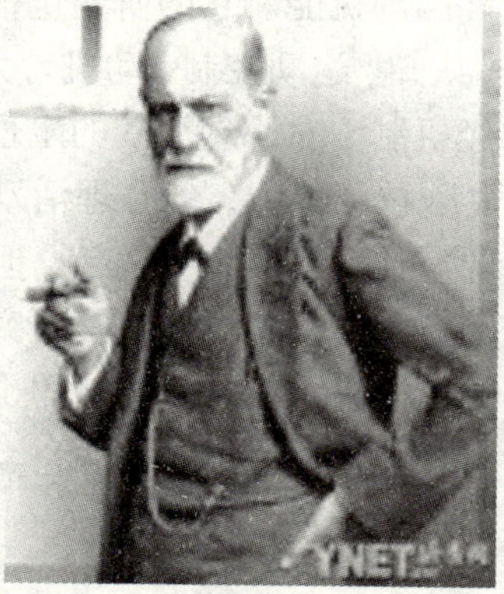

西格蒙德·弗洛伊德（Sigmund Freud，1856—1939），犹太人，奥地利精神病医生及精神分析学家。精神分析学派的创始人。他认为被压抑的欲望绝大部分是属于性的，性的扰乱是精神病的根本原因。著有《性学三论》《梦的释义》《图腾与禁忌》《日常生活的心理病理学》《精神分析引论》《精神分析引论新编》等。

三、当代心理学研究的主要学派

20 世纪 30 年代心理学者们逐渐把主要精力转移到对心理现象规律的探讨上来，学派之争自然就结束了。第二次世界大战后新的心理学思想相继产生，它们以新的思潮影响着心理学的各个研究领域，从而加强了心理学研究的整合趋势。其中最具影响的有人本主义心理学、认知心理学和生理心理学研究。

（一）人本主义心理学

美国的罗杰斯和马斯洛是最具代表的人本主义心理学家，他们在 20 世纪 50 至 60年代，美国社会物质文明快速发展但社会问题却日益增加的背景下，认为一切不安的根源在于缺乏对人的内在价值的认识。因此提出，心理学家应该关心人的价值与尊严，研究对人类进步富有实际意义的问题，反对贬低人性的生物还原论和机械决定论。也就是说，他们既反对把人的行为归结为本能和原始冲动的精神分析学派，也反对不管意识，只研究刺激和反应之间联系的行为主义。由于行为主义和精神分析是近代心理学两大传统流派，人本主义又与他们有明显的分歧，因此在西方，人本主义心理学被称为心理学的第三势力。人本主义认为人有自我的纯主观意识，有自我实现的需要。只要有适当的环境，人就会努力去实现自我、完善自我，最终达到自我实现。所以人本主义重视人自身的价值，提倡充分发挥人的潜能。

（二）认知心理学

认知心理学是 20 世纪 60 年代发展起来的，它把人看做是一个类似于计算机的信息加工系统，并以信息加工的观点，从信息的输入、编码、转换、储存和提取等的加工过程来研究人的认知活动。认知心理学和计算机科学的结合，开辟了人工智能的新领域。当前，认知心理学又与认知神经科学相结合，把行为水平的研究与相应的大脑神经过程的研究结合起来，深入探讨认知过程的机制。

（三）生理心理学

生理心理学探讨的是心理活动的生理基础和脑的机能。它的研究包括脑与行为的演化；脑的解剖与发展及其和行为的关系；认知、运动控制、动机行为、情绪和精神障碍等心理现象和行为的神经过程和神经机制。对心理活动的生理基础的研究由来已久，从解剖学、生理学的研究发现大脑技能定位，到心理活动的脑物质变化的生化研究，再到脑电波、脑成像技术的应用，历经100多年，但其迅速发展还是在近几十年。当前它已发展为一个交叉和综合性的学科，其研究对象有人类也有动物；研究方法有实验的也有非实验的；研究的性质有基础的也有应用的。生理心理学的迅速发展必定会成为推动心理学发展的新的动力。

四、护理心理学的发展

护理心理学是医学心理学的分支学科，它的历史比较短暂，早在100多年前，护理学的先驱——南丁格尔（F. Nightingale）就提出过心理护理的理念，她指出："护理工作的对象，不是冷冰冰的石块、木头和纸片，而是有热血和生命的人类"，她针对传统护理观念的弊端，根据对护理工作的独到见解，创立了全新的护理观念。她认为护士应该是品质高尚的人类健康的使者。

继南丁格尔之后，很多专家学者逐渐认识到加强患者的健康教育以及让患者保持生理和心理平衡的重要意义。美国的护理学家率先提出了"护理程序"的概念，以"重视人是一个整体，除生理因素以外，心理、社会、经济等方面的因素都会影响人的健康状态和康复程度"的新观点来重新认识护理工作的对象，进一步提出了"在疾病护理的同时，重视人的整体护理"的专业发展新目标。20世纪50年代末，美国明尼苏达大学把有利于人们心身健康的责任制护理付诸实践，使其得以普遍推广。1978年，世界卫生组织提出"2000年人人享有卫生保健"的全球战略目标，进一步推动了现代护理学的发展，护理学进入整体护理发展阶段，护理心理学也由此开始科学化的学科发展阶段。

北京大学于1917年开设心理学课程，并首次建立心理学实验室，标志着中国现代心理学进入科学的时代。1920年南京高师（东南大学）建立中国第一个心理学系。1921年南京成立了中华心理学会。1922年中国第一个心理学的杂志《心理》出版。新中国成立后，仅有少数医院有专职的医学心理学工作者从事心理诊断和心理治疗工作，个别医学院开设过有关课程。直到1958年，中国科学院心理学研究所成立了"医学心理学组"，心理学工作者联系医学实际针对当时众多的神经衰弱患者开展以心理治疗为主的综合快速治疗获得显著疗效。但在"十年文革"中，心理学和医学心理学都遭到了严重的摧残。20世纪70年代末，我国医学心理学的发展，受到了卫生部的高度重视。1979 年中国心理学会成立了医学心理学专业委员会，1980 年后，举办了数批医学心理学师资培训班，卫生部将医学心理学纳入必修课，医学院校陆续开设医学心理学。1985 年，成立了中国心理卫生协会；1990 年，成立了中华医学会行为医学会；1993 年，成立了中华医学会心身医学会。1987 年，《中国心理卫生杂志》创刊；1992 年，《中国行为医学杂志》创刊；1993 年，《中国临床心理学杂志》创刊。1995 年 11 月，在中国科协和中国心理卫生协会的指导下，中国心理卫生协会护理心理学专业委员会创立。1996 年在全国高等教育护理学专业教材编审委员会上正式将护理心理学从医学心理学中分离出来，成为护理学专业的一门非常重要的学科，这也标志着我国护理心理学的发展进入了一个崭新的时代。

第三节　护理心理学研究原则和方法

一、护理心理学研究的基本原则

（一）客观性原则

任何一个科学研究都必须有科学性。而增强科学性的方法首先是要有科学态度，即实事求是的态度，其次是实践。护理心理学是一门既有理论又是实践的学科。在进行护理心理学研究时，要坚持客观标准，要在实践中观察、思考、总结经验和教训，要经常投身于护理实际工作中，将理论联系实际，认真研究解决社会生活和护理工作中的实际问题。

（二）辩证发展原则

心理现象和其他现象一样，都是发展变化的。动物从没有心理到有心理，心理再从低级发展到高级，直至出现人的意识，这是心理现象的种族发展；人从出生，历经婴儿期、幼儿期、学龄期、青年期、中年期，最后到老年期，人的心理也有一个发生、发展和成熟、衰老的过程；人从健康到罹患疾病，从患病到恢复健康，身心健康状态也是发展的。我们必须用辩证发展的眼光来看待事物，不能割断事物之间的密切联系。

（三）理论联系实际原则

护理心理学领域中的任何研究方法和实用技术都有一定的理论依据，而不是凭空提出的。不同理论基础会有特殊的研究方法，如动力心理学派采用心理分析方法，行为主义用条件反射方法。有时同一种方法也可为不同理论服务，但在具体做法上和解释结果时却彼此不同。

二、护理心理学研究的基本方法

（一）观察法（observational method）

观察法指研究者直接观察、记录个体或团体的行为活动，从而分析研究两个或多个变量间存在什么关系的一种方法。此法是科学研究史上最原始、应用最广泛的一种方法，从事任何研究几乎都离不开观察法。根据是否预先设置情境，观察法还可分以下两种：

1. 自然观察法

自然观察法是在自然情景中对研究对象的行为直接观察、记录，而后分析解释，从而获得行为变化的规律。其优点是不改变个体的自然生活条件，其行为反映真实可靠。

2. 控制观察法

控制观察法是在预先设计的一定情境中对个体行为作直接或间接的观察研究，如把被观察者带到布置好的刺激情境之中，观察记录他们进入情境后的行为活动特点，并分析其心理、行为或生理反应。控制观察法进行得较快速，获得的资料易进行横向比较分析，但由于设计的情境容易对被观察者产生影响，因而不易反映真实情况。

（二）调查法（survey method）

调查法指通过晤谈、访问、座谈、问卷等方式获得资料并加以分析的研究方法。其具体方法可分为：

1. 问卷法

问卷法指采用事先设计的调查问卷，当场或通过函件交由被试填写，然后对回收的问卷及其内容进行分析，并推测群体心理特点及有关心理状态的研究方法。适用于短时间内书面收集大范围人群的相关资料，如了解某特殊人群（老人、学生）的身心健康水平、调查住院患者的需要等，均可采取此法。问卷法的研究质量取决于研究者事先对问题的性质、内容、目的和要求的明确程度，也取决于问卷内容设计的技巧性以及被调查者的合作程度。问卷法简便易行，信息容量大，但其结果的真实性、可靠性可受各种因素影响而程度不同。故必须以科学态度分析、报告问卷法所获研究结果，较好地体现问卷法对其他研究方法的辅佐及参考价值。

2. 晤谈法和座谈法

晤谈法是指研究者根据预先拟订好的问题，通过与调查者面对面会谈，了解其心理信息，同时观察其在交谈时的行为反应，以此分析和推测群体心理特点及心理状态的研究方法。晤谈法的效果取决于问题的性质和研究者本身的会谈技巧。晤谈法通常采用一对一的访谈方式，其效果取决于研究者的晤谈技巧。此法既可用于患者，也可用于健康人群，是开展心理评估、心理咨询、心理治疗及其相关研究中的最常用方法之一。晤谈法不需要特殊的条件和设备，比较容易掌握和实施。但由于访谈对象有限及被调查者可能受主、客观因素的影响，从而影响到资料的真实性。座谈则是以少数研究者同时面对多个被试的访谈形式。相对于晤谈，座谈范围较大，便于一次获得较多同类资料或信息，满足分析、研究的需要。

（三）测验法（test method）

测验法是指使用经过信度、效度检验的标准化量表对个体的心理特征进行量化的研究方法，是医学心理学研究中一种通用而重要的方法。常用的量表有人格量表、智力量表、行为量表、症状量表等。心理测验种类繁多，都必须严格按照心理测试规范实施，才能得到正确的结论。测验法能数量化地反映被试的心理发展水平和特点，它不仅可作为一种研究方法，使研究更趋精确、科学，而且还可为因材施教、人才选拔、职业指导、心理诊断和咨询提供客观资料。但测验法的有效性在很大程度上取决于测验量表的可靠性，而各种测验量表尚在完善之中，同时对主持者要求较高，必须受过专门训练。

（四）实验法（experimental method）

实验法指在控制的情境下，研究者有系统地操纵自变量，使之系统地改变，观察因变量随自变量改变所受到的影响，以探究自变量与因变量的因果关系，掌握知果溯因、知因推果的科学规律。自变量是实验者安排的刺激情境或实验情境；因变量是反应变量，即实验者预定需要观察、记录的变量，是实验者要研究的真正对象；控制变量是实验变量之外的其他可能影响实验结果的变量。其具体方法可分为：

1. 实验室实验法

实验室实验法是指在特定的心理实验室里，借助各种仪器和设备，严格控制各种条件，精确观察和记录刺激变量与反应变量，以分析和研究其中的规律的方法。实验室实验法被公认为是科学方法中最严谨的方法，也唯有实验室实验法能完整体现陈述、解释、预测、控制这 4 个层次的科学研究目的，其实验研究的质量很大程度上取决于实验设计。

2. 现场实验法

现场实验法又称为自然实验法。是指在日常生活条件下，由实验者对某些条件加以控制或改变，以引起被试某些心理活动进行研究的方法。这一方法的实质是把实验研究和日常活动结合起来，一方面对实验条件有所控制，使之继续保持实验室实验法的能主动获取、探究原因的优点；另一方面又适当放松控制，使之在自然环境中，体现观察法减少人为性、提高真实性的优点。

本章小结

本章简单阐述了心理学和护理心理学的概念及发展历史，护理心理学的研究对象、任务和方法。凡病者求医，无不期望得到最好的医治和最佳的护理。护理心理学就是研究患者的心理活动规律及如何得到最佳护理的科学。随着新的生物－心理－社会医学模式的转变，我们要认识到只有护理心理学发展起来，普及开来，医护人员才能更加懂得患者的心理活动规律，才能采取相应技术进行心理护理。只有全面地认识疾病和患者，并以此为依据进行全面恰当的护理，才能使患者感到生理上舒适、心理上舒畅，从而大大提高护理质量。

案例分析 1－1

某大学教授，男，47 岁，博士生导师，国家重点学科带头人，平素身体健康，婚姻美满，家庭和睦，孩子年幼。他在一次例行健康体检中，被确诊为晚期肝癌。一向事业顺利、家庭和美的他无法接受残酷的现实，陷入了极度的绝望，不配合任何治疗和护理措施。

此时，面对这位患者，护士通常有以下几种典型的做法：

(1)护士甲：十分同情，关注该患者的处境，想用满腔热情帮助患者，减轻意外打击造成的巨大心理压力，她侧重为患者采用了“树立共产主义人生观”的宣教。

(2)护士乙：凭借丰富的临床经验，引用心理治疗的基本技术，用“解释、安慰、保证”等方法，苦口婆心地劝慰患者，用“早期可以治愈”的话语给患者增添生存的希望等。

(3)护士丙：了解此类患者面对突然打击时的强烈情绪及反应大多比较短暂，她边守候在患者身边，边观察患者的情绪反应，及时与患者做适度的沟通，较充分理解患者的内心冲突，同时运用各种方法收集到患者的许多信息，基本判定该患者具有知书达理、热爱家庭、热爱生活等特点，打算选择适当时机，进一步通过临床观察和必要的心理测验，对其人格特征作更深入了解(内向或外向，乐观或悲观)，选择适用于该患者的心理危机干预对策。

提问：

比较以上三种做法，谈谈你的看法。

思考题

1. 什么是心理学？什么是护理心理学？
2. 试述护理心理学有哪些研究方法。
3. 简述护理心理学的研究对象。
4. 简述护理心理学的研究任务。

第二章　心理学基础知识

学习目标

1. **知识目标**　掌握心理现象的结构与心理的本质、各种心理现象的概念、特征、意义和分类、马斯洛需要层次理论；熟悉人格形成的影响因素、情绪和情感的区别与联系；了解气质的实践意义。

2. **技能目标**　掌握合理复习、增强记忆的方法、在护理工作中如何妙用注意的四种特征。掌握评估正常人和患者的心理现象的框架、内容以及正常人心理现象的各种规律。

3. **情感目标**　了解每个人的知情意行和个性之间的关系，重新理解"以人为本"的护理理念的重要性。

人的心理现象是宇宙间最复杂的现象之一，也是人从有史以来就企图认识的重大课题。人眼可以看到五彩缤纷的世界，人耳可以聆听旋律优美的音乐，人脑可以贮存异常丰富的知识，事过境迁记忆犹存，人还能运用思维去探索自然、社会的奥秘，并在周围环境中留下自己意志的印记。总之，心理学与人认识世界、改造世界的一切活动及成果都是分不开的。

第一节　心理的实质

一、心理现象

任何一门学科都有其特定的研究对象和探索领域，心理学是研究人的心理现象的科学。人的心理现象纷繁复杂，表现形式丰富多彩，心理学把心理现象(mental phenomena)分为既相互联系又相互区别的两个部分：心理过程和个性心理。

(一)心理过程(mental process)

心理过程是人们认识世界、改造世界的心理活动过程，人的心理过程就其能动反映客观事物及其关系，可以分为认识过程、情绪情感过程和意志过程三个方面。

1. 认识过程

认识过程是指人认识客观事物的过程，或是对信息进行加工处理的过程，是人由表及里，由现象到本质地反映客观事物特性与联系的最基本的心理活动。认识过程包括感觉、知觉、记忆、思维和想象等。注意是伴随在心理活动过程中的心理特性，以保证人的各项活动的顺利进行。

2. 情绪情感过程

情绪情感过程是指人对客观事物是否满足自身物质和精神上的需要而产生的主观体验，它反映的是客观事物同人的需要之间的关系，包括喜、怒、哀、乐、爱、憎、惧等。

3. 意志过程

意志过程是指人自觉地确定目标，克服内部和外部困难并力求实现目标的心理活动。意志过程是人的意识能动性的体现，即人不仅能认识客观事物，而且还能根据对客观事物及其规律的认识自觉地改造世界。

三种心理过程之间不是彼此孤立的，它们相互联系、相互制约、相互渗透。人的认识过程是人的情绪情感和意志产生的基础，没有人的认识活动，人既不会产生喜怒哀乐，也不可能有自觉、坚强的意志。情绪情感和意志又反作用于认识过程，没有人的情绪情感的推动或者缺乏坚强的意志，人的认识活动就不可能发展和深入。

（二）个性（personality）

人的心理过程具有共同特点。如人们认识客观事物总是先由感觉、知觉进而到思维，即由现象到本质。但是，由于每一个人的先天素质和后天环境影响不同，心理过程在每个人身上产生和发展时总是带有个人的特征，从而形成了不同的个性，正所谓“人心不同，各如其面”。个性是指一个人的整个心理面貌，个性心理结构主要包括个性倾向性和个性心理特征两个方面。

1. 个性倾向性

个性倾向性是指人所具有的意识倾向，它决定着人对现实世界的态度以及对认识活动对象的趋向与选择。

个性倾向性是人从事活动的基本动力，主要包括需要、动机、兴趣、爱好、理想、价值观、人生观和世界观。人的个性倾向性是在社会实践中形成、发展和变化的，它反映了人与客观现实的相互关系，也反映了一个人的生活经历。当人的个性倾向性成为稳定的心理特点时，就构成了个性心理特征。

2. 个性心理特征

个性心理特征是指区别于他人、在不同环境中表现出一贯的、稳定的行为模式的心理特征。主要包括能力、气质和性格，是多种心理特征的独特组合，集中反映了人的心理面貌的差异。

人的心理过程和个性彼此密切联系构成整体。没有心理过程，个性无法形成。如果没有对客观事物的认识，没有对客观事物与人的需要之间的态度体验而产生的情绪和情感，没有对客观事物的积极改造的意志过程，个性就会成为无本之木。反过来，已经形成的个性倾向性和个性心理特征又制约着心理过程，并在心理活动过程中得到体现，从而对心理过程产生重要的影响，使之带有个人独有的特征，其结构如图 2－1 所示。

- 心理现象
  - 心理过程
    - 认识过程(感觉、知觉、记忆、思维、想象)
    - 情绪情感过程
    - 意志过程
  - 个性
    - 个性心理倾向（需要、动机、兴趣、信念、理想、世界观）
    - 个性心理特征（能力、气质、性格）

图 2－1 心理现象的结构

二、心理的实质

有史以来，对心理实质的理解存在着两种根本对立的观点，即唯心主义和唯物主义心理观，对人的心理实质作出正确阐明的是辩证唯物主义。辩证唯物主义认为：意识是物质高度发展的产物，是高度组织起来的物质——人脑的反应特性；心理是脑的功能，脑是心理的器官，心理是人脑对客观现实的主观反映。

(一)心理是脑的功能

相当长一段时间里，人们认为心理活动的器官是心脏。现代科学已用无可辩驳的事实证明，心理是物质在地球这一特定条件下经历了从无机物到生物，从低等动物到高等动物，从猿到人漫长岁月的发展的最高产物，心理是脑的功能。

1. 物种进化从物种进化的角度看，心理的发展是以脑的进化为物质基础的

动物的心理发展经历了三个阶段：感觉阶段、知觉阶段、思维的萌芽阶段。生命物质从最早出现的反映形式——感应性，随后出现感受性、知觉，到灵长类动物出现了思维的萌芽，到人类就产生了思维、意识。可以说，有了神经系统才有了心理活动，脑的结构越发达，心理活动就越复杂，由低级向高级不断发展。所以，心理是物质的一种反映形式，是物质世界长期发展的产物。

2. 个体发育从个体发育的角度看，心理的发生、发展与脑的发育完善紧密相连

大脑研究的资料表明，随着儿童脑重量的增加和脑皮质细胞的功能成熟，儿童的心理水平也随之提高。发育正常的成人脑重平均为 1400g，刚出生的婴儿脑重平均为 390g，随着个体的健康发展，脑的重量明显增加，出生后 9 个月的幼儿

平均脑重达660g，此时的幼儿与父母之间已开始建立起语言、情绪、行为等较复杂的心理联系；2.5～3岁的幼儿脑重达900～1000g，此时心理活动发展迅速，幼儿的行动有了随意性，除了正常的情绪反应外，开始产生较为复杂的情感体验；7岁时脑重达1280g，此时心理发展趋于成熟，自我意识得到发展，形象思维开始向逻辑思维发展，想象力丰富，情绪体验深刻；12岁时儿童脑重已达到成年人水平，此时心理发展已经成熟，逻辑思维占主导地位，能运用道德观念来评价事物的是非与好坏。由此可见，人类心理的发生、发展与脑的发育完善是紧密相连的。

3.近代医学研究证明，人脑特定部位的损伤会引起相应的心理功能丧失

随着科学技术的发展，神经生理学、神经心理学、生物化学等学科的深入研究，以及脑磁共振技术等方法的使用，已证明心理活动是脑的功能。例如，切除或破坏动物脑的一定部位，会引起动物某些正常行为的丧失。在临床实践中亦可以看到，当人脑由于外伤或疾患而遭受损伤时，其正常的心理活动就会部分甚至全部失调和改变。例如，枕叶受到损伤，视觉就会失常；额叶某些部位受到损伤就不能很好地根据言语信号来调节自己的行动，等等。因此，心理活动与脑的功能密切相关，心理是脑的功能，脑是心理的器官。

（二）心理是对客观现实的主观反应

1.客观现实是人的心理活动的源泉和内容

心理现象是由外界输入的信息引起的，没有客观事物的刺激作用，大脑不能产生任何心理现象。例如，对于感觉来说，人的感觉器官和脑的感觉中枢具备了产生感觉的条件，但看到什么、听到什么、闻到什么，都不能由人的主观决定，而是取决于外部环境中的具体事物。人的一切心理现象都是对客观现实的反应，所有心理活动的内容都能在客观现实中找到它的成分。

2.心理是客观现实的主观映像

这种主观映像反映的是具体的客观现实，但两者本质不同。客观现实是具有物质实在性的具体事物，是客观的；而主观映像只是一种精神现象，带有主观性，人的知识经验、思想观点等个体的特点会影响一个人对客观事物的反应。

3.人的心理是积极能动的反应

首先，心理反应具有选择性，人对客观世界的反应是根据主体的需要、兴趣、任务而有选择地进行的，人在反映中具有主动性；其次，人的反应不仅能认识世界，还能通过意志的作用改造世界；在反映现实的过程中，还能根据实践的检验不断调整自己的行动，使反映符合客观规律，并随时纠正错误的反应。这些都表现了人的心理反应的能动性。

4.社会生活实践对人的心理起制约作用

科学的心理学特别强调人的心理的基础是人的社会实践，认为没有人的社会

实践就没有人的心理，社会实践促进心理活动的发展与完善。1920 年 9 月 19 日，在印度发现的狼孩卡玛拉，七八岁的她只有相当于 6 个月婴儿的智力水平；她的言语、动作姿势、情绪反应等方面都能看出很明显的狼的生活痕迹，几乎没有人的行为和习惯；到她 17 岁时，才达到 3 ~4 岁幼儿的智力水平。“狼孩”们生来具有人的健全大脑，但是生活在纯粹的自然环境中，远离了人类社会，脱离了人类的种种实践活动，失去了产生心理的现实基础，心理不能得到正常的发展。这说明，人的心理活动不是大脑所固有的，而是人类社会实践的产物。

总之，我们从心理与脑、心理与客观现实、心理与实践三个方面的关系中对人的心理的本质进行了分析，从辩证唯物主义角度阐明了科学心理观，最后可以将心理的本质概括为：心理是人在实践活动中通过人脑对客观现实的主观能动的反应。

第二节 认识过程

认识过程(cognitive process)是人们对客观事物的认识和察觉的过程，包括感觉、知觉、记忆、思维、想象等心理活动。人与人之间在认识能力上存在很大的差异，这些差异导致了人与人之间在活动能力上的差异。

一、感觉

(一)感觉的概念

感觉是人脑对直接作用于感觉器官的客观事物的个别属性的反应。在把握感觉这一概念时应该注意以下几点：

1. 感觉反应

感觉反映的是当前直接接触到的客观事物，而不是过去的或间接的事物。因此，记忆中再现事物属性的映像，幻觉中各种类似于感觉的体验等都不是感觉。

2. 多种属性

现实生活中的客观事物都是具有多种属性的，感觉是单一感觉器官对客观事物的某一种个别属性的反应，反映的不是整体属性。通过感觉只能指导事物的声、形、色等个别属性，还不能把这些属性整合起来整体地反映客观，也还不知道事物的意义。

3. 感觉是客观内容和主观形式的统一

从感觉的对象和内容来看，它是客观的，即反映着不依赖于人的意识而独立存在的客观事物。从感觉的形式和表现来看，它又是主观的，即在一定的主体身上形成、表现和存在着，人的任何感觉，都受到了个性、经验、知识及身体状况等主体因素的影响。

（二）感觉的意义

1. 感觉提供了内外环境的信息，是人认识客观世界的开端，是一切知识的源泉

感觉是最简单的心理活动，是认知的初级阶段，一切高级的、复杂的心理活动都是通过感觉获得材料，在感觉的基础上产生的。感觉是意识对外部世界的直接反映，也是人脑与外部世界的直接联系，割断了这种联系，大脑就无法反应客观存在，意识也就无从产生。

2. 感觉保证了机体与环境的信息平衡，获得各种感觉体验，是维持人正常心理活动的必要条件

人要正常的生活，必须和环境保持平衡，其中包括信息的平衡。具体说，人们从环境中获得必要的信息，是保证机体正常生活所必需的。相反，信息超载或不足都会破坏信息的平衡，给机体带来严重的不良影响。加拿大心理学家贝克斯顿（W. H. Bexton）等人进行了感觉剥夺实验，他们把被试置于极少有刺激作用的实验环境中，使其极少有可能产生感觉，并要求被试待的时间尽量长久（见图2－2）。实验结果表明，很少有被试愿意在这种环境中生活一周，在被剥夺感觉的实验期间注意力不能集中、思维不连贯、条理不清、逻辑混乱、反应迟钝烦躁，甚至还出现幻觉、神经症状或恐惧症。感觉剥夺实验说明感觉的丧失会严重地影响人的认识活动，特别是思维，并波及人的情绪和意志，造成心理上的紊乱。

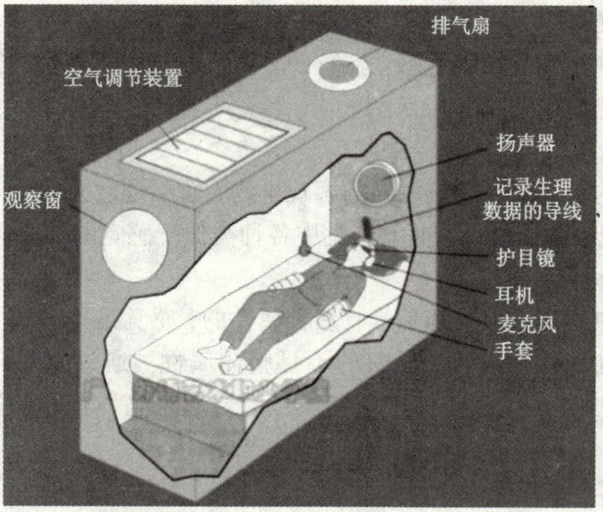

图2－2　感觉剥夺实验

3. 感觉可以从现实中获得可靠的信息，有利于个体生存

例如，对危险的声音警示，使我们意识危险，以躲避伤害。感觉既能提供人类生存的重要线索或依据，也为人们及时把握客观环境产生新的认识，维持身心健康提供了重要保证。

（三）感觉的种类

根据刺激来自机体外部还是内部，将其分为外部感觉和内部感觉两大类。

1. 外部感觉

接受来自机体外部的刺激，反映外界事物的个别属性，包括视觉、听觉、嗅觉、味觉、肤觉（包括触觉、温度觉和痛觉）。其中，视觉是人们认知外部世界的主导感觉，人从外部接受的全部信息中，80%以上是通过视觉获得的。

2. 内部感觉

接受来自机体内的刺激，反映身体的位置、运动和内脏器官的不同状态，包括运动觉、平衡觉、内脏感觉（包括饿、渴、便意、性等感觉）。

（四）感觉的特征

1. 感觉的适应

感觉的适应是指刺激物持续作用于感觉器官所引起的感受性改变的现象。感觉适应的结果可以是感受性提高或降低。例如，由阳光照射的室外走进电影院，起初什么也看不见，等一会就能看清一些东西，这是暗适应，是视觉器官的感受性提高了；由黑暗的地方走到明亮的地方，起初看不清东西，等一会就能看清了，这是明适应，是视觉器官的感受性降低的结果。不同感觉器官，其适应的能力不同。听觉、痛觉的适应不明显，触压觉、嗅觉的适应迅速明显，“入芝兰之室久而不闻其香”就是这个道理。

2. 感觉对比

感觉对比是指同一感觉器官在不同刺激物的作用下，感觉到的强度和性质上发生变化的现象。感觉的对比可分为同时对比和及时对比。例如，把一个灰色小方块纸放在黑色的背景上，看起来灰色显得亮些，放在白色背景上则显得暗些，这是视觉的同时对比（图2-3）；吃完糖后，再吃苹果会感到苹果酸，这是味觉的及时对比。

3. 不同感觉的相互作用

某种感觉器官受到刺激而对其他器官的感受性造成影响，或使其升高或降低，这种现象叫不同感觉的相互作用。例如，微痛刺激、某些嗅觉刺激都可使视觉感受性有所提高。微光刺激则能提高听觉的感受性，而强光刺激会降低听觉感受性。例如，呈现音乐的方法可以减轻牙科手术中患者的疼痛。

4. 后像

刺激物对感受器的作用停止以后，感觉现象并不立即消失，它能保留短暂的时间，这种现象叫后像。

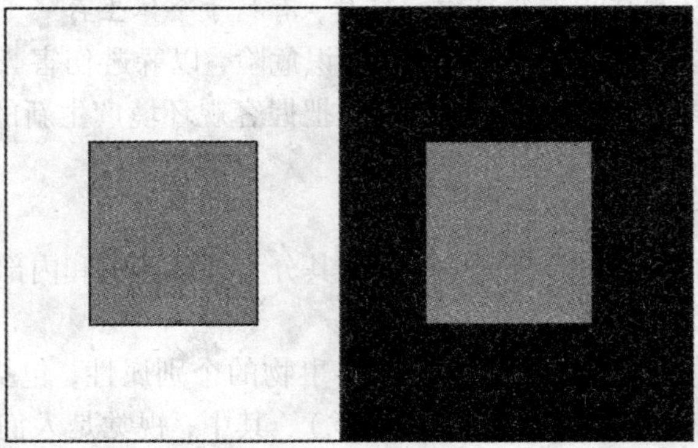

图 2-3　视觉的同时对比

5. 联觉

联觉是指一种感觉引起另一种感觉的现象。它是感觉相互作用的另一种表现。如有音乐造诣的人，听到音乐时会产生相应的视觉。这是一种视听联觉。但不是所有人都能产生联觉的。联觉的形式很多，最突出的是颜色联觉，所谓暖色调和冷色调即由此而来。

6. 感觉的发展和补偿

人的感受性不仅可以在一定条件下发生暂时性的变化，而且可以通过实践活动和训练得到充分的提高和发展。职业训练可以使人的某种感受性明显高于一般人，例如医生有通过听诊器分辨患者心音、呼吸音的变化来判断其病情的能力。人的某种感觉能力缺失后，其他感觉能力会突出发展，弥补感觉缺陷，凭着感觉的相互补偿(sensory compensation)，获得生活和学习的能力。

二、知觉

(一)知觉的概念

知觉(perception)是大脑对直接作用于感觉器官的客观事物整体属性的反映。知觉是在感觉的基础上产生的，它是对感觉信息整合后的反映。

(二)感觉与知觉的关系

(1)感觉反应的是个别属性、是单一感觉器官分析的结果，知觉反应的是整体属性、是多种感觉成分的综合映像。

(2)感觉是知觉的基础，但知觉并不是感觉的简单相加，而是把感觉器官获得的信息转换成知识和经验的过程，语言在知觉发展的过程中起着重要的作用。对一事物的感觉越丰富、越精确，对该事物的知觉就越完整、越正确。

(3)感觉的性质更多由刺激物的性质决定，知觉的性质则很大程度受个体的知识、经验、态度影响，同一事物，不同人对它的知觉会有所差别。因此，知觉比感觉复杂得多。

个体的生存依赖于对环境中客体和事件的准确知觉。客观事物是以各种属性构成的有机整体，可以说知觉是感觉器官和脑对客观事物各种属性的刺激做出确认、解释、分析和整合的过程，这个过程使我们更好地认识环境和事物，把没有秩序的感觉输入组织成稳定、有序的知觉。

在实际生活中，人们很少产生单纯的感觉，总是以知觉的形式直接反映客观事物。由于感觉和知觉密不可分，通常把感觉和知觉统称为感知觉。

（三）知觉的种类

根据知觉时起主导作用的感觉器官的特性，可以把知觉分为视知觉、听知觉、嗅知觉、味知觉、触知觉等。根据知觉所反映的事物的特性，可以把知觉分为空间知觉、时间知觉和运动知觉。

1. 空间知觉

指对物体的形状、大小、距离和方位等空间特性的反应。

2. 时间知觉

对客观事物的延续性和顺序性的反应。时间知觉的线索包括：自然界中的周期现象、人体生理心理活动的节律性变化。如：跳伞运动员必须在20秒时打开降落伞，误差不能小于1秒，这样就需要运动员有非常准确的时间知觉能力。个体当时的情绪、态度、身心状况及活动的性质可以影响知觉的形成，如患者在住院期间缺乏社会活动，会感到“度日如年”。

3. 运动知觉

指人脑对物体空间位移和移动速度的知觉。

（四）知觉的基本特征

1. 知觉的选择性

知觉的选择性是指人根据当前的需要，对客观刺激物有选择地作为知觉对象进行加工的过程。人们在知觉客观世界时，人们总是有选择地把少数事物作为知觉的对象，而把其他事物当成知觉的背景。

知觉的对象从背景中分离，与注意的选择性有关，当注意从一个对象转向另一个对象时，原来知觉的对象就成为了背景，而原来的背景又成了知觉的对象。图2－4既可以看成黑色背景上的白色花瓶，也可以看成为白色背景上的两个黑色侧面头像。

注意选择的对象与主观因素和客观刺激的特点有关。人们容易选择那些与个人的需要、情绪、知识经验等相关的事物作为知觉的对象；另外，客观刺激物强度较大、对比明显、运动变化以及空间位置接近等具有吸引力的事物也易成为知觉的对象。知觉的选择性使得少数重要的刺激得到了关注，提供了进一步深入加

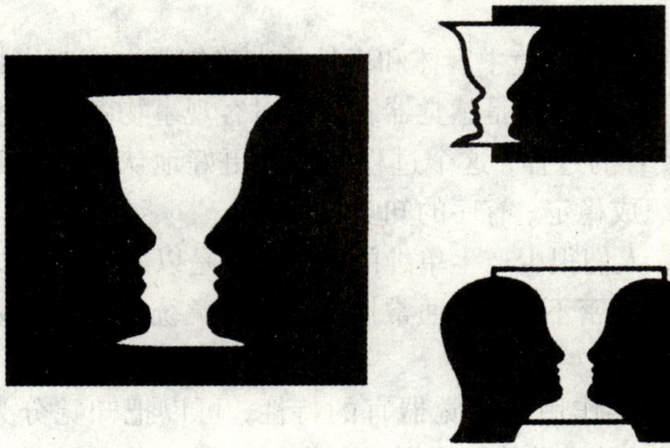

图 2－4　两歧图形

工的可能，避免了次要刺激的干扰，从而保证了知觉的清晰准确性；选择使得知觉活动有了自由度，进而丰富了知觉的内容；另外，选择也可以帮助人趋利避害，有效地适应环境。

2. 知觉的整体性

知觉的整体性是指人根据自己的知识经验把直接作用于感官的客观事物的多种属性整合为统一整体的过程。知觉是在知识经验的基础上对感觉信息的整合过程，知觉整体性就是人把事物各部分属性综合起来，从而能够整体地把握该事物（图 2－5）。

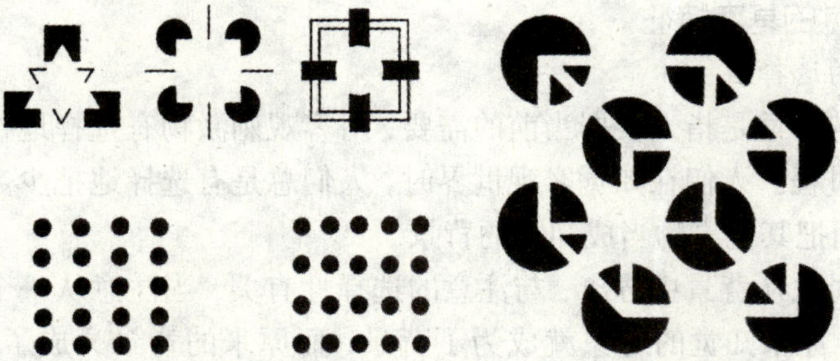

图 2－5　知觉的整体性

知觉的整体性是人们对外界事物形成印象的根本保证，大脑在对来自各器官的信息进行加工时，就会利用已有经验对缺失部分加以整合补充，使人们对客观事物的反应更趋于全面、完善。

3. 知觉的理解性

知觉的理解性是指人以知识经验为基础对感知的事物加工处理，并用语词加以概括赋予说明的加工过程(图2-6)。

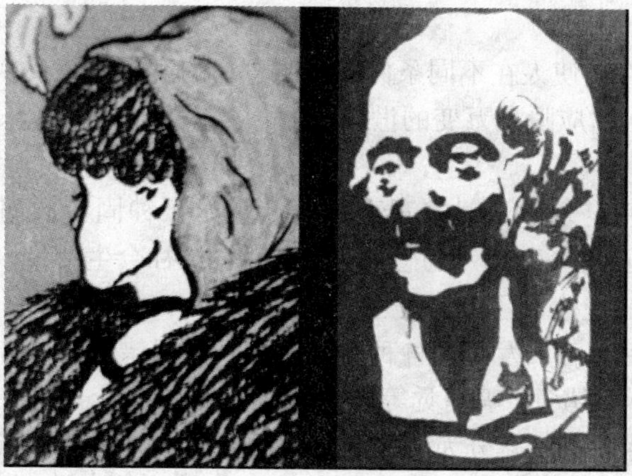

图2-6 知觉的理解性

知觉的理解性主要受到个人的知识经验、言语指导、实践活动以及个人兴趣爱好等多种因素的影响。人们的知识经验越丰富，对事物的知觉就越深刻、越精确、越迅速。例如：一名经验丰富的医生可以迅速、准确地作出诊断，并制订出正确的治疗方案。

知觉的理解性对于人们认知客观世界的意义在于：通过知识经验的积累和理解，可以使人们对客观事物的认识更深刻，更好地认识、改造世界。

4. 知觉的恒常性

知觉的恒常性是指人的知觉映像在一定范围内不随知觉条件的改变而保持相对稳定特性的过程(图2-7)。

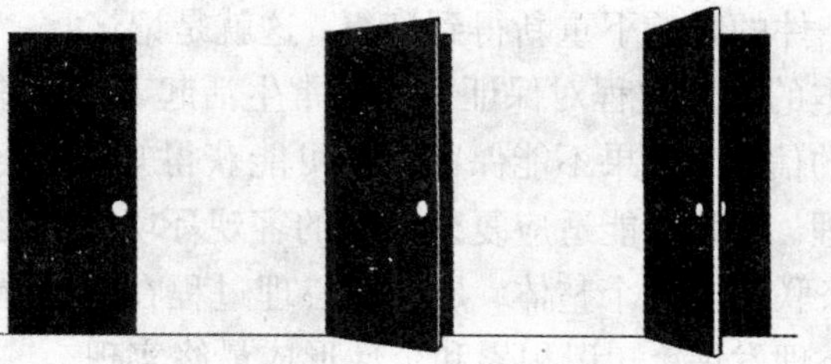

图2-7 知觉的恒常性

知觉的恒常性普遍存在于各种感觉中，其中在视知觉中表现得最为明显。当我们观察同一物体时，知觉并不完全随观察条件（距离、角度、明度等）的改变而改变，而是表现出大小恒常性、亮度恒常性和颜色恒常性等。比如，看同一个人，由于距离远近不同投在视网膜上的视像大小相差很大，但我们总是认为他的高矮没有什么改变。

知觉的恒常性能使人在不同条件下按照事物的实际面貌反映客观事物，保持相对稳定的知觉，适应瞬息万变的世界。

（五）错觉

错觉是指在特定条件下对客观事物所产生的某种固有倾向的歪曲知觉，如“杯弓蛇影”。错觉是一种特殊的感知觉，有时会给社会生活带来麻烦，但人们也可掌握错觉发生的规律，运用错觉为社会服务。

错觉有许多种，可以发生在各种感知觉中，如视错觉、听错觉等。根据感受器分为：视错觉、听错觉、嗅错觉等。

根据主客观条件的变化分为：视错觉、形重错觉、时间错觉、运动错觉、对比错觉、似动错觉等。视错觉是在某种视觉因素的干扰下而产生的错觉，如图2－8。

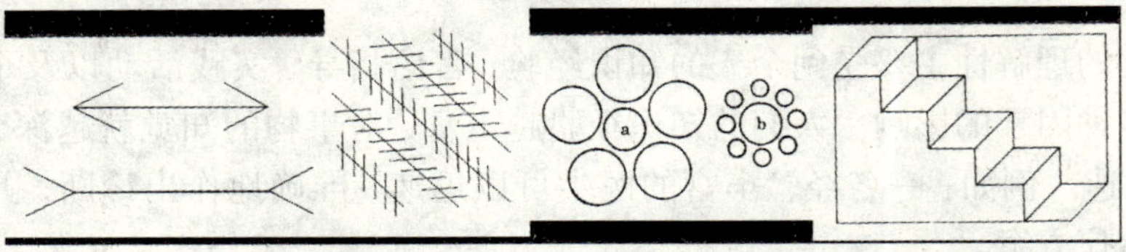

图2－8 错觉

三、记忆

（一）记忆的概念

记忆（memory）是过去的经验在人脑中的反映。人们在生活实践中感知过的事物、思考过的问题、体验过的情感以及练习过的动作等以映像形式在人脑中保持，以后在一定条件的影响下重新得到恢复，这就是记忆。

记忆作为基本的心理过程对保证人的正常生活起着极其重要的作用。人通过感知从外界获得的信息，如果不能保留就不可能获得知识和经验，就不能形成概念进行判断和推理，也就不能适应复杂多变的客观环境。记忆将人的心理活动的过去、现在和未来联结成一个整体，是人的心理过程在时间上得以持续的根本保证，从而使人的心理发展、知识积累和个性形成最终实现。

(二)记忆的分类

1. 根据记忆内容的不同，可以把记忆分为形象记忆、情景记忆、情绪记忆、语义记忆和运动记忆

(1)形象记忆：是个人以感知过的事物的形象为内容的记忆。

(2)情景记忆：是个人以亲身经历的、发生在一定时间和地点的事件或情景为内容的记忆。

(3)情绪记忆：是个人以曾经体验过的情绪或情感为内容的记忆。

(4)语义记忆：是个人对各种有组织的知识为内容的记忆，又称为语词逻辑记忆。

(5)运动记忆：是个人以过去经历过的身体的运动状态或运动形象为内容的记忆。运动记忆中的信息保持和提取都较容易，也不容易遗忘，它在人们的社会各领域的实践活动中起很重要的作用。

2. 根据记忆内容是否能被清晰地意识把记忆分为外显记忆和内隐记忆

(1)外显记忆：是指个体有意识地或主动地收集某些经验来完成当前作业的记忆。其突出特点是强调信息提取过程的有意识性，而不是信息识记过程的有意识性。

(2)内隐记忆：是指在无意识情况下，个体过去的经验自动对当前作业产生影响的记忆，又称为自动的无意识记忆。内隐记忆强调信息提取过程中的无意识性，而并不在意识记忆信息的过程中是否是有意识的。例如广告中的纯接触效应以及人际交往中的印象形成等。

3. 按照现代信息加工的观点，记忆是一个结构性的信息加工系统。记忆结构由三个不同的子系统构成

(1)感觉记忆(sensory memory)：也称瞬时记忆，每一种感觉记忆都会将感觉刺激的物理特征的精确表征保持几秒或更短的时间，如刚听到的音乐的旋律。其特点是：信息量大、保持时间短(视觉0.25秒，声音2~4秒)、形象鲜明但容易消失，受到注意后转入短时记忆。

(2)短时记忆(short-term memory)：指在感觉记忆的基础上，信息在头脑中保持1分钟左右，如按电话号码簿上的号码立刻拨号后，很快就忘了这个号码就是短时记忆。其特点是：信息容量有限，易受干扰，可被意识，经过复习后可以转入长时记忆。

(3)长时记忆(long-term memory)：指信息储存在1分钟以上，直至长期甚至永久的记忆。长时记忆的特点是：信息保持的时间长，信息的存储量大。

感觉记忆、短时记忆和长时记忆系统虽然在信息的保持时间和容量方面存在差别，处在记忆系统的不同加工阶段，但相互之间有着十分密切的联系。如图2－9所示，外界信息通过感觉器官时，按输入信息原样的感觉痕迹形式被登

记，包括感觉登记、图像登记和声像登记等，这是感觉记忆系统。信息在此保持的时间短暂，其中一部分信息受到注意而进入短时记忆系统，如果信息极为强烈深刻，也会一次性直接进入长时记忆系统。但是，如果感觉记忆中的信息未被注意，则会很快减弱、消失。短时记忆系统的信息主要来自感觉记忆，也有从长时记忆系统来的信息，这是当某人需要运用经验、规则来加工信息时便从长时记忆中提取，提取储存的信息回溯到短时记忆系统，帮助短时记忆系统对信息进行有意识加工。短时记忆系统中的信息经过复述后进入长时记忆系统得到长久保存。

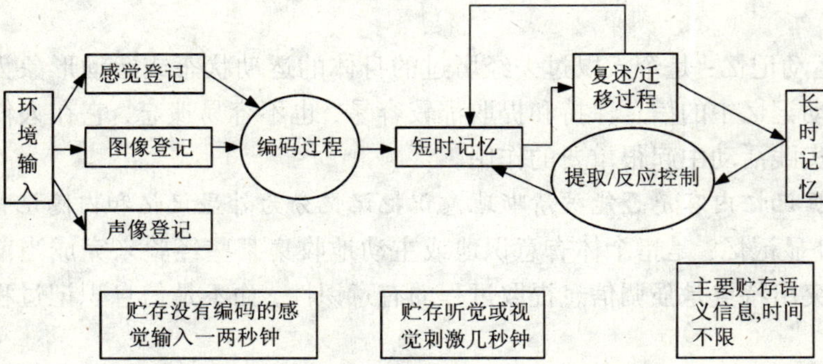

图 2-9　三种记忆信息加工与存储模型

（三）记忆的基本过程

记忆包括识记、保持、回忆和再认三个基本过程。

1. *识记(memorizing)就是识别并且记住事物*

从信息加工的观点来看，识记是信息输入和编码的过程。记忆过程开始于识记，识记是保持、回忆和再认的前提和基础。

根据识计时的目的性和意志努力程度的不同可划分为两种类型。①无意识记(involuntary memorizing)是指事先没有预定目的，也不需要意志努力的识记，又称不随意识记。例如，读过某部有趣的小说，虽然当初没有想记住的意图，但许多东西却被我们记住了，这就是无意识记；②有意识记(voluntary memorizing)是指有预定目的，并经过一定意志努力的识记，又称随意识记。例如，科学定义、概念、公式、定理的记忆不仅需要有明确的目的，而且需要一定的意志努力才能记住，这就是有意识记。

根据识记的材料有无意义或者学习者是否了解其意义分为两种类型。①机械识记(rotte memorizing)是根据事物的外部联系，依靠简单重复而进行的识记。机械识记分两种情况，一种是材料本身缺乏内在的联系，如历史年代、电话号码、人名和地名等，需要机械识记；另一种是材料本身有内在的联系，但学习者并没有理解，如某些公式、定理等，只有死记硬背，这也是机械识记；②意义识记（meaningful memorizing）是指在对材料理解的基础上，根据材料的内在联系，并运用已有的知识经验而进行的识记。

从记忆的总体效果上看，有意识记的效果优于无意识记，意义识记的效果优于机械识记，但它们并非相互排斥和绝对对立，而是相互依存和相互补充的。

2. 保持（retention）是人的知识经验在头脑中的贮存和巩固的过程

保持不仅是记忆的重要标志，也是回忆和再认的重要条件。

知识拓展 2－1

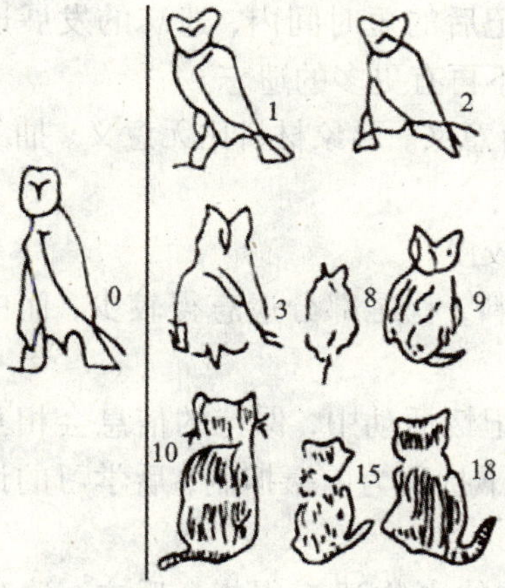

英国心理学家巴特莱特（F. C. Bartlett）采用图画复绘的方法来测验记忆质变的情形。图中左边为刺激图形，先给被试中的第一人看，隔半小时让他凭回忆将图绘出，再将所绘图给第二人看，隔半小时后同样凭记忆绘图，然后再把所绘给第三人看，如此依次进行直到第 18 个被试。图中垂直线右边的 8 个图形，就是实验中第 1,2,3,8,9,10,15,18 个被试所绘的图形。从这些图形可以看到从第 1 被试实际回忆绘出的枭鸟到第 18 个被试回忆绘出的猫的图形，记忆内容的质的变化。

保持是一个动态的过程。识记过的材料在头脑中的保持并不是固定不变的，这种变化既体现在数量上，又表现在质量上。在量的方面，保持量一般随时间推移而下降。在质的方面，则可能有以下几种变化：第一，内容简略和概括，不重要的细节趋于消失；第二，内容变得更加完整，更加合理并更有意义；第三，内容变得更具体，或者更为夸张与突出。

3. 提取是指从记忆中查找已有信息的过程。提取的效果有再认或回忆

再认（recognition）和回忆（recall）是提取信息的基本形式。识记的信息再次出现时能把它认出来，称再认；过去经历过的，现在不在眼前的事物能在头脑中重现称回忆。回忆的记忆效果优于再认，凡能回忆的一定能再认，再认的不一定能回忆，考试时选择题、判断题比名词解释、填空题和问答题更容易回答，体现的就是对答题者提出的不同记忆效果的要求。

(四)遗忘及其规律

1. 概念

遗忘(forgetting)是指对识记的材料不能再现或错误的再现。

2. 遗忘的规律

根据以往的相关研究,影响遗忘进程的因素包括:

(1)时间:遗忘是与保持相反的过程。德国心理学家艾宾浩斯(H. Ebbinghaus)首先对遗忘的规律进行研究,为了使学习和记忆尽量避免受旧经验的影响,他用无意义音节作为记忆的材料,把识记材料学到恰能背诵的程度,经过一定时间间隔再重新学习,以重学时节省的诵读时间或次数作为记忆的指标,用取得的数据描绘成曲线,称为艾宾浩斯遗忘曲线(图2-10)。从曲线图中可以看出,遗忘的进程是不均匀的,先快后慢,在识记后的短时间内,遗忘的发展速度较快,后来逐渐变慢,到了相当的时间就几乎不再有更多的遗忘。

(2)记忆材料的性质和数量:一般来说,有意义、形象材料比无意义、抽象材料遗忘得慢,材料越多,遗忘越快。

(3)学习程度:“过度学习”的材料遗忘得较慢。

(4)记忆材料的系列位置:较长的记忆材料,首尾部分遗忘得较少,而中间部分遗忘得较多。

(5)先后学习材料的干扰:大脑在连续的记忆活动中,保持的信息会相互干扰,先学习的记忆内容对后学习的记忆内容的干扰称为前摄抑制;后学习的记忆内容对先学习的记忆内容的干扰称为倒摄抑制。

(6)识记者的态度:人们需要的、感兴趣的事物遗忘得慢,反之,遗忘得较快。

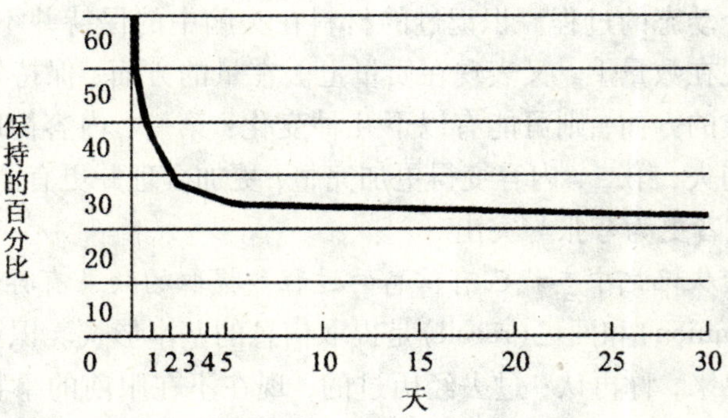

图2-10 艾宾浩斯遗忘曲线

3. 应用遗忘的规律防止遗忘

(1)注意力集中，合理分配复习时间，合理用脑。注意力集中是实现高记忆效果的前提条件，而注意本身是不稳定的，长时间保持在同一事物上的时间是有限的，因此应该合理用脑，每学习40～50分钟就稍微休息一下。一般来讲分散复习的效果优于集中复习。

(2)明确目的，力求理解，知识归类。这样做一方面可以使人们对该事物的认识更深刻，实现意义识记；另一方面也有利于将所学习的知识进行系统的分类，回忆是以联想为基础的，建立知识间的逻辑、联想关系，可以加强记忆的效果。

(3)及时复习，过度复习。艾宾浩斯遗忘的规律的研究告诉我们，在学习后要及时、尽早的复习。过度学习的材料遗忘得较慢，过度学习在150%最恰当，既能取得良好的保持效果，又不浪费时间和精力。

(4)复习方式多样化，反复阅读和试图回忆相结合。单调的、机械的重复容易使大脑皮层产生抑制，多样化的复习方法可以维持学习者对学习材料的兴趣，在学习过程中应动员多种感官参与，使学习过程成为有看、听、说、做的活动，这样相同的信息通过多种感觉通道进入大脑皮层，建立广泛的神经联系，从而加深记忆效果。

还可以采取在学习到一定程度时，在还没有完全记住之前，积极的试图回忆，实验证明，这样学习记忆效果好，保持时间长，错误也少。总之，每个人适合不同的学习方法，找到适合自己的方法更为重要。

(五)衡量记忆力的指标

人与人之间的记忆力存在很大差异，一个人的记忆力的优劣，可以通过记忆的品质来衡量。

1. 敏捷性

敏捷性指记忆的速度，以一定的时间内能记住或回忆多少记忆材料为指标。

2. 持久性

持久性指记忆在头脑中保持的时间的长短。

3. 准确性

准确性指在回忆记忆材料时是否准确。对于护理人员这是一个最为重要的记忆品质。

4. 准备性

准备性指将记住的知识系统化、条理化，在需要时善于利用联想线索有效地提取信息。

从整体上看，只有具备了这四种特征才能说有良好的记忆力。我们可以对照自己分析一下，自己哪方面的记忆品质不足，在今后的学习生活中有意识、有目的地进行改进。

四、思维

人不仅能认识事物和现象的外部联系，而且能认识事物和现象的内部联系和规律，思维就是这样一种高级的认知活动。

（一）思维的概念

思维(thinking)是人脑对客观现实间接和概括的反映。它是借助言语实现的、能揭示事物本质特征及内部规律的理性认识过程。

（二）思维的基本特征

1. 间接性

间接性是指人们借助于一定的媒介和一定的知识经验对客观事物进行间接的认识。例如，医生根据对患者体温、血压、血液、尿液、心电图、脑电图等检查的有关资料，就能够确诊病患和病因。

2. 概括性

包含两层意思：第一，把同类事物的共同特征和本质特征抽取出来加以概括。例如，人们把性状、大小各不相同而能结出枣子的树木称之为“枣树”。第二，将多次感知到的事物之间的联系和关系加以概括，得出有关事物之间的内在联系的结论。例如，医生针对某种疾病所制订的诊断标准。

思维的间接性是以人对概括性的认识为前提的。人之所以能够根据屋顶潮湿作出曾下过雨的推断，是因为知道下雨和屋顶潮湿之间的因果关系。因此，思维的概括反映和间接反映的特点是密切联系的。

（三）思维的种类

1. 根据思维过程中的凭借物的不同，可将思维分为动作思维、形象思维和抽象思维

(1)动作思维(action thinking)，是一种具有直观性的思维形式，解决问题的方式依赖于实际的动作的思维形式。例如，护理人员在排除输液故障过程中所进行的看回血、调整静脉穿刺针头的角度等动作，就是典型的用实际动作来解决问题的思维过程。

(2)形象思维(imaginal thinking)，具体形象思维是指主要利用头脑中的具体形象(表象)来解决问题的思维形式。例如，解剖考试时我们常常通过回忆解剖图谱来回答具体问题。

(3)抽象思维(abstract thinking)，又称逻辑思维，是以概念、判断、推理的形式解决问题进行的思维，以分析、综合、比较、抽象、概括和具体化为思维的基本过程，旨在揭露事物的本质特征和规律性联系的思维活动。抽象思维为人类所特有，是人类思维的典型形式和个体思维发展的最高阶段。医生对疾病进行诊断、

制订治疗方案都属于抽象思维。

2. 根据思维探索目标的方向不同，可分为聚合思维和发散思维

(1) 聚合思维(convergent thinking)，又称求同思维，指人们利用已知的信息，利用熟悉的逻辑规则解决问题。这种思维利用已有的知识经验或传统方法解决问题，但形成习惯会妨碍思维问题的灵活性。

(2) 发散思维(divergent thinking)，又称求异思维，是人们沿着不同的方向思考，重新组织当前的信息和记忆系统中存储的信息，产生出大量的独特的新思想。这是一种不循常规、寻求变异的思维方式，与辐合思维相比具有更大变通性、流畅性和独特性的特点。

3. 根据思维的创新程度，可分为常规性思维和创造性思维

(1) 常规性思维：也称再造性思维，是指人们运用已获得的知识经验，按现成的方案和程序，用惯常的方法、固定的模式来解决问题的思维方式。

(2) 创造性思维：是指以新异、独创的方式来解决问题的思维。

(四) 思维的基本过程

人的思维是复杂的心智操作过程，一般要经历以下几个阶段：

1. 分析与综合

分析是在头脑里把对象由整体分解为部分，或者把整体的个别特征、方面等分解开来的过程。如把植物分成根、茎、叶、花等。综合是在头脑里把对象的各个组成部分、属性、方面、要素等按照一定的关系联系起来组成一个整体的过程。如把几个单词组合成句，把几个句子组合成段，把几个段落组合成为一篇完整的文章。分析与综合是思维活动的最基本过程，它们相互依存、互为条件，共同构成其他思维过程的基础。

2. 比较与分类

比较是在分析综合的基础上，在头脑中把事物加以对比，从中找出事物之间异同点的思维活动。有比较才有鉴别，只有通过比较，将事物间的各种特征加以对比，才能对事物的认识更精确、更深入。分类是在比较的基础上确定事物的共同点和不同点，把事物划分为不同的种类，揭示出它们之间的从属关系，使知识系统化。

3. 抽象与概括

抽象是在头脑中将各种事物的共同本质属性抽取出来，并舍弃其非本质属性的思维过程。如从钢笔、铅笔、毛笔等物中抽取其共同的本质属性——写字工具，而将颜色、长短、软硬等非本质属性舍掉。概括是在头脑中将抽象出来的事物的本质属性结合起来，形成概念或理论系统的思维过程。如在抽象的基础上，把各种各样笔的本质属性概括为：笔是用来书写的工具。抽象和概括是紧密联系着的。抽象是概括的基础，概括是对抽象的结果加以综合，形成概念或理论系

统。概括能使人的认识由感性上升到理性，由特殊上升到一般。

4. 具体化和系统化

具体化(concreteness)是把经抽象概括形成的对事物的一般认识应用于具体事物上去，并深化对此事物的认识的心智操作。如用习得的一般原理解答习题，就是一种具体化表现。系统化是在头脑中把各事物归于一定的顺序中，使之彼此发生一定的联系的心智操作。如学生在学习英语时，在掌握音标的过程中，不仅知道全部辅音可分为浊辅音和清辅音，还可通过列表对照，并将这方面的知识系统化。

(五)思维的基本形式

1. 概念

概念是客观事物的本质属性在人脑中反映的思维形式。概念是思维的产物，人是通过概念来进行思维。词是概念的外衣，一个词代表一个概念，因此，人的思维可以说是靠词来进行的。我们在认识事物时，把所感知到的事物的本质的东西用词加以抽象和概括，即形成概念。

2. 判断

判断是肯定或否定某个事物具有某种属性的一种思维形式。是用概念对事物进行判定的过程。我们在认识事物时，离不开对事物的肯定与否定的回答，人的每一种想法都包含着判断。思维的过程是借助判断进行的，思维的结果也是以判断的形式表现出来的。

3. 推理

推理是指人脑根据已有的一个或几个判断推导出新判断的思维形式。已知的判断叫“前提”，得出的新判断叫“结论”。推理可提高人对事物的认识效率。

(六)思维的品质

1. 广阔性

广阔性指善于全面的考察问题，能对事物的整体及部分的关系进行分析和把握。既看到矛盾的普遍性，又看到矛盾的特殊性。

2. 深刻性

深刻性指善于透过复杂的表面现象发现问题的本质，找出原因、规律，预见结果。思维肤浅的人，认识停留在事物的表面现象和外部联系上。

3. 独立性

独立性指善于独立地提出问题，并发现解决问题的途径和方法。

4. 批判性

批判性指在思维过程中不受他人的暗示的影响，能客观评价自己和别人的思维成果，能认识到其中的优势和不足。

5. 灵活性

灵活性是指在思维过程中能根据事物的发展变化，灵活地采取合适的解决问题的方法。

6. 逻辑性

逻辑性指整个思维过程服从或符合于严格的逻辑规律或规则，表现在问题明确、思路严密合理、论证有条理。

良好的思维品质是护理人员所应具备的重要的心理素质，具有良好的思维品质，护理人员才能有效帮助患者解决各种健康问题。

（七）问题解决

问题解决是由一定情境引起，按照一定的目标，应用各种认知活动、技能等，经过一系列心理活动阶段，使问题得以解决的过程。思维过程体现在解决问题的活动中，解决问题是思维活动最一般的形式。解决问题，要分析问题的要求、条件，发现问题当中各方面的联系和关系，从而寻找解决方法，设想预期结果。

1. 问题解决的心理过程

从逻辑分析来看，问题解决包括一系列相互联系的阶段，分为：发现问题、分析问题、提出假设（generating hypotheses）和验证假设四个阶段。

（1）发现问题：是认识问题的存在，产生解决问题的需要与动机，是问题解决的第一阶段，是问题解决的起点和动力。发现问题阶段的主要任务是找出问题的本质、抓住问题的核心。能否发现问题与人对活动的态度、兴趣及现有的知识经验密切相关。人对活动的态度越积极，越是有兴趣，与之相联系的知识经验越丰富，就越容易发现问题、提出问题，相反就不易发现和提出问题。

（2）分析问题：是分析问题的要求与条件，找出它们之间的联系与关系，抓住问题的实质，确定问题解决的方向。这个阶段的主要特点是搜集与问题有关的资料，抓住主要问题进行分析，找出解决问题的有利因素，克服不利因素。

（3）提出假设：是提出问题解决的方案、策略，根据一定的法则、方法和途径去解决问题，这个阶段是具有创造性的阶段，也是解决问题的关键。假设的提出要依靠已有的知识和经验，并且和前一阶段问题是否明确相联系。

（4）验证假设：是通过一定的方法确定所提出的问题是否符合实际、符合原理。验证假设有两种方式：一种是通过实际活动，实际操作；另一种是通过思维活动进行。

2. 影响问题解决的心理因素

（1）定势是指重复先前的心理操作所引起的对活动的准备状态，使人以特定的方式进行认识或行为，或在解决问题时具有一定的倾向性。一般在相似情境中，定势有助于问题解决，但在变化的情况下可能不利于解决问题。

（2）情绪与动机状态：紧张、惶恐、烦躁、压抑等消极情绪会阻碍问题解决的速度，而乐观平静的积极情绪将有助于问题的解决；当问题解决或取得重大突破时，会产生巨大的喜悦和自豪感，这种积极的情感有助于人们提出新的、更复杂的任务。例如，考试时，如果过于紧张，会使思路阻塞，如果以积极的心态应考，解决问题的效率就高。动机是解决问题的内部动力，人对活动的态度、社会责任感、认识兴趣都可以成为发现问题的动机。动机的强度不同影响问题解决的效果。解决问题的动机过低，不利于问题解决；但解决问题的动机过强，处在高度紧张焦虑状态，也影响问题解决；中等强度的动机是解决问题的最佳水平，只有中等强度的动机，人们的思维活动才具有最大的灵活性，才能较好地解决问题。

(3)功能固着：人们习惯把某种功能赋予某种物体的倾向，称为功能固着，如认为盒子是装东西的，笔是用来写字的。功能固着不利于灵活、变通地解决问题。人们是否能够改变事物固有的功能以适应新的问题的需要，常常成为解决问题的关键。克服功能固着需要人们灵活、机智地运用已有的知识和材料，使之服务于解决问题的目的，成为功能变通。

(4)个性：个性中智慧因素对解决问题有重要影响。另外，自信心、灵活性、创造精神、毅力都会影响问题解决。

(5)策略：解决问题可以有多种办法，采取什么样的策略解决问题，是影响问题解决效率的一个很重要的心理因素，人们能否采取最佳策略，这对解决问题有很大影响。在解决问题的过程中，主要有算法和启发法两个策略。算法策略是把解决问题的方法一一进行尝试，找出解决问题的方案，而启发法是个体根据一定的经验，在问题空间内进行较少的搜索，以达到问题解决的一种方法。

(6)知觉情境：指被直接感知到的事物的空间组织形式产生的情境，对解决问题往往产生重要的影响。

五、想象

(一)想象的概念

想象(imagination)是人脑对已有表象进行加工改造而创造新形象的过程。表象是曾经感知过的事物在头脑中留下的映像。想象是利用表象进行思维的特殊形式。想象具有形象性和新颖性两个基本特点。例如，没有亲自观赏过庐山瀑布的人，读了诗人李白的“日照香炉生紫烟，遥看瀑布挂前川，飞流直下三千尺，疑是银河落九天”的诗句，运用头脑中已有的烟云、流水、高山等表象，可以形成庐山瀑布那种气势磅礴、景色壮观的形象。想象不仅可以形成人们未曾感知过的事物的形象，还可以创造出现实中不存在的形象。例如，哪吒、雷震子等。

(二)想象的意义

想象在人类的生活中具有重要的作用，人们通过想象可以预见未来，指导人们活动的方向，克服行为的盲目性；对不可能直接感知的客观事物可以利用想象补充知识经验的不足，从而扩大人们的视野；具有替代作用，当人们的某些需要不能得到满足时，可通过想象的方式得到补偿；对机体的生理活动过程具有调节作用，能改变人体外周部分的功能活动过程，如生物反馈疗法。

（三）想象的分类

根据产生想象时有无目的，可把想象分为：

1. 无意想象（involuntary imagination）

无意想象指没有预定目的、不由自主地产生的想象，如“浮想联翩”，它是最简单的初级想象。

梦是无意想象的极端形式。现代科学研究证明，梦是人睡眠后出现的一种心理活动，做梦有助于恢复大脑细胞的功能，有助于调解人的心理平衡，甚至还有助于问题的解决。但梦并不是超现实的，仍然是对客观现实的反映。

2. 有意想象（voluntary imagination）

有意想象是有一定预定目的的、自觉产生的想象，人们在多数情况下进行的想象活动，都是有意想象。有意想象又分为：

（1）再造想象（reproduction imagination）：根据言语的描述或图样的示意，在头脑中再造出相应新形象的过程。

（2）创造想象（creative imagination）：不是根据现有的描述，而是根据需要独立创造出新形象的过程。

（3）幻想（fancy）：是创造想象的一种特殊形式，它是一种与人的愿望相结合，并指向未来的想象，也是构成创造性想象的准备阶段，过去的很多幻想在今天都变成了现实。幻想有积极与消极之分。符合事物发展的客观规律并能够实现的幻想是积极的，积极的幻想是理想。违背事物发展的客观规律和不能够实现的幻想是消极的，消极的幻想又称空想。

六、注意

（一）注意的概念

注意（attention）是心理活动或意识对一定对象的指向与集中。

（二）注意的特点

1. 指向性

指向性指人每一瞬间的心理活动或意识在众多的事物中选择了某个对象，而忽视了另一些对象。注意的指向性可以保证人们以一定的客观事物作为心理活动的对象，心理活动范围缩小，对事物获得清晰、深刻、完整的反映。

2. 集中性

集中性就是指当心理活动指向某个对象的时候，心理活动会在这个对象上集中起来，即全神贯注于某对象。注意的集中性可以保证在选择注意对象的同时，将心理活动稳定在所选择的对象上，持续、深入。

注意本身不是一个独立的心理过程，它是伴随着感知、记忆、思维、想象等心理过程的一种积极的心理状态。注意对心理活动起着维持、组织、调节和监督的作用，保证了人对事物的清晰认识、更准确的反应和进行更可控有序的行为。

（三）注意的分类

根据注意有无目的和意志努力的程度，把注意分为无意注意、有意注意和有意后注意。

1. 无意注意（involuntary attention）

无意注意也称不随意注意，是指事先没有目的的，也不需要意志努力的注意。引起无意注意的原因除了刺激物本身所具备的新异性、强度、对比差异以及刺激物的变化和运动外，还与个体的需要、兴趣、情绪、情感以及知识经验等密切相关。

无意注意既可帮助人们对新异事物进行定向，使人们获得对事物的清晰认识，也能使人们从当前进行的活动中被动地离开，干扰他们正在进行的活动，因而具有积极和消极两方面的作用。

2. 有意注意（voluntary attention

有意注意是指有预定目的、需要一定意志努力的注意。有意注意主要受意识的控制、调节，它与心理活动的任务、目的性、兴趣及意识水平有关。

3. 有意后注意（post voluntary attention）

有意后注意是指有预定目的但无须意志努力就能维持的注意。如在对某一活动感兴趣、十分熟练的情况下，从事这一活动就可以实现有意后注意。有意后注意是一种更为高级的注意形态，既服从于当前的活动任务，又能节省意志的努力，因此对完成长期、持续的工作特别有利。要想培养有意后注意关键在于发展对活动本身的直接兴趣。

（四）注意的品质

1. 注意的广度

注意的广度指人在单位时间内能清晰把握的对象的数量。能清楚地注意到或知觉到的对象数量多，说明注意的广度大，反之，注意的广度小。一般成人注意的广度为7±2个数字或字母（图2-11）。

注意的广度受知觉对象特点、知觉者活动任务与知识经验的影响的制约。在知觉任务相同的情况下，如果知觉对象的特点不同，注意的广度会有一定的变化。注意对象越集中，排列越有规律，越能成为相互联系的整体，注意的广度也越大；在注意对象相同的情况下，知觉活动任务少，知觉者经验丰富，注意广度就大；知觉活动的任务多、知觉者经验不足，注意广度就小。例如，用速示器呈现一定数量的外文字母，如果要求被试不仅要辨认出字母的个数，同时还要指出

34	26	40	12	50	37	25	13	52	27
19	16	35	29	43	20	41	22	18	49
42	39	14	44	36	55	17	48	21	33
54	28	56	51	24	32	52	10	31	15
45	57	30	23	11	47	38	58	46	59

图 2-11 测量注意的广度

字母在书写上的错误，这时被试所能注意到的字母的数量要比只辨认字母数量时的数量少；精通外语的人往往比不懂外语的人注意的数量多。

2. 注意的稳定性

注意的稳定性是指在较长时间内，把注意保持在某一对象或某种活动上。注意的稳定性是注意在时间上的特征。研究表明，高度的有意注意，成年人一般可维持 30 分钟左右。

注意的稳定性与注意对象的特点、人的主体状态有关。内容丰富的对象比内容单调的对象，活动变化的对象比静止固定的对象容易使人保持稳定的注意；人对所从事的活动持积极的态度，有高度的责任感，坚强的意志和浓厚的兴趣，就容易对对象保持稳定的注意。

同注意稳定性相反的心理状态是注意的分散，指人的注意力离开当前注意任务而被无关刺激所影响，也叫分心。

3. 注意的分配

注意的分配是指个体在同一时间内对两种或两种以上的刺激进行注意，或将注意分配到不同的活动中。如，教师一边讲课，一边观察学生听讲的情况等。注意的分配是完成复杂任务的重要条件，而注意的分配的一个基本条件就是同时进行的几种活动的熟练程度或自动化程度。

4. 注意的转移

注意的转移指根据新的任务，主动地、有目的地把注意从一个对象转移到另一对象上。影响注意转移快慢和难易有许多因素。首先，原来注意的紧张度越高，注意的转移就越困难和缓慢，反之注意的转移就比较容易和迅速；其次，新的注意对象越符合人的需要和兴趣，转移注意就越容易、越快，反之注意的转移就越困难；再次，注意的转移也和人的神经过程的灵活性有关，一个神经活动过程灵活的人比不灵活的人，在转移注意方面要容易和迅速些。

总之，注意的各个品质是密切联系、彼此配合的，活动的效率不仅取决于注意的某一品质，而且取决于注意各种品质在活动时合理地应用与有机结合。理想的注意品质是注意的广度大，注意稳定，分配能力强，并且善于根据当前任务转移。

第三节 情绪、情感和意志过程

一、情绪情感过程

情绪和情感是人类心理生活的一个重要方面，它伴随着认识过程而产生并对认识过程产生重大的影响，是人对客观现实的一种独特的反映形式。人对于客观事物不是无动于衷、冷漠无情的，而总要抱有某种态度，对这些态度的内心体验就是情绪和情感。

（一）情绪和情感的概念

情绪（emotion）和情感（feeling）是客观事物是否符合人的需要而产生的生理变化和态度体验。在把握这一概念时应该注意三点：

（1）情绪和情感是一种具有主观体验色彩的心理反应，有其独特的外部表现形式和内在的生理基础。人的情绪和情感并不直接决定于客观的对象或现象，而是决定于人对环境事件的解释和评估。对同一对象或现象的解释和评估不同，就会产生不同的情绪和情感。

（2）情绪和情感具有两极性，有愉快—不愉快、激动—平静、紧张—轻松三个维度。

（3）需要是情绪和情感产生的基础，情绪和情感与需要密切联系。凡是符合人的愿望的事物，就会引起积极、肯定的体验，如喜悦、快乐、热爱等；反之就会引起消极的体验，如愤怒、悲伤、憎恨等；中性刺激物一般不引起情绪和情感。

由于客观事物的复杂性，它们可能在不同的方面和人的各种需要有着不同的关系，既可能满足人的某一方面的需要，同时又不能满足另一方面的需要，甚至和另一方面需要的满足相抵触。因而许多事物常常引起人们复杂的情绪体验。

（二）情绪与情感的区别与联系

情绪和情感是同一心理过程的两个不同方面，一般情况下人们对情绪和情感并不做严格的区别，多用“情绪”，但情绪与情感是两个不同的概念，有其区别和联系。

1. 情绪和情感的区别

（1）从需要的角度看：情绪是与机体的生理需要相联系的，如人们对水、空气、运动等需要所产生的是较低级的、简单的体验；而情感是与人们的社会性需要相联系的，如道德感、理智感等所引起的是高级、复杂的体验。

（2）从发生的角度看：情绪是人和动物均具备的，它带有本能的特点，如婴儿无须学习就会对巨大的声响表现出恐惧；但情感则是人类独有的心理现象，是个体在社会生活中逐渐发展起来的。

(3)从反映的角度看：情绪带有情境性、短暂性和不稳定性的特点，它往往随着情境的改变而改变；而情感则具有较大的稳定性、深刻性和持久性，是人对事物稳定态度的反映。

(4)从外部表现看：情绪较为强烈，冲动性较大，具有明显的外部表现；而情感一般较微弱，较少冲动，外部表现不明显。

2. 情绪和情感的联系

情绪和情感虽有区别，但它们又是同一类心理过程，因而存在着密切的联系。一方面，情感离不开情绪，稳定的情感是在情绪的基础上形成的，情绪是情感的外在表现，离开情绪的情感是不存在的。另一方面，情绪也离不开情感，情绪的变化受情感的制约，情绪变化往往反映内在的情感，在情绪发生的过程中常常深含着情感，情感是情绪的本质内容。因此，情绪和情感是不可分割的，两者是一件事情的两个着眼点。

(三)情绪和情感的组成

1. 生理唤起

(1)呼吸：呼吸的频率和深度与个体的情绪变化有着直接的关系。在不同情绪状态中，呼吸的次数、呼吸的快慢和质量有着不同的特点。

(2)血液循环：人在情绪激动时脸涨得通红，是血液循环加快的反应。血液循环有三种主要指标：血压、心率和血管容积。人在吃惊和恐惧等紧张情绪下，心率比平静时增加 20 次，血压也会升高，而血管容积则降低。

(3)皮肤电反应：皮肤电反应是皮肤的电阻变化。皮肤的导电性是波动的，任何外来的或新奇的刺激都能直接引起波动的变化。皮肤电的变化是由皮肤血管收缩和汗腺分泌的变化引起的，是反映情绪变化的客观指标之一。人在等待重大的活动时，皮肤电阻降低；过度疲劳时，皮肤电阻增大。

(4)脑电反应：脑电活动的变化也是情绪的生理反应之一。当人处于松弛状态时，脑电活动表现为每秒波动 10 次的脑电 φ 波。随着情绪活动强度的增加，这种节律会消失，即产生 α 波阻抑。人在紧张和忧虑时，脑电波波降低，波动频率增大，呈低振幅快波——β 波。个体出现病理性情绪障碍时，则会出现高振幅慢波——α 波。将大脑各部分的电波活动记录下来就形成了脑电图。不同情绪状态下人的脑电图是不同的。

(5)内外分泌腺体的反应：在人体内有两种分泌腺，汗腺、泪腺、唾液腺、消化腺等为外分泌腺，甲状腺、甲状旁腺、肾上腺、脑垂体和性腺等为内分泌腺。这些腺体都有相应的分泌物产生。情绪状态的不同会引起各种腺体分泌的变化。例如，悲痛或过于高兴使人落泪；焦急或恐惧时人会出汗；紧张时唾液腺等消化腺的分泌受到抑制，人会感到口干、食欲减退。内分泌腺在情绪状态中的反应较明显的是，紧张和焦虑时肾上腺素分泌增多。

2. 主观体验

主观体验，是个体对不同的情绪和情感状态产生积极的或者消极的自我感受，是主体的一种内心的体验。简单地说，就是人对情绪状态的自我感受，是在强度、紧张度、激动度和确信度四个维度上产生的心理感受。情绪的四维理论是由心理学家伊扎德(Izard, 1977)提出的，在他看来，愉快度表示主观体验的享乐色调；紧张度表示情绪的心理激活水平，包括肌肉紧张和动作抑制等成分的激活水平；激动度表示个体对情绪、情境出现的突然性，即个体缺乏预料和缺乏准备的程度；确信度表示个体胜任、承受感情的程度。内省的情绪体验是人脑对客观环境和客观现实的重要反映形式之一，这种反映形式不同于认知活动，它不是对客观事物本身的反映，而是带有主观色彩的反映。

3. 外部表现

情绪的外部表现形式是表情动作，表情动作主要有三类：面部表情、身段表情、言语表情。

(1)面部表情：不同的情绪会产生不同的面部表情。由于面部表情能精细、准确地反映人的情绪，它是人类表达情绪最主要的一种表情动作。在表现不同情绪的面部表情中，起主导作用的肌肉各有不同。如笑时嘴角上翘，惊奇时眼和嘴张大，悲哀时双眉和嘴角下垂。

(2)身段表情：身段表情是除面部之外身体其他部位的表情动作。头、手和脚是表达情绪的主要身体部位。例如，人在欢乐时手舞足蹈，悔恨时顿足捶胸，惧怕时手足无措，羞怯时扭扭捏捏。舞蹈和哑剧是演员用身段表情和面部表情反映情感和思想的艺术形式。

(3)言语表情：言语表情是情绪在言语的声调、节速和速度上的表现。人在高兴时音调轻快，悲哀时音调低沉，节奏缓慢，愤怒时音量大、急促而严厉。

表情动作是人际交往的重要工具，但是在三种主要表情动作中面部表情起主要作用，而身段表情和言语表情往往是情绪表达的辅助手段。

(四)情绪和情感的分类

1. 情绪的分类

(1)基本情绪：人类的基本情绪有快乐、悲哀、愤怒、恐惧四种，在此基础上可以派生出许多复杂的复合情绪。

(2)情绪状态：人类的四种基本情绪和派生出的许多复杂的复合情绪在现实中根据情绪发生的强度和持续时间的长短，可分为心境、激情、应激三种情绪状态。①心境(mood)：指人比较平静、微弱而持久的情绪状态，心境具有弥散性，是以同样的态度体验对待一切事物，如“人逢喜事精神爽”指的就是心境。心境的持续时间有很大差别，可能持续几小时、几周、几个月甚至更长的时间；②激情(intensive emotion)：是一种强烈的、爆发性的、为时短暂的情绪状态，往往伴随着生理变化和明显的外部行为表现。常常会有认识范围缩小，自我控制的能力减弱，进而使人的行为失去控制，并且意识不到行为的后果。然而激情并不总是消极的，激情也是激励人上进的强大动力，如文艺创作等活动过程中，创作的激情就是非常重要的；③应激(stress)：当人遇到某种意外危险或面临某种突发事件时，必须集中自己的智慧和经验，动员自己的全部力量，迅速做出选择，采取有效行动，此时人的身心处于高度紧张状态，即为应激状态。例如，正常行驶的汽车意外地遇到故障时，司机紧急刹车时所产生的特殊紧张的情绪体验，就是应激状态。人在应激状态下，会引起机体的一系列生物性反应，加拿大学者汉斯·塞里(Hans Selye)把这种变化称为一般适应综合征，并指出这种适应性综合征包括报警反应、抗拒和枯竭三个阶段，有关方面的内容将在第五章中具体介绍。

在应激状态中，人可能有两种行为反应，一种是行为紊乱，忙中出错，不能准确地采取符合当时目的的行动。同时，由于意识的自觉性降低，也会出现思维混乱，分析判断能力减弱，感知和记忆下降，注意力的分配与转移困难等情况。另一种是虽然身心紧张，但精力旺盛，思维敏捷，活动量增强，因而能更好地利用过去的经验和生理激活状态，急中生智，摆脱困难，化险为夷。

2. 社会情感

(1)道德感：是根据一定的道德标准在评价人的思想、意图和行为时所产生的主观体验。道德属于社会历史范畴，不同时代、民族、阶级有着不同的道德评价标准。如果一个人的言行符合这一标准，就会产生幸福感、自豪感和欣慰感，人们会对他产生爱慕、崇敬、尊重、钦佩等情感；否则，就会感到不安、自责、内疚等，人们就会对他产生厌恶、反感、鄙视、憎恨等。

(2)理智感：是在智力活动过程中，在认识和评价事物时所产生的情感体验。例如，人们在解决问题过程中出现的迟疑、惊讶以及问题解决后的喜悦，由于违背和歪曲了事实真相而感到羞愧等，都属于理智感。

(3)美感：是根据一定的审美标准评价事物时所产生的情感体验。美感是由现实生活中美的客观事物所引起的，美感包括：自然美感、社会美感、艺术美感。美丽的自然现象如桂林山水、云南石林、北京故宫、苏州园林等引起人们的自然美感；美好的社会现象如纯朴善良、见义勇为等引起人们的社会美感；美妙的艺术作品如绘画、音乐、文学等引起人们的艺术美感。

(五)情绪和情感的作用

情绪和情感作为人反映客观世界的一种形式，是人的心理的重要组成部分，对人的现实生活和精神生活各方面都有重要作用。

1. 适应功能

人的行为总伴随着一定的情绪和情感状态，情绪和情感是人适应生存的精神支柱。

(1)高等动物的情绪具有适应功能：表情的发展是情绪和情感的适应功能发展的标志。生存需要得到满足，有了同伴，它们就欢喜；受到外敌侵犯就怒目圆睁；亲密的同伴死亡时便会悲哀落泪。这些基本情绪是高等动物在生存适应过程中发展、分化出来的。

(2)儿童的情绪和情感具有适应功能：哭是婴儿最具特征的适应方式。婴儿用哭声向大人传递他各种身体需要的信息。随着要表达内容的增加、活动范围的扩大，与大人交流的情绪反应也逐渐增加并产生分化。

(3)成人的情绪和情感具有适应功能：人们适应不良时往往会产生挫折感，导致焦虑和紧张。通过适当的情绪调节，降低焦虑和紧张，就能让人更好地适应环境，克服困难。

2. 动机作用

人的各种需要是行为动机产生的基础和主要来源，而情绪和情感是需要是否得到满足的主观体验，它们能激励人的行为，改变行为效率。因此，情绪和情感具有动机作用。

积极的情绪状态会成为行为的积极诱因；消极的情绪状态则起消极诱因作用，人们会受激发以摆脱这种状态，这样情绪状态就起了动机的始动作用和指引功能，使人们追求导致积极情绪的目标而回避导致消极情绪的目标。积极的情绪可以提高行为效率，起正向推动作用，消极的情绪则会干扰、阻碍人的行动，甚至引发不良行为，起反向的推动作用。

3. 组织作用

情绪和情感这种特殊的心理活动，对其他心理过程而言是一种监测系统，是心理活动的组织者。积极的情绪和情感具有调节和组织作用，消极的情绪和情感具有干扰、破坏的作用。

4. 信号作用

情绪和情感的外部表现是表情。表情分为面部表情、姿态表情和言语表情，是传播情绪和情感信号的主要媒介。人们通过表情反映自己的意愿，也通过对他人表情的观察和体验来了解周围人的态度和意愿。如微笑通常表示满意、赞许或鼓励。情绪和情感是人们交流彼此的思想、愿望、需要、态度以及观点的有效途径。

二、意志过程

（一）意志的概念

意志(will)是有意识地支配和调节行为，通过克服困难，以实现预定目的的心理过程。意志是人类特有的现象，是人类意识能动性的集中表现，对人的行动起着调节和控制作用。

（二）意志的特征

1．有明确的预定目的

意志行动是有目的的行动，是为实现既定的目的而进行的一系列活动，离开了自觉的目的，意志便失去了存在的前提，目的越明确，意志才越坚定。

2．与克服困难相联系

意志行动一定是与克服困难和挫折相联系的，不需要克服困难的行动，不能称之为意志行动。克服困难是意志的核心价值所在，是衡量其意志强弱的重要指标之一。

3．以随意运动为基础

意志行动的目的性决定了意志行动必须是在人的主观意识支配下的随意动作，必须通过自我意识发动或停止、加强或减弱、稳定或转移自己的行动，从而达到自己的目的。

（三）意志的作用

(1)意志对认识、情感活动有支配和调节作用。人在进行各种认识活动时总会遇到一些困难，要克服这些困难就要做出意志努力，意志对认识起着支持的作用，没有意志就不可能有深入、持久的认识活动；积极的情感由于意志的作用才能持久地巩固和发展，而消极的情感也可以依靠意志来克服和控制，并用积极的情感取代它。

(2)意志是实践活动成功的保证。意志坚强的人可以克服和消除认识过程中的困难、各种消极情感的干扰，使情感服从于理智；而意志薄弱的人则会屈从于认识过程中的困难和消极的情感。

(3)意志可以提高自我修养，克服各种缺点，优良意志品质在改变主观世界、完善个性修养方面有极其重要的作用。

（四）意志过程

1．采取决定阶段

包括确立行动目的、选择行动手段和取舍行动动机等环节。行动目的是指人的行动所要达到什么目的；行动手段是指借助什么具体行动去实现目的；行动动机是指人为什么要达到这一目的。

2. 执行决定阶段

执行决定就是实现意志行动，此阶段是意志过程的关键阶段。执行决定往往要求更大的意志努力。

(五)意志的品质

意志品质是指一个人在实践过程中所形成的比较明确的、稳定的意志特点。

1. 自觉性

自觉性是指行动者对其行动的目的及意义有正确而深刻的认识，并能自觉地支配自己的行动，使之服从活动的目的的心理品质。

与自觉性相反的一方面是容易受到暗示，在行动中缺乏自信心，盲目听从别人意见，轻率地改变决定；另一方面是表现得独断，拒绝他人的合理意见和劝告，一意孤行。

2. 果断性

果断性是指一个人能明辨是非，迅速而合理地做出决定并执行决定的品质。果断性必须建立在自觉性的基础上。

与果断性相反的是优柔寡断和武断。优柔寡断的人遇事缺乏主见，难以取舍，当断不断，错过时机；武断是不仔细分析具体情况，不考虑主、客观和行动的后果，草率做出决定的鲁莽行为。

3. 坚韧性

坚韧性是人在执行决定的过程中，坚持不懈，百折不挠地克服一切困难，以实现预定目的的品质。在意志过程中难免遇到挫折，挫折承受力的大小就是意志坚韧性的体现，反映出一个人的心理素质和心理健康水平。所有有成就的人都具有不屈不挠地向既定目的前进的坚忍的意志品质。

与坚韧性相反的品质是动摇和执拗，其实质都是不能正确对待行动中的困难。动摇是不肯付出智力和体力的代价，遇到困难就畏缩不前，不断改变或放弃自己的决定；执拗是不能分析实际情况，固执己见，执迷不悟，因而往往受到客观规律的惩罚。

4. 自制性

自制性是指一个人善于管理自己、克制情绪并能有意识地调节和支配自己的思想和行动，约束自己与目标相违背的言行。

与自制性相反的品质是任性和怯懦，任性的人对自己不加约束，我行我素，自我放纵，无组织、纪律性，易冲动，意气用事；怯懦的人胆小怕事，遇到重大事件时惊慌失措，畏缩不前。

第四节 个 性

一、个性概述

(一)个性的概念

个性是指一个人的整个心理面貌，即具有一定倾向性的各种心理特征的总和。

个性是复杂的、多侧面的、多层次的统一体。个性的心理结构包括个性倾向性和个性心理特征两大部分。这两个部分有机结合，使个性成为一个统一的整体。

1. 个性倾向性

个性倾向性是人进行活动的基本动力，是个性结构中最活跃的因素。它决定着人对现实的态度，决定着人对认识活动的对象的趋向和选择。个性倾向性主要包括需要、动机、兴趣、理想、信念和世界观。它们较少受生理因素的影响。主要是在后天的社会化过程中形成的。个性倾向性的各个成分并不是彼此孤立的，而是相互联系、相互影响和相互制约的。其中，需要是个性倾向性甚至整个个性积极性的源泉。个性倾向性被认为是以人的需要为基础的动力系统。

2. 个性心理特征

个性心理特征是一个人身上经常地、稳定地表现出来的心理特点。它是个性结构中比较稳定的成分。主要包括能力、气质和性格。在个性心理发展过程中，这些心理特征较早地形成，并且不同程度上受生理因素的影响。

个性倾向性和个性心理特征之间也是相互渗透和相互影响的。个性心理特征受个性倾向性调节；个性心理特征的变化也会在一定程度上影响个性倾向性。个性是一个统一的整体结构。

(二)个性的特征

1. 整体性

个性是由多种成分构成的一个有机整体，具有内在的一致性，受自我意识的调控，个性的统一性是心理健康的重要指标。当一个人的个性结构各方面彼此和谐一致时，他的人格就是健康的；否则，会出现适应的困难，甚至出现“分裂人格”。

2. 稳定性与可塑性

个性的结构是比较稳定的，它对人的行为的影响是一贯的，是稳定的、经常地表现出来的特征，一旦形成就会很难改变，所谓“江山易改，禀性难移”。但个性绝对不是一成不变的。现实生活非常复杂，随着社会现实、生活条件和教育条件的变化、年龄的增长、主观的努力，个性也可能会发生某种程度的改变。特别是在生活中经过的重大事件或挫折，往往会给个性造成很大的影响。由此可见，个性既具有相对的稳定性，又有一定的可塑性。

3. 独特性与共同性

人与人之间没有完全相同的心理面貌。俗话说："人心不同，各如其面"，如在认识、情感、意志、能力、气质、性格等方面都反映出每个人独特的一面，有的人知觉事物细致、全面，善于分析；有的人知觉事物较粗略，善于概括。强调个性的独特性，并不排除个性的共同性。人格的共同性是指某一群体、某个阶级或某个民族在一定的群体环境、生活环境、自然环境中形成的共同的典型的心理特点。正是个性具有的独特性和共同性才组成了一个人复杂的心理面貌。

4. 社会性和生物性

在个性形成和发展的过程中，既有生物因素的作用，也有社会因素的作用。不能将个性的形成和发展原因归结为一种因素，也不能将这两种因素的作用等量齐观。

（三）个性形成的影响因素

现代心理学认为个性是在遗传与环境交互作用下逐渐发展而形成的。

1. 生物遗传因素

人们与生俱来的感知器官、运动器官、神经系统和大脑在结构与机能上的一系列特点，是人格形成的物质基础与前提条件。双生子的研究被许多心理学家认为是研究个性遗传因素的最好方法，并提出了同卵双生子具有相同的基因形态，他们之间的差异都可归于环境因素造成。异卵双生子的基因虽然不同，但在环境上有需要相似性，如出生顺序、父母年龄等，因此为环境控制提供了可能性。完整研究这两种双生子，就可以看出不同环境对相同基因的影响，或者是相同环境下不同基因的表现。很多双生子的研究表明同卵双生子的个性相关比异卵双生子高。

其次，神经系统的特性不同，高级神经活动的类型不同，内分泌系统分泌激素的水平不同，也会使人们个性的形成和发展显示出不同的特点。此外，人的体态、体质和容貌，也是影响个性形成和发展的生物因素。例如有些人因容貌出众而自负，有些人因先天不足而自卑。但是，生物因素只为个性的形成和发展提供了一种可能性，不能决定完整个性的发展。

2. 社会文化因素

社会文化具有对个性的塑造功能，反映在不同文化的民族有其固有的民族性格，社会文化塑造了社会成员的人格特征，使其成员的人格结构朝着相似性的方向发展，这种相似性具有维系社会稳定的功能；同时社会文化对各种角色行为有一定的期望和要求，这就是角色规范，使每个人能稳固地"嵌入"在整个文化形态里。如，居住在河川地带的孟都古姆族，生活以狩猎为主，男女间有权力与地位之争，对孩子处罚严厉。这个民族的成员表现出攻击性强、冷酷无情、嫉妒心强、妄自尊大、争强好胜等人格特征。居住在湖泊地带的张布里族，男女角色差异明显。女性是这个社会的主体，她们每天劳动，掌握着经济实权；而男性则处于从属地位，其主要活动是艺术、工艺与祭祀活动，并承担孩子的养育责任。这种社会分工使女人表现出刚毅、支配、自主与快活的性格，而男人则有明显的自卑感。文化因素中特别是电脑、电影、电视、文艺读物等的潜移默化对青少年的影响是十分显著的。

如果一个人极端偏离其社会文化所要求的人格特质、不能融入社会文化环境中，就可能被视为行为偏差或患有心理疾病。

3. 学校的教育

学校教育是教师根据教育目的对学生施加有系统、有计划的影响，对儿童人格的形成具有非常重要的作用。学校教育环境的影响具体有以下三点：①课堂教育：学习知识的过程也是形成人格的过程。学生通过系统地学习科学知识，形成科学的世界观，而世界观在人格结构中占有重要位置。学习活动也需要意志，在学习过程中可以培养学生的坚持性、自制力；②班级集体：学校的基本组织是班集体，班集体的特点、要求、舆论、评价对学生都是一种无形的巨大的教育力量。在教师的指导下，优秀的班集体会以它正确而又明确的目的、对集体成员严格而又合理的要求、自身强大的吸引力感染着集体成员，充分调动所有成员的主动性、自觉性，从而促进学生良好人格的形成。与此同时，学生在集体中通过参加学习、劳动及各种文艺、体育及兴趣小组等活动，以及同学之间的交往，增强了责任感、义务感、集体主义感，学会了互相帮助、团结友爱、尊重他人、遵守纪律，也培养了乐观、坚强、勇敢、向上等优秀品质。优秀的班集体不仅可以促进学生良好人格的形成，还可以使学生一些不良的人格特征得以改变；③教师：教师人格、对学生的态度及师生关系也会直接影响学生的人格。

4. 家庭因素

家庭是社会的细胞，对人格形成的影响主要表现为家庭对子女的教育作用。父母按照自已的意愿和方式教育孩子，使他们逐渐形成某些人格特质。家庭对人格形成的影响包括家庭的经济条件、社会地位、家庭氛围、父母的教养方式等。

一般研究者把家庭的教养方式分成三类，不同的教养方式对孩子的人格特征具有不同的影响。第一类是权威型教养方式，父母在子女教育中，表现得过于支配，孩子的一切都由父母来控制。在这种环境下长大的孩子容易形成消极、被动、依赖、服从、懦弱，做事缺乏主动性，甚至不诚实的人格特征。第二类是放纵型教养方式，对孩子过于溺爱，让孩子随心所欲，父母对孩子的教育有时达到失控的状态。在这种家庭环境中成长的孩子多表现为任性、幼稚、自私、野蛮、无礼、独立性差、惟我独尊、蛮横无理、胡闹等。第三类是民主型教养方式，父母与孩子在家庭中处于一种平等和谐的氛围中，父母尊重孩子，给孩子一定的自主权和积极正确的指导。父母的这种教育方式使孩子能形成一些积极的人格品质，如活泼、快乐、直爽、自立、彬彬有礼、善于交往、富于合作、思想活跃等。由此可见，家庭确实是"人类性格的工厂"，它塑造了人们不同的人格特质。

5. 早期童年经验

人格发展受到童年经验的影响，幸福的童年有利于儿童发展健康的人格，不幸的童年也会使儿童形成不良的人格。但二者不存在一一对应的关系，溺爱也可能使孩子形成不良的人格特点，逆境也可能磨炼出孩子坚强的人格。早期经验不能单独对人格起决定作用，它与其他因素共同决定着人格的形成与发展。

西方一些国家的调查发现，"母爱丧失"的儿童(包括受父母虐待的儿童)，在婴儿早期会出现神经性呕吐、厌食、慢性腹泻、阵发性绞痛、不明原因的消瘦和反复感染，这些儿童还表现出胆小、呆板、迟钝、不与人交往、敌对、攻击、破坏等人格特点，这些人格特点会影响他们一生的顺利发展，出现情绪障碍、社会适应不良等问题。

6. 自然物理因素

生态环境、气候条件、空间拥挤程度等这些物理因素都会影响到人格的形成和发展。一个著名的研究实例是，巴理(Berry, 1966)关于阿拉斯加州的爱斯基摩人(Eskimos)和非洲的特姆尼人(Temne)的比较研究。这个研究说明了生态环境对人格的影响。

爱斯基摩人以渔猎为生，夏天在船上打鱼，冬天在冰上打猎，主食为肉，没有蔬菜。他们过着流浪生活，以帐篷遮风避雨。这个民族是以家庭为单元，男女平等，社会结构比较松散，除了家庭约束外，很少有持久、集中的政治与宗教权威。在这种生存环境下，父母对孩子的教养原则能够适应成人的独立生存能力。男孩由父亲在外面教打猎，女孩由母亲在家里教家务。儿女教育比较宽松、自由，不打骂孩子，鼓励孩子自立，使孩子逐渐形成了坚定、独立、冒险的人格特征。而特姆尼人生活在灌木丛生的地带，以农业为主，种田为生。居住环境固定，形成300~500人的村落。社会结构紧固，有比较分化的社会阶层，建立了比较完整的部落规则。在哺乳期内，父母对孩子很疼爱，断奶后孩子就要接受严格的管教。这种生活环境使孩子形成了依赖、服从、保守的人格特点。

自然环境对个性不起决定性的作用，但在不同的物理环境中，人可以表现出不同的行为特点。

7. 自我调控因素

上述各因素是人格形成的外因，外因是通过内因起作用的。人格的调控系统是以自我意识为核心的。自我意识是人对自身以及对自己同客观世界的关系的意识，具有自我认识、自我体验、自我控制三个子系统。自我调控系统的主要作用是对个性的各个成分进行调控，保证个性的完整统一与和谐。它属于个性的内控系统或自控系统。

具有自知的人，能够客观地分析自己，不会把遗传或生理方面的局限视为阻碍个人发展的因素，而会有效地发挥个人长处，努力地改善自我。健康人格是自我的内在统一，从认识自我、愉快地接纳自我、延伸自我到创造自我，这些就是塑造健康人格的四部曲。自我调控具有创造的功能，它可以变革自我、塑造自我，不断完善自己，将自我价值扩展到社会中去，并在对社会的贡献中体现自己的价值，把实现自我的个人价值变为实现自我的社会价值。

综上所述，个性的发展是生物与环境两种因素交互作用的结果。在个性形成的过程中，各个因素对个性的形成与发展起到了不同的作用，生物因素只给个性发展提供可能性，社会因素才使这种可能性转化为现实性，教育在其中起到了关键性的作用，自我调控系统是个性发展的内部决定因素。

二、个性倾向性

（一）需要

1. 需要的概念

需要(need)是有机体内部的一种不平衡状态，它表现在有机体对内部环境或外部生活条件的一种稳定的要求，并成为有机体活动的源泉。这种不平衡状态包括生理的和心理的不平衡，可能来自机体的内部，也可能来自外周的环境，如血液中水分缺乏，会产生喝水的需要，社会秩序不好会产生安全的需要。在需要得到满足后，这种不平衡状态暂时得到消除；当新的不平衡出现时，新的需要又会产生。

2. 需要的意义

（1）需要是个体行为积极性的源泉。人的各种需要推动人们在各个方面的积极活动。没有需要，也就没有人的一切活动。而且需要永远具有动力性，它不会因暂时的满足而终止。

（2）需要是个体认识过程的内部动力。人们为了满足需要必须对有关事物进行观察和思考。需要调节和控制这个体认识过程的倾向。需要对情绪和情感影响很大。人对客观事物产生情绪和情感，是以客观事物能否满足人的需要为中介的。

（3）需要在个性中起重要作用，是个性倾向性的基础。个性倾向性的其他方面如动机、理想、信念等等都是需要的表现形式。而个性心理特征是受个性倾向性调节的。

3. 需要的分类

(1) 从需要产生的角度，可分为生理需要和社会需要：①生理需要：如对饮食、休息、睡眠、性、排泄等的需要，它是维持机体生存和种族延续所必需的；②社会需要：是在社会环境中发展起来的，是反映社会要求而产生的需要。

(2) 根据所需要对象的性质，可分为物质需要和精神需要：①物质需要：是指与衣、食、住、行有关的物品的需要，在物质需要中既包括生理需要，又包括社会需要。例如，吃饭穿衣是人类最初的充饥保暖的生理需要，发展到现代社会已经是社会化和精神化了的东西，显示精神风貌、个性、美感甚至社会价值满足人的社会需要；②精神需要：是对社会精神产品的需要，例如，学习、文化、娱乐、美的享受以及社会交往、得到承认和赞许等。

在现实生活中，人的各种需要之间并不是完全孤立的，生物需要、社会需要、精神需要在个体身上的体现是很难严格加以区分，而且又是相互联系并且交叉重叠的。

4. 马斯洛的需要层次理论

美国人本主义心理学家马斯洛(A. H. Maslow)1968 年提出了需要层次理论，认为需要的性质决定动机的性质，需要的强度决定动机的强度，满足需要是人的全部发展的最基本原则，他把人类的需要分为五个层次(如图 2－12)，由低到高依次分为五个等级。

(1) 生理需要：生理需要是直接与生存有关的需要，如对空气、食物、水、睡眠、性的需要等。生理需要是维系个体生存和种系发展的需要，是人类最原始、最基本的需要，在一切需要中是最优先的。

(2) 安全需要：安全需要是人对生命财产的安全、秩序、稳定，免除焦虑与恐惧的需要，是在生理需要满足的基础上产生的。这种需要得不到满足，人就会感到威胁和恐惧。它表现为人都希望自己有丰厚的收入，有一个稳定的工作；希望生活在安全、有秩序、可以预测和熟悉的环境中；喜欢做自己熟悉的工作等等。

(3) 爱和归属的需要：是在生理和安全需要满足的基础上产生的，是人要求与他人建立情感联系，如结交朋友，追求爱情的需要，隶属于某一群体并在群体中享有地位的需要。

(4) 尊重的需要：包括“人尊”和“自尊”两方面。前者指希望有稳定的地位，得到他人高度评价，受到他人尊重；后者指自信、自强、好胜、求成的需要。这种需要得到满足会使人体验到自己的力量和价值，增强自信心；这种需要得不到满足会使人产生自卑感和失去信心。

(5) 自我实现的需要：是指人希望最大限度发挥自己的潜能，不断完善自己，实现自己理想抱负的需要，是一种创造性需要，也是人类最高层次的需要。

马斯洛认为，五种需要都是人最基本的需要，生理需要、安全需要是低层次

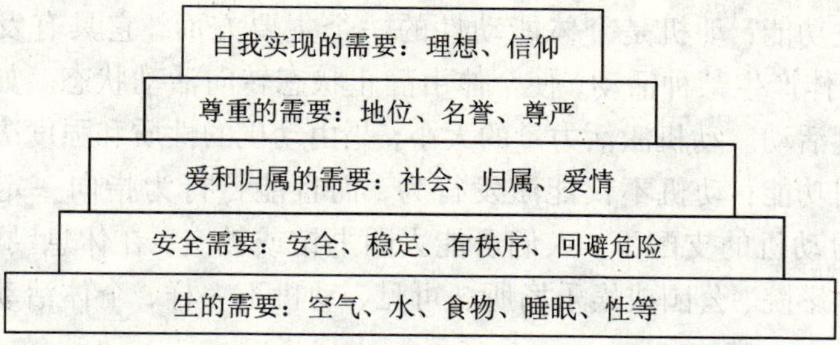

图 2－12　马斯洛的需要层次

需要，这些低层次需要能否得到满足直接关系到个体的生存，因而较低层次的需要又叫缺失性需要。爱和归属的需要、尊重的需要、自我实现的需要是高层次的需要。高层次需要的满足有益于健康、长寿和和精力的旺盛，所以这些需要又叫生长需要。

马斯洛强调低层次的需要是高级层次需要的基础，层次越低的需要力量越强，无论从种族发展，还是从个体发展的角度来看，层次越低的需要出现得越早；层次越高的需要出现得越晚。只有当较低层次的需要得到满足或部分满足之后，较高层次的需要才能出现，当所有较低层次的需要都得到持续不断地满足时，人才受到自我实现需要的支配。一个人可以有自我实现的愿望，但要达到自我实现的境界，成为一个自我实现的人，却不是每个人都能办到的，这种人只能是少数。

马斯洛还提出：人同时可能有多种需要并存，其中优势需要起主导作用，它将支配一个人的意识并自行组织有机体的各种能量，已经满足了的需要退居次要的地位，又出现新的优势需要。有很多人，为了自己的信仰或自我实现的需要忍受着低级需要的缺失，过着贫穷而困苦的生活，以此来实现他们更完善的潜能。

（二）动机

1. 动机的概念

动机(motive)是有目标或对象引导、激发和维持个体活动的一种内在心理过程或内部动力。

动机是为实现一定目的而行动的原因。人的一切活动都是在动机的推动之下产生的。引起动机的条件包括内在条件和外在条件。内在条件就是需要，动机是在需要的基础上产生的，并且只有需要的强度达到一定水平时，才能成为动机并引起活动。动机的外部条件在心理学上称为诱因，是指驱使个体产生行为活动的外部因素，它与需要相互作用形成动机，诱因可能是物质的东西，如金钱、食物等，也可以是精神的东西，如名誉、职位、表扬等。

2. 动机的功能

(1) 引发功能：动机是个体能动性的一个主要方面，它具有发动行为的作用，能推动个体产生某种活动，使个体由静止状态转向活动状态。如为了消除饥饿而引起择食活动。动机激活力量的大小，是由动机的性质和强度决定的。

(2) 指引功能：动机不仅能激发行为，而且能将行为指向一定的对象或目标。如在学习动机的支配下，人们可能去图书馆或教室；在休息动机的支配下，人们可能去电影院、公园或娱乐场所。可见，动机不一样，个体活动的方向和所追求的目标是不一样的。

(3) 激励功能：动机对活动具有维持和加强作用，强化活动以达到目的。不同性质和强度的动机，对活动的激励作用是不同的。高尚的动机比低级的动机更具有激励作用，动机强比动机弱具有更大的激励作用。

3. 动机的分类

动机对于活动有不同方面的作用和影响，由此可对动机进行不同的分类。

(1)根据动机的引发原因，可将动机分为内在动机和外在动机：①内在动机是由活动本身产生的快乐和满足所引起的，它不需要外在条件的参与。内在动机的强度大，时间持续长；②外在动机是由活动外部因素引起的，持续时间短，往往带有一定的强制性。事实上，这两种动机缺一不可，必须结合起来才能对个人行为产生更大的推动作用。

(2)根据动机在活动中所起的作用不同，可将动机分为主导性动机与辅助性动机：①主导性动机是指在活动中所起作用较为强烈、稳定、处于支配地位的动机。主导动机通常对活动具有决定作用；②辅助性动机是指在活动中所起作用较弱、不稳定、处于辅助性地位的动机。辅助动机起到加强主导动机，坚持主导动机所指引的方向的作用。

事实表明，只有主导性动机与辅助性动机的关系较为一致时，活动动力才会加强；彼此冲突活动动力就会减弱。

(3)根据动机的起源，可将动机分为生理性动机和社会性动机：①生理性动机是指起源于生理需要的动机，如饥、渴、性、睡眠等；②社会性动机是指来源于心理、社会因素，是人在后天生活中习得的，如成就动机、亲和动机、权力动机等。

4. 动机冲突

动机冲突(mental conflict)泛指具有相互对立的事件、动机、行为、目的等情境或过程。现实生活中常同时存在多种需要、动机，这些动机的强度又是随时变化的。任何时候驱动人的行动都是由动机结构中最强的主导动机所决定的，但主导动机的确立常常并不顺利，其动机结构中可同时存在性质和强度非常相似或相互矛盾的动机，使人难以取舍，就形成了动机冲突。

动机冲突可以分为：

(1)双趋冲突(approach-approach conflict)：两个对象同时对个体产生吸引，引起同样强度的动机，而个体只能选择其中一个而放弃另一个时所引起的动机冲突。如，鱼和熊掌不可兼得。

(2)双避冲突(avoidance-avoidance conflict)：两个对象同时对个体产生威胁，引起同样强度的逃避动机，但个体又必须选择其一才能避免其二所造成的动机冲突。如，处于"前有埋伏，后有追兵"境遇时的心理动机冲突。

(3)趋避冲突(approach-avoidance conflict)：同一对象使个体产生既想接近，又想回避，个体必须对此作出抉择时形成的心理动机冲突。如，根治手术可延长生命，但又会造成残废，患者对是否接受手术治疗作出抉择就是动机冲突。

(4)多重趋避冲突(double approach-avoidance conflict)：是指同时有两个或两个以上目标，存在两种或多种选择，但每种选择既可能有吸引力，又会带来不利，使人们左顾右盼，难以抉择。

（三）兴趣

1. 兴趣(interest)的概念

兴趣是指个体力求认识某种事物或从事某项活动的心理倾向。它表现为个体对某种事物或从事某种活动的选择性态度和积极的情绪反应。

兴趣是需要的一种表现方式，人的兴趣是在需要的基础上，在活动中发生、发展起来的。一个人对某种事物感兴趣，就会产生接近这种事物的倾向，并积极参与有关活动，表现出乐此不疲的极大热情。爱因斯坦说过：兴趣是最好的老师。兴趣使人的探究和认识活动染上强烈的、肯定的情绪色彩，从而使这种活动为人所接受和喜爱。兴趣在人的生活中有着重要的意义，健康而广泛的兴趣可使人体会到生活的丰富和乐趣，深入而巩固的兴趣能成为事业成功的动力。

2. 兴趣的种类

根据兴趣的目的不同可将兴趣分为直接兴趣和间接兴趣。

(1)直接兴趣：是由于有意义事物本身在情绪上引人入胜而引起的。例如，学生对一堂生动的课、电影、歌曲充满兴趣。直接兴趣具有暂时性的特点。

(2)间接兴趣：是指对某种事物或活动本身没有兴趣，但对其结果感到需要而产生的兴趣。如有的学生对某些课程提不起任何兴趣，甚至感到乏味，但意识学好这些课程对将来服务于社会有重要作用，因此刻苦学习，并对此产生兴趣。间接兴趣具有较稳定的特点。间接兴趣在一定条件下可以转化为直接兴趣。

3. 兴趣的功能

(1)兴趣是认识和从事活动的巨大动力，是推动人们去寻求知识和从事活动的心理因素。兴趣在人的学习、工作和一切活动中起动力作用。

(2)兴趣是引起和保持注意的重要因素。人们对感兴趣的事物，总是愉快地、主动地去探究它。兴趣使人集中注意，产生愉快、紧张的心理状态，对认识过程产生积极的影响。

(3)兴趣是人们从事活动的强大动力。凡事符合个体兴趣的活动，就能提高人们的积极性，使人积极愉快地从事某种活动。

4.兴趣的品质

(1)兴趣的倾向性：是指个体对什么发生兴趣。人与人之间在兴趣的倾向性方面上差异很大。有人喜欢文学，有人喜欢音乐，有人喜欢体育，等等。

(2)兴趣的广泛性：是指个体兴趣的范围。在兴趣的范围上，人与人之间差异也很大。有的人兴趣广泛，对许多事物和活动都兴致勃勃，有的人则兴趣狭窄，常常对周围一切活动和事物漠然置之。

(3)兴趣的持久性：又叫兴趣的稳定性，指个体兴趣稳定的程度。在人的一生中兴趣必然会发生变化，但在一定时期内，保持基本兴趣的稳定性，则是个体的一种良好的心理品质。

(4)兴趣的效能性：指个体兴趣推动活动的力量。根据个体兴趣的效能水平，一般把兴趣分为有效的兴趣和无效的兴趣。有效的兴趣能够成为推动工作和学习的动力，把工作和学习引向深入，促使个体能力和性格的发展。无效的兴趣不能产生实际效果，仅仅是一种向往。

三、个性心理特征

(一)能力

1.能力的概念

能力(ability)是指人们成功地完成某种活动所必须具备的个性心理特征。一方面，能力表现在所从事的各种活动中，并在活动中得到发展；另一方面，从事某种活动又必须以一定的能力为前提。能力有两种含义，其一指个人现在实际“所能为者”，也就是已经表现出来的实际能力；其二是指个人将来“可能为者”也就是指尚未表现出来的潜在能力。

能力的基础是知识和技能，但知识、技能不等于能力。知识是人脑对客观事物的主观表征，技能是人们通过练习而获得的动作方式和动作系统，虽然知识和能力并不等于能力，但知识和技能都是能力的基础。例如，一名医学生在课堂上掌握了专业知识，在临床实习得到锻炼获得技能之后，就具备了医务人员顺利完成医疗工作的心理条件。

2. 能力的分类

(1) 根据能力所表现的活动领域的不同可分为：①一般能力指顺利完成各种活动所必备的基本能力，如人在认识过程中表现出来的观察力、注意力、记忆力、想象力及抽象思维能力等共同构成了人的一般能力，其中抽象思维能力是一般能力的核心。一般能力也就是通常所说的智力(intelligence)；②特殊能力是指从事某种专业活动所必需的能力，如画家的色彩鉴别能力、形象记忆力等，是顺利完成绘画活动的必不可少的心理条件。

一般能力和特殊能力密切相连，在活动中共同起作用。一般能力是各种特殊能力形成和发展的基础，为特殊能力的发展创造有利的条件；特殊能力的发展也会促进一般能力的发展。

(2)根据能力按照它参与的活动的性质进行划分可分为：①模仿能力是指在活动中顺利地掌握前人所积累的知识、技能，并按现成的模式进行活动的能力；②创造能力是指在活动中创造出独特的、新颖的、有社会价值的产品的能力。

模仿能力和创造能力相互联系、互相渗透。创造能力是在模仿能力的基础上发展起来的。比如说医学生都是先学会各种专业技能，再不断创新、科研，发明新技术、新方法。

(3)根据能力按照它的功能可分为：①认知能力是指接收、加工、储存和应用信息的能力。如知觉、记忆、注意、思维和想象能力等。是人们成功地完成活动最重要的条件；②操作能力是指操纵、制作和运动的能力。如劳动能力、艺术表现能力、实验操作能力、身体协调能力等等。操作能力是在操作技能的基础上发展起来的；③社交能力是指人们在社会交往活动中所表现出来的能力。如组织能力、管理能力、言语感染能力、亲和力等等。在社交能力中包含着认知能力和操作能力。

3. 能力的个体差异

个体在成长过程中受遗传与环境的交互影响，不同个体在能力特征上会显示出不同的差异。

(1) 发展水平的差异：人的能力水平一般用智力商数(intelligence quotient，IQ)来衡量，简称为智商。心理学家通过大量的心理测验发现，人类的智商分布呈常态分布。绝大多数人都属于中等智力，其智商在100左右，根据统计学估计，约有2/3的人智商在85~115之间，只有极少数人的智商在极高和极低范围，如表2-1、表2-2所示。

表2-1　智力等级分布表

IQ范围	智力等级	人群中的理论分布比率(%)
130以上	极超常	2.2
120~129	超常	6.7
110~119	高于平常	16.1
90~109	平常	50.0
80~89	低于平常	16.1
70~79	临界状态	6.7
69以下	智力缺损	2.2

表 2－2 智力缺损的分级和百分率

IQ 范围	智力缺损等级	占智力缺损的百分率(%)
50～69	轻度	85
35～49	中度	10
20～34	重度	3
0～19	极重度	2

(2) 类型的差异：能力有各种各样的成分，按不同的方式结合起来。由于能力的不同结合，形成了结构上的差异。主要表现在观察力、记忆力、思维力和想象力等方面的差别。例如，有人长于想象，有人长于记忆，有人长于思维等。

(3) 能力表现早晚的差异：有些人在某些方面的优异能力在很早时就表现出来，如曹植 7 岁能诗，王勃 10 岁能赋；有些人在较晚的年龄才表现出来。如我国著名画家齐白石，40 岁才表现出他的绘画才能。一般说来，最常见的成才年龄大都在 25～45 岁之间，这时的人们年富力强，精力充沛，既有丰富知识经验，又有较强的抽象思维能力和记忆能力，思维敏捷，易于革新，勇于创造，是成才和创造发明的好时机。有人对 301 位诺贝尔奖获得者做了统计，结果表明，30～45 岁是人的智力最佳年龄区。301 位诺贝尔奖获得者中有 75% 的人获诺贝尔奖时处于这个最佳年龄区，当代世界上杰出的科学家取得成就的年龄峰值在 37 岁。

(二) 气质

1. 气质的概念

气质(temperament)是个人心理活动的稳定的动力特征。

心理活动的动力特征主要是指心理过程的强度(例如，情绪体验的强度、意志努力的程度)，心理过程的速度和稳定性(例如，知觉的速度、思维的灵活程度、注意集中时间的长短)和心理活动的指向性(有人倾向于外部事物，有人倾向于内心世界)等方面的特点。

"气质"这一概念与我们平时说的"脾气""秉性"或"性情"相近似。气质不是推动个体进行活动的心理原因，而是心理活动的稳定的动力特征，它影响着个体活动的一切方面。具有某种气质的人，在内容完全不同的活动中表现出同样性质的动力特征。它仿佛使一个人的整个心理活动都涂上了个人独特的色彩。气质是高级神经活动类型在后天行为活动中的表现，气质不以活动的时间、条件和内容为转移，在一切活动中都表现出它典型的、稳定的心理特点，一般不受个人活动的目的、动机、内容的影响。

2. 气质的特性

(1)稳定性：气质作为人的心理活动的动力特征，具有较强的稳定性，受先天生物学因素影响较大，即先天因素占主要地位。研究表明，人一生下来就表现出某些气质特征，它能使人的心理活动染上特定的色彩，形成独特的风貌。有人曾研究了20对同卵双生子和异卵双生子，结果发现，同卵双生子在某些气质特征（如内向与外向）方面比异卵双生子表现出更大的相似性。

（2）可塑性：气质虽然具有先天性，但并不意味着一成不变，在生活环境和教育条件的影响下，在性格的掩盖下，气质可以得到相当程度的改造。例如，在集体生活中，情绪容易激动的学生可能变得较能控制自己，行为动作较为缓慢的学生可能变得行动迅速。

3. 气质类型

（1）体液学说：古希腊医生希波克拉底（Hippocrates）最早提出，后由古罗马医生盖伦做了整理。他们认为人体内有四种液体，血液、黏液、黄胆汁和黑胆汁，分别产生于心、脑、肝和胃，每种体液都是由冷、热、湿、干四种性质相匹配产生的，每种体液都与特定的性格相连：抑郁患者有过量的黑胆汁；血液使人乐观；黑胆汁使人冷漠、迟缓；太多的黄胆汁使人怒气冲冲。根据这四种体液在体内所占比例优势把人的气质分为四种类型：胆汁质、多血质、黏液质、抑郁质。虽然这种解释缺乏科学根据，但对气质类型的描述具有一定的客观实用价值。

（2）高级神经活动类型说：20世纪20年代，俄国生理学家巴甫洛夫（Ⅱ. Pavlov）通过实验室研究发现，动物和人的神经系统具有两大功能，即兴奋与抑制，这是神经活动的基本特征。神经系统在进行兴奋和抑制的过程中，又有三种特性，即兴奋和抑制的强度（有强弱之分），兴奋和抑制之间的平衡性（有平衡与不平衡之分）以及兴奋和抑制之间彼此相互转化的灵活性（有灵活与不灵活之分）。根据这三种特性的不同结合，划分出高级神经活动的四种类型（表2-3）。

气质的生理基础与大脑皮层高级神经的兴奋和抑制过程有关，气质是高级神经活动基本类型的外在表现。把人的高级神经活动分为四种类型：兴奋型（不可遏制型）、活泼型、安静型、弱型，与希波克拉底提出来的四种气质类型也是相吻合的。

表2-3 高级神经活动类型与气质的对应关系

神经类型（气质类型）	强度	均衡性	灵活性	行为特点	感受性	耐受性	敏捷性	可塑性	兴奋性	向性
兴奋型（胆汁质）	强	不均衡		急躁、直率、热情、情绪兴奋性高、容易冲动、心境变化剧烈、不易约束、攻击性强、具有外向性	-	+	+	+	+	+
活泼型（多血质）	强	均衡	灵活	活泼好动、反应迅速、好交际、兴趣易变、具有外向性	-	+	+	+	+	+

续表 2－3

神经类型（气质类型）	强度	均衡性	灵活性	行为特点	感受性	耐受性	敏捷性	可塑性	兴奋性	向性
安静型（黏液质）	强	均衡	不灵活	稳重、安静、坚定、反应迟缓、有节制、情绪不外露、注意力稳定、善于忍耐、不好交际、具有内向性	−	+	−	−	−	−
抑制型（抑郁质）	弱			行动迟缓、孤僻、情绪体验深刻、感受性高、善于观察细节、消极防御反应强、具有内向性	+	−	−	−	+	−

4．气质类型典型特征及表现

气质类型是指每一类人共同具有的各种气质特征的有规律的结合，四种基本气质类型在情绪和行为方式方面以及智力活动方面有不同的典型表现。

（1）胆汁质：胆汁质的人反应速度快，具有较高的反应性与主动性。这类人情感和行为动作产生得迅速而且强烈，有极明显的外部表现；性情开朗、热情，坦率，但脾气急躁，好争论；情感易于冲动但不持久；精力旺盛，经常以极大的热情从事工作，但有时缺乏耐心；思维具有一定的灵活性，但对问题的理解具有粗枝大叶、不求甚解的倾向；意志坚强、果断勇敢，注意稳定而集中但难于转移；行动利落而又敏捷，说话速度快且声音洪亮。

（2）多血质：多血质的人行动具有很高的反应性。这类人情感和行为动作发生得快，变化得也快，但较为温和；易于产生情感，但体验不深，善于结交朋友，容易适应新的环境；语言具有表达力和感染力，姿态活泼，表情生动，有明显的外倾性特点；机智灵敏，思维灵活，但常表现出对问题不求甚解；注意与兴趣易于转移，不稳定；在意志力方面缺乏忍耐性，毅力不强。

（3）黏液质：黏液质的人反应性低。情感和行为动作进行得迟缓、稳定、缺乏灵活性；情绪不易发生，也不易外露，很少产生激情，遇到不愉快的事也不动声色；注意稳定、持久，但难于转移；思维灵活性较差，但比较细致，喜欢沉思；在意志力方面具有耐性，对自己的行为有较大的自制力；态度稳重，好沉默寡言；办事谨慎细致，从不鲁莽，但对新的工作较难适应，行为和情绪都表现出内倾性，可塑性差。

（4）抑郁质：抑郁质的人有较高的感受性。这类人情感和行为动作进行得都相当缓慢，柔弱；情感容易产生，而且体验相当深刻，隐晦而不外露，易多愁善感；往往富于想象，聪明且观察力敏锐，善于观察他人观察不到的细微事物，敏感性高，思维深刻；在意志方面常表现出胆小怕事、优柔寡断，受到挫折后常心神不安，但对力所能及的工作表现出坚忍的精神；不善交往，较为孤僻，具有明显的内倾性。

在现实生活中，并不是每个人的气质都能归入某一气质类型。除少数人具有某种气质类型的典型特征之外，大多数人都偏于中间型或混合型，也就是说他们较多地具有某一类型的特点，同时又具有其他气质类型的一些特点。

☞ **知识拓展 2－2**

气质的血型说

日本古川竹根据血型把人的气质划分为A型、B型、O型、AB型四种。A型气质的人内向、保守、多疑、焦虑、富感情、缺乏果断性、容易灰心丧气。B型气质的人外向、积极、善交际、感觉灵敏、轻诺言、寡信、好管闲事。O型气质的人胆大、好胜、喜欢指挥别人、自信、意志坚强、积极进取。AB型气质的人，兼有A型和B型的特征。日本血型人类学家能见正比古认为："血型的真正含义指的是人体的体质和气质类型。"但是，许多学者却认为这种理论没有太多科学根据。因此，气质与血型关系问题是一个有争议和需要进一步研究的问题。

5. 气质的实践意义

（1）气质对智力的影响：任何气质都有其积极方面和消极方面，气质本身并无好坏之分，不决定人的能力和成就高低，也不决定一个人活动的社会价值和成就的高低。胆汁质的人热情，开朗，动作迅速有力，生气勃勃，工作效率高，但也容易形成暴躁、任性、蛮横、粗野等不良品质。一个人的气质究竟向哪个方向发展，关键在后天的环境，尤其是教育和自我调整。在世界各国的杰出人物中各种气质类型的代表人物都有，诗人普希金是胆汁质，作家赫尔岑是多血质，寓言家克雷洛夫是黏液质，剧作家果戈理是抑郁质。

（2）气质对职业选择的意义：在各种实践领域中，气质虽不起决定作用，但它对人的工作方式有影响，并在一定程度上影响人的工作效率。因此在职业的选择上，考虑气质因素是十分重要的。研究和实践表明，某些气质特征为一个人从事某种工作或职业提供了可能性和有利条件。对于一些需要做出迅速反应的活动，胆汁质和多血质的人容易取得较高的效率；而一些细致、持久、单调的活动，黏液质和抑郁质的人可能更适合。

（3）气质对教育工作的意义：在学校教育中，教师要了解学生的气质类型和气质特征，做到"因材施教""一把钥匙开一把锁"，从而提高教育质量。胆汁质和抑郁质的学生应该是教师特别关怀的对象。这两种气质类型都具有情绪不稳定的特征。胆汁质的人，可能会出现进攻、好斗的行为问题；抑郁质的人，可能会出现焦虑不安的个性问题。教师要使具有胆汁质特征的学生，多得到工作与休息交替的机会；使具有抑郁质特征的学生，在集体中获得友谊和生活乐趣。教师要培养具有这两种气质特征学生的情绪稳定性。

（三）性格

1. 性格的概念

性格(character)指个体对现实的稳定的态度和习惯化了的行为方式中所表现出来的心理特征。性格是人格的核心，也是人格中最重要的心理特征，是人与人区别的主要方面。

性格一词来源于希腊文，原为雕刻的意思，后来转意为印刻、标记、特性。广义指人或事物互相区别的特征。诚实或虚伪、勇敢或怯懦、勤劳或懒惰等等都是人的性格特征。性格就是一个人的许多性格特征所组成的统一体。性格特征表现在人对现实的态度和行为方式中。人对现实的态度和与之相应的行为方式的独特结合，就构成了一个人区别于他人的独特性格。恩格斯说过："人物的性格不仅表现在他做什么，而且表现在他怎样做。"

2. 性格与气质的区别

(1)气质代表人格的生理层面，受先天因素影响较大，变化较慢、较难；性格代表人格的社会层面，更多地受后天因素影响，性格可塑性比气质大，偏重于一个人有关道德、伦理和社会价值取向的心理、行为倾向的整合系统，反映一个人的社会精神面貌。

(2)气质特征无好坏之分，它不决定人的成就的高低，也不影响人对社会贡献的大小以及个人品德的优劣；而性格有好坏之分，它贯穿于人的全部行为之中，标志着一个人的品德和世界观，是一个人精神面貌的集中反映，它影响个体的人际关系、活动效果，以及事业的成败，具有直接的社会意义，并受社会的评价。例如，诚恳、友善、热情的性格特征有助于建立良好的人际关系；冷酷、虚伪、傲慢的性格特征会使人际关系恶化。

3. 性格的特征

性格是十分复杂的心理构成物，具有不同的性格特征，主要包括以下四个方面。

(1) 性格的态度特征：是指人在处理各种社会关系方面，对待社会、集体、工作、学习、生活和自己的态度的性格特征。如：是大公无私、诚实、正直、认真、自信、热情、谦虚、严于律己，还是损公肥私、虚伪、冷漠、自卑、骄傲、自我放纵等。

(2) 性格的情绪特征：是指人在情绪过程方面，情绪活动的强度、稳定性、持久性和主导心境的性格特征。如有的人情绪表现强烈、不稳定，对情绪的控制能力较弱；而有的人情绪体验比较微弱、比较稳定，对情绪的控制能力较强；又如有的人一贯朝气蓬勃、心情开朗、积极乐观；有的人常常抑郁寡欢、多愁善感、消极悲观。

（3）性格的意志特征：这是个体对自己行为自觉调整和控制水平方面的特征，如有的人自觉、果断、坚韧、有自制力；有的人盲目、优柔寡断、武断、见异思迁、怯懦等。

（4）性格的理智特征：是指人在认识过程方面，在感知觉、记忆、思维和想象等认知过程中表现出来的个别差异。如善于独立思考、深谋远虑、客观，还是缺乏主见、易受暗示、鼠目寸光、偏执等。

4. 性格的类型

性格的类型是指某些性格特征的独特结合，但由于性格的复杂性，性格类型的划分迄今也没有达成共识，这里仅介绍几个有代表性的分类。

(1)根据理智、情绪和意志三种心理功能的特征在性格结构中所占优势的情况，将人的性格划分为：① 理智型：以理智衡量一切，以理智支配和调节言行。② 情绪型：言行易受情绪控制和支配，情绪体验深刻。③ 意志型：有非常明确的行动目标，行为自制、坚定而持久。

(2)按心理活动的倾向性分为：① 外倾型：感情外露、心理活动倾向于外部、开朗、活跃、善于交际。② 内倾型：感情内隐、善于思考、遇事谨慎、不善沟通。

(3)按个体的独立程度分为：①独立型：有主见，不易受外来事物的干扰，具有坚定的信念，能独立地判断、解决问题。②顺从型：缺少主见，易受外界事物的干扰，对朋友和群体的依赖性较强。

5. 性格的意义

（1）性格决定人的社会价值：性格决定人对现实事物的基本态度及其行为反应，因而性格决定人的社会价值。如对事业的勤奋，进取、无私奉献的性格特征会对社会做出有益的贡献；而自私、贪婪、狡诈只能损人利己，给社会和他人带来危害。

（2）性格制约能力的发展：良好的性格能够促进一个人能力的发挥和发展，良好的性格可以使一个人的智力潜能得到充分的发挥，如“勤能补拙”；反之，不良的性格如缺乏毅力、不思进取等，则会阻碍能力的发挥和发展。

（3）性格对气质的影响：性格在一定条件下可以掩蔽或改造气质。良好的性格可以控制气质中某些消极的方面。如一个胆汁质气质类型的护士，有着对工作认真负责、对患者充满爱心的良好性格，经过一段时间的磨炼，逐渐形成耐心细致、善于自控的性格特征，其原有的易冲动、急躁的气质特征得到了一定程度的掩蔽和改造。

本章小结

人的心理现象纷繁复杂，表现形式多种多样，它与人认识世界、改造世界的一切活动及成果分不开，本章描述性介绍了人的心理现象各个组成部分的概念、特点、分类、组成以及意义。可以让学生更好地认识自己以及他人的主观世界，为护理工作中的心理护理评估和心理护理的实施以及学生自我心理健康提供依据。

案例分析 2－1

1920 年，在印度加尔各答东北的一个名叫米德纳波尔的小城，人们常见到有一种“神秘的生物”出没于附近森林，往往是一到晚上，就有两个用四肢走路的“像人的怪物”尾随在三只大狼后面。后来人们打死了大狼，在狼窝里终于发现这两个“怪物”，原来是两个裸体的女孩。其中大的年约七八岁，小的约两岁。这两个小女孩被送到米德纳波尔的孤儿院去抚养，还给她们取了名字，大的叫卡玛拉，小的叫阿玛拉。到了第二年阿玛拉死了，而卡玛拉一直活到 1929 年。这就是曾经轰动一时的“狼孩”一事。狼孩刚被发现时，生活习性与狼一样；用四肢行走；白天睡觉，晚上出来活动，怕火、光和水；只知道饿了找吃的，吃饱了就睡；不吃素食而要吃肉（不用手拿，放在地上用牙齿撕开吃）；不会讲话，每到午夜后像狼似的引颈长嚎。卡玛拉经过 7 年的教育，才掌握 45 个词，勉强地学几句话，开始朝人的生活习性迈进。她死时估计已有 16 岁左右，但其智力只相当三四岁的孩子。

提问：

请思考狼孩的故事说明了什么问题。

思考题

1. 简述心理现象的结构。
2. 试述马斯洛的需要层次理论的内容及该理论对临床医疗工作的指导意义。
3. 举例说明影响人格形成的因素有哪些？
4. 护理工作者应具备什么样的心理品质？

第三章 心理健康

学习目标

1. **知识目标** 掌握健康、心理健康、心理卫生、心理保健的概念，掌握心理健康的标准。熟悉个体各生长发育阶段的心理卫生。了解心理健康的目标、意义。

2. **技能目标** 掌握心理健康的标准，实施个体各生长发育阶段的心理保健。

3. **情感目标** 用积极的心态去帮助各生长阶段个体，促其心理健康。

随着社会的发展、医学模式的转变，人类对健康的认识越来越全面，也了解到心理健康是健康的重要组成部分。在现代社会中，心理健康可防治各种心理障碍，提高生活质量，使人们在社会活动中保持良好的身心状态，愉快的生活、学习和工作。提高个体的心理调控能力，培养健全地个性，追求心身和谐发展，已逐渐成为人们的共识。为此，保持和促进心理健康的发展越来越受到人们的关注与重视。

第一节 心理健康概述

一、健康与疾病的概念

(一)健康的概念

"健康就是没有病"这是人们对于健康的最初认识，显然，这种认识是不全面的。在不同的历史时期，人类对健康的认识不尽相同。随着社会的发展，人类的疾病谱与死亡谱发生了重大变化，不良行为、生活方式、环境改变、社会影响等心理、社会因素等已成为影响人们健康不可忽视的因素。世界卫生组织(WHO)成立以来，不断提出有关健康的新认识，1946 年，WHO 提出："健康不仅仅是没有疾病和身体的虚弱现象，而是一种在身体上、心理上和社会上的完满状态。"1998 年，WHO 进一步深化健康新概念，把道德健康纳入健康的范畴，将道德修养作为心理健康的内涵，其内容包括健康者不以损害他人利益来满足自己的需要，具有辨别真伪、善恶、美丑、荣辱等是非观念，能按照社会行为的规范准则来约束自己及支配自己的思想和行为。提出了最新的健康概念，即"健康(health)是生理、心理、社会适应和道德品质的良好状态"。健康的概念内涵已从躯体一个方面逐步扩展到生理、心理、社会和道德四个方面，这是迄今为止有关健康的较全面、科学、系统的概念。

现代健康观认为健康与疾病不是截然分开的，而是一个由量变到质变的过程，并且健康水平也有不同的等级状态（图3－1）。人群总体健康程度呈正态分布，中等健康居多，某一个体的健康状态随其所处环境而处于不断变化之中。

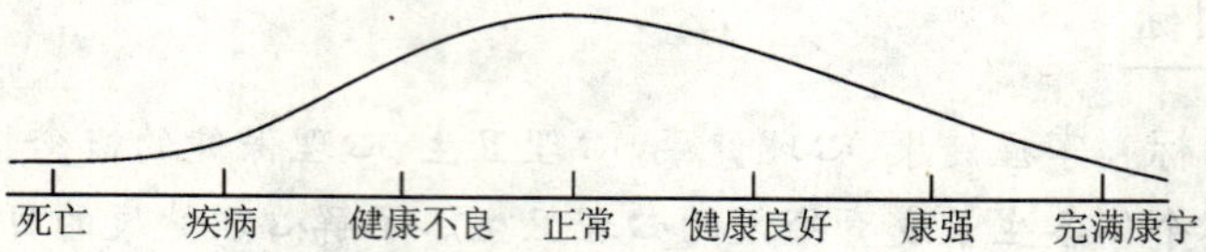

图3－1　健康序列分布图

（二）疾病的概念

疾病（disease），包括躯体疾病、心理疾病、心理障碍。是指机体在一定条件下由病因与机体相互作用而产生的损伤与抗损伤过程，具有相应的功能、代谢和形态的改变，从症状和体征表现出来。病感（illness）也称病痛，是个体由躯体疾病或心理社会因素引起的不适的主观体验。

二、心理健康的概念

（一）心理健康的概念

心理健康（mental health）也称心理卫生，是指人积极良好的心理素质的表现。是人的整体健康状态的必要组成部分。是通过以积极有益的知识教育和实践活动措施，维护和改进人们的心理状态，以适应当前和发展的社会、自然环境。

心理健康的理解分三个层面的含义：①是指一门学科，即心理卫生学或心理健康学；②是指专业或实践，即心理卫生工作，主要是积极采取各种有益的教育措施，维护和增进人们的心理状态以适应当前和发展的社会和自然环境；③是指心理健康状态，指一个人具有积极稳定的情绪，健全地个性和良好的社会适应与改造能力。

（二）心理健康的标准

心理健康的中心任务是维护和增进人类心理健康，心理健康的标准在不断地发展和变化着。

如何评价心理健康水平？国内外学者从各自的角度出发有不同的表述，目前国内外学者中影响较大的是美国心理学家马斯洛提出的10条标准：①有充分的适应力；②充分了解自己，并对自己的能力做出恰当的估计；③生活目标能切合实际；④与现实环境保持接触；⑤能保持人格的完整与和谐；⑥具有从经验中学习的能力；⑦能保持良好的人际关系；⑧适当的情绪发泄与控制；⑨在不违背集体意志的前提下，能作有限度的个性发挥；⑩在不违背社会规范的情况下，个人的基本需求能得到恰当的满足。

我国心理学家结合我国实际，提出的心理健康标准如下。

知识拓展 3－1

衡量是否健康的 10 项标准

世界卫生组织(WHO)给健康所下的定义：

(1)精力充沛,能从容不迫地应付日常生活和工作；

(2)处事乐观,态度积极,乐于承担任务,不挑剔；

(3)善于休息,睡眠良好；

(4)应变能力强,能适应各种环境变化；

(5)对一般感冒和传染病有一定的抵抗力；

(6)体重适当,体态均匀,身体各部位比例协调；

(7)眼睛明亮,反应敏锐,眼睑不发炎；

(8)牙齿洁白,无缺损,无疼痛感,牙龈正常,无蛀牙；

(9)头发光洁,无头屑；

(10)肌肤有光泽,有弹性,走路轻松,有活力。

1. 智力正常

智力正常是人正常生活的最基本的心理条件，是心理健康的首要标准。智力主要是指一个人的观察力、注意力、想象力、思维力及能力的综合。有正常的学习能力，能正确反应客观事物。智力低下者在社会适应、学习、工作、生活中会遇到障碍，容易产生心理不平衡，而导致自卑和抑郁。

2. 情绪良好

生活中能够保持愉快、开朗、自信的心情，善于从生活中寻找乐趣，对生活充满希望。能做到适度的情绪发泄，保持情绪的相对稳定，即善于协调与控制情绪，以保持与周围环境的动态平衡能力。

3. 具有健全地意志品质

健全地意志品质主要表现是行动的自觉性高，果断性强，坚韧性大，自制性好。对行动目的有清醒的认识，并能有意识地支配和控制自己的行为，以及不断调节自己去适应环境。

4. 人格完整

包括个体的气质、能力、动机、兴趣和人生观的各个方面的平衡协调发展，具有正确的自我意识和积极进取的信念，客观、理智的行为习惯等。心理健康者的心理年龄与多数同龄人保持一致，其心理行为与其所扮演的社会角色相行。

5. 人际和谐

个体的心理健康状况主要是在与他人的交往中表现出来。乐于与人交结，能在交往中保持独立而完整的人格，有自知之明，不卑不亢，积极态度多于消极态度，能与他人和睦相处。

6. 良好的康复能力

在承受刺激和精神打击后，从创伤中恢复到往常水平的能力，称为心理康复能力。面对挫折和心理创伤，限于认识能力和经验，个体恢复常态所需时间不同，心理健康者恢复得较快，表现得较为平静。

心理健康是一个动态的概念，判断一个人的心理健康与否，要持相对和综合的标准。心理健康并不是绝对完美的状态，而是一种在自身环境条件许可的范围内达到的最佳功能状态。

（三）心理健康的目标

心理健康的工作目标是维护和促进人类心理健康，提高人类整体对社会生活的适应与改造能力，预防和矫治各种心理障碍与心理疾病。

由于对健康的认识越来越深入和全面，人们提出了心理健康的“三级预防”。初级预防是指通过向人们提供心理健康的知识，以防止和减少心理疾病的发生；二级预防是指尽早发现心理疾患并提供心理和医学的干预；三级预防是指设法减轻慢性精神病患者残疾程度，提高其社会适应能力。

“三级预防”的策略把预防和治疗有机地结合起来，对心理健康研究和实践活动具有积极的指导意义。同时提出心理健康的“三级功能”；初级功能——防治心理疾病；中级功能——改善心理调节；高级功能——发展健康的个体与社会。

（四）心理健康的意义

世界卫生组织在“卫生科学和卫生技术”的内容中，就有“维护和促进心理卫生”的一项内容。心理健康的问题已成为一个全球性的问题，对维护和促进人类心理健康具有十分重要的意义。

1. 有助于心理疾病的防治

随着社会的发展、科技的进步，人们在社会变化适应中价值观有了改变、心理矛盾和冲突日显突出，心理疾病的发病率也呈上升趋势。心理健康运动的开展，将有助于防治心理疾病，普遍提升人们整体素质，使之更好地适应社会，减少心身疾病的发生。

2. 有助于人们心理健康的发展

心理健康知识的宣传与普及，可使人们提高认识，促进个体在学习、工作和生活中形成良好的心理调节能力及环境适应能力，有助于人们心理健康素质的提高。

知识拓展 3－2

人体生物节律

19 世纪，德国内科医生威尔赫姆·弗里斯和奥地利心理学家赫尔曼·斯瓦波达及奥地利教授阿尔弗累特·泰尔其尔，经过长期临床观察发现了人体生物节律。其中体力周期是23 天、情绪周期是28 天、智力波动周期为33 天。在1937 年，国际上召开了首届生物节律会议。随着斯沃博达的《从心理学和生物学意义上谈人类生命的周期》、《人的临界日》、弗里斯的有关论文、佩尔纳的《节律、生命和创造》，体力、情绪、智力三节律逐渐被人们所认识、接受，在许多国家的医学和心理学工作中得到重视和推广运用，成为重要研究课题。

3. 有助于推动精神文明的建设

社会的发展，离不开各方面的建设。心理卫生事业是社会精神文明建设的重要组成部分，是建设精神文明的基石。1999 年，全国教育工作会议明确提出了要推进素质教育，培养具有良好心理素质的新一代。这更加明确了开展心理健康工作的重要性和必要性。

三、心理卫生

(一)心理卫生的概念

心理卫生(mental hygiene)又称精神卫生学，是指用以维护和增进人类心理健康，以研究、预防心理障碍和精神疾病，更好的适应社会的知识教育系统和实践措施。

心理卫生是以维护和促进人类心理健康与社会适应为目的的应用科学，从纵向(个体不同年龄发展阶段的心理特征和心智发展规律)和横向(不同社会群体的心理)来研究人们的健康问题，追求的是全社会人口的心理健康，即个体和群体的心理健康。由于人们所处的自然环境，尤其是社会环境总是在不断地变化、发展，因而个体对环境的适应总是暂时的、相对的。因此，在适应社会对人提出的各种要求时，困扰和挫折导致心理失衡与适应不良在所难免。心理卫生的实行、普及有助于个体主动、积极地调节自己的心理状态，增强自己适应客观环境的能力。同时，不同个体组成的群体的心理素质也得到整体提高，又为改善个体的生存环境创造最佳的社会条件，从而共同达到预防各种心理障碍和精神疾病的目的。

(二)心理卫生的任务

心理卫生的基本任务是研究维护和促进人类心理健康的途径、规律和措施，提高个体的心身素质和社会的精神文明水平，包括以下三个方面：

(1)揭示心理健康的本质及影响因素，增强个体在适应社会生活、学习和工作中形成良好的心理调节能力及环境适应能力。

(2)研究、探讨实现人类心理健康的最佳途径与策略，预防心理障碍、心身疾病与精神病的产生。

(3)研究、探讨人生不同阶段的心理保健原则与措施。让个体从儿童时期起保持心理的正常发展，培养健全地自我心理和完善的人格。

四、心理健康发展简史

维护人类健康，注重预防、注意心理健康的思想，历史悠久。中国古典医学《黄帝内经》中就已强调“圣人不治已病治未病”，认识到“智者之养生也，心顺四时而适寒暑，和喜怒而居处，节阴阳而调刚柔。如是，则避邪不至，长生久视”。古罗马的西塞罗(M. T. Sicelow)在《论友谊》一书中也把友谊列为有利于健康的因素。这些都表明，人们早已认识到健康与社会和谐及心理平衡的依存关系。

直到19世纪，人们对心理(精神)疾病才开始明确、科学的认识。1872年，皮纳尔(P. Panel)医生首先提出要使精神病患者得到康复，除了不受束缚外，人们要以关心的态度来倾听他们的诉说。他在所管辖的精神病院中迈出了解放患者的第一步。

1843年，美国精神病学家斯惠特(W. Sweeter)撰写了世界第一部心理卫生专著，明确提出了“心理卫生”这一名词。1906年，克劳斯登(Clonston)正式出版《心理卫生》一书。1908年，美国的比尔斯(Beersl)以自己患病又恢复健康的亲身体验撰写了一本反映患者在精神病感受的书——《一颗失而复得的心》，向有关方面呼吁，要求改善精神病患者的待遇，进行预防精神病的活动。呼吁得到广泛支持，使心理卫生运动又一次得到迅速发展。同年5月成立了世界上第一个心理卫生协会。经比尔斯及其同仁们的努力，1909年2月成立了“美国全国心理卫生委员会”。1917年出版了《心理卫生》科普刊物，以宣传心理卫生常识。1930年5月，在华盛顿召开了包括中国在内的53个国家代表参加的第一届心理卫生大会，大会产生了国际心理卫生委员会。

在国际心理卫生运动的影响下，1936年4月，我国成立了“中国心理卫生协会”，但后因各种原因，工作中断。新中国成立后，直到1985年才在泰安召开了中国心理卫生大会，正式重新成立了“中国心理卫生协会”。从此，我国心理卫生工作和各类学术活动如雨后春笋普及推广开来，走向正常发展。

第二节　个体心理卫生

从生理和心理的角度去研究发现，不论男女差异，同一生长发育年龄段的人群，其生理、心理特点都非常相似。根据不同生长发育年龄阶段对其心身发展特征、常见心理问题，确定不同目标和措施，有针对性地进行心理健康服务，使之保持良好的适应能力是个体心理健康的目的。

遗传因素是个体生理、心理发展的基础，后天环境（包括生活环境、家庭环境、学习环境与社会环境）是个体生理、心理发展的重要条件。因此，在个体心理健康实施时，我们要注意多方面综合因素，创造良好的后天环境，使个体的心理朝着健康方向发展。

一、优生与胎教

优生是个体心理健康的基础，胎教有利于胎儿的健康发育。

（一）优生

优生是指通过科学的手段，减少遗传性疾病和出生缺陷的发生，提高新生儿的质量。先天发育不全或胎儿期、产程中大脑受损不仅是生理不健全，在今后生长发育过程中也成不了心理健康的人。

提倡优生，对个人、家庭、民族及整个人类都有着现实和深远的意义，所以国家把优生、优育、计划生育作为基本国策来实行。

1. 优生的措施

（1）婚前检查。通过婚前检查，可以了解双方的身体情况是否健康，是否适合结婚和生育；而有些结核病、肝炎、肾炎、血液病患者须治愈后方能结婚。通过婚前检查，还能发现某些遗传病和遗传缺陷，以便采取措施，避免下一代遗传病和先天性疾病的发生。

（2）禁止近亲结婚。不能近亲结婚，或不要在狭小的范围内找配偶，以免出现因近亲结婚而出现的傻、痴、呆等遗传缺陷疾病。有些偏远区域因人口少，曾出现血缘亲的“傻子村”“呆瓜村”，这对后代的繁衍、人类生命的延续起破坏性作用。

（3）选择适宜时机受孕。妇女最佳生育年龄：24 ~28 岁之间比较合适，23 岁以前女性生殖器官尚未完全成熟，超过 35 岁妊娠其并发症会增多。选择适宜受孕季节，优化自身的内环境，受孕前男女双方都要戒烟、酒等不良嗜好，锻炼身体，消除疾病，拥有良好的情绪，以保证受精卵的质量。

2. 孕期注重事项

（1）增强体质，预防疾病，尤其注重预防风疹、感冒等病毒性疾病。

(2)保证营养，不出现营养过剩或营养不足，做到膳食平衡，不偏食、不挑食，以清淡、富有营养为主，不要过食辛辣、酸或咖啡等刺激性食品。

(3)在妊娠3个月内用药要慎重，应在医生指导下进行，避免X线检查，以免导致胎儿发育障碍、畸形甚至死亡。

(4)不要吸烟、酗酒，以免引起流产、早产或胎儿发育不良等。

(5)避免接触磷、砷、汞、苯等有毒物质。

(6)调整情绪，保持乐观愉快的心情，有利于胎儿心身健康。

(7)做好产前检查，产前检查可确保胎儿发育是否正常和有无畸形，以便决定是否继续妊娠。

(二)胎教

1. 胎教的概念

胎教是指胎儿期的教育。指在妊娠期间，孕妇在保证自身健康的同时，让胎儿在胎内环境中间接感受到外界刺激，与周围环境发生联系。保持积极的情绪和心态，有目的、有计划地如对话、抚摸孕妇腹部、听柔和的音乐、适当的锻炼等对胎儿进行早期引导行为。

胎教行为不仅能使孕妇产生愉悦、宁静的心境，也可改善胎儿生长环境，促进胎儿大脑发育。如果孕妇被情绪所困扰，并经常性的伴有焦虑，有可能导致胎儿在胎内不安而运动过多，出生后也易出现多动、易激惹、好哭闹等不良行为。更有甚者，孕妇会出现早产、流产、产程延长或难产。因此孕期保健、保持孕妇良好情绪和良好的胎教行为是培养健全儿童的一个重要问题。

2. 胎教的方法

(1)音乐胎教。胎儿在20周时，其大脑皮质层正接近完善，对音响开始有所反应。研究表明，对于频率为250～500Hz，强度为70dB的音响，胎儿能做出应答表现。孕妇可选择自己喜欢的胎教音乐带，随音乐放松自由联想，调节情绪。优美的音乐能促进孕妇分泌适量有益健康的激素和酶，起到调节血流量及兴奋神经细胞的作用，从而改善胎盘血液供应状况，这都有益于胎儿的生长发育。

(2)运动胎教。胎儿在10周时，压觉、触觉感受器已形成。孕妇的运动胎教可促进胎儿触动觉、肢体运动的发展。其主要方法是抚摸：孕妇临睡前排空大、小便后，仰卧床上，放松腹部，双手由上而下、而下而上、从左向左、从右向左慢慢沿腹壁抚摸胎儿，就像爱抚出生后的婴儿一样，每日5～10分钟即可。

(3)言语胎教。父母用语言有目的地对胎儿说话，给胎儿的大脑皮质输入的语言刺激能为后天的知识学习打下基础。实验证明：在孕期有父母经常“聊天”的胎儿，出生后言语乃至智力发育都好于一般孩子。常用的做法是：把精力集中在孩子身上，认真地带着感情与胎儿交流，并保持安详、稳定的情绪。

(4)情绪胎教。胎儿在第8周时，脑细胞发育迅速，对母亲传来的信息已开始敏感。情绪胎教即指对孕妇的情绪进行调节，使之淡忘烦恼和忧虑，产生积极轻松的心绪，并通过母体感染胎儿，使胎儿的大脑得到良好的刺激并做出反应。如孕妇用快乐的心情处事，参与积极的大众活动。夫妻间的体贴与关心，父亲对胎儿的抚摸与问候，或对话，或唱歌，或呼唤，有利于沟通父子、母子间感情。

二、乳儿期

出生后0～1岁为乳儿期，乳儿期心理发展的主要特点是感觉，运动发展最迅速，也是产生依恋性的阶段。

（一）乳儿期心身发展特点

乳儿期是一生中心身发育最快的时期之一。神经系统的发育指数呈直线上升，其视觉、听觉逐渐发育，知觉发育较慢。开始出现明显的注意和初步的记忆，思维处于萌芽状态，语言能力逐渐发展；运动能力已达到可以受意识控制的水平，学会了翻身、坐起、爬行、站立、行走、会双手玩玩具、手眼协调，情绪发展从泛化表情逐渐分化到较复杂情绪。5个月时已有欲求、喜悦、厌恶、愤怒、惊骇、烦躁及害怕、恐惧情绪。

（二）乳儿期心理卫生

1. 保证母乳喂养和科学断奶

母乳喂养能提供足量的蛋白质和核酸，易消化和吸收，能促进乳儿身体及神经系统的健康发育，可增加乳儿的免疫力和智力发展。另一方面，哺乳时，母亲的抚摸、拥抱以及亲昵的语言能密切母子间的依恋关系，有利于乳儿健康情绪的发展。增加了母亲与孩子在视听、触摸、语言和情感的沟通。

孩子长到10～12个月时，应有计划地通过逐渐增加奶糊、稀粥、菜汤等方法，循序渐进地断奶，不可采取母子暂时隔离、母亲乳头上涂辣椒或黄连等粗暴不科学的断乳方式，否则会给乳儿造成极大精神刺激。

2. 重视感官、动作、言语的发展

要有意识地对乳儿进行视、听、触觉方面的刺激。音乐、言语、色彩、玩具、光线等，使乳儿的眼、耳等感官器官能获得经常性的刺激，有助于乳儿大脑、小脑的发育，家长对乳儿的搂抱、亲抚以及科学按摩活动，能促进乳儿皮肤神经的发展及四肢运动的协调。

3. 满足乳儿期情感的需要

乳儿期已出现强烈的依恋需要、情绪急剧分化、丰富发展。所以要经常与孩子交谈、拥抱、亲吻，让乳儿与母亲体肤接触、享受安抚，有利于乳儿产生安全感、产生良好的情绪，对促进孩子智力的发展有重要意义。

三、婴儿期

婴儿期是指1~3岁的儿童，此期是语言发展关键时期。其心理发展的特点是：动作发展迅速；触觉在认识活动中占主导地位；自我意识开始发展，有了较复杂的情绪体验。

（一）婴儿期心身发展特点

婴儿的感觉器官与动作行为开始协调发展，学会了随意独立行走，扩大了婴儿的视野和生活范围。手的动作进一步得到发展，学会了拿匙吃饭、穿衣、用笔、摆弄各种玩具。语言发展很快，从简单的词、句，发展到掌握基本句型。随着活动范围的扩大和语言的发展，婴儿自我意识也开始发展，出现了如嫉妒心、同情心、羞耻心等复杂的情绪。要允许孩子主动接触、探索外部世界，以促进其感官、动作、言语的发展。

（二）婴儿期心理卫生

1.运动、感知能力的训练

家长应有意识地为孩子提供活动机会和适当场地，让其进行跑、跳、转身、翻滚等协调运动，训练摇、摆、触、摸、捏、拿等手部功能，以促进感觉器官的发育和肌肉力量的增强。

2.加强语言的训练

婴儿期是口头语言发展最迅速时期。语言的训练越早越好。婴儿的随意模仿与不随意模仿能力都特别强，家长应使用标准、规范化语言，尽量少用儿语，并利用一切机会与孩子多交流，鼓励他们说话，让他们早听、多听，说完整的简单句子。多鼓励、常矫正，让婴儿在轻松愉快氛围中发展语言能力。

3.给予满足感和安全感

婴儿对父母的依恋从乳儿期会延续到婴儿期，表现为生理的需要，如饱、暖的满足需求及心理的需要，如安全感、信任的满足需求。要保持与孩子稳定、持久的关爱、联系，给予满足感和安全感。

4.培养良好习惯

婴儿期因模仿能力强，培养其健康行为，及时矫正不良行为尤为重要：①睡眠习惯。训练婴儿定时睡觉及单独睡觉，是培养儿童独立生活及生活规律性的开始；②进食习惯。自己动手，按时进餐，避免挑食和零食过多；③卫生习惯。婴儿期要训练其大小便的控制及排泄的习惯，还有勤洗手勤换衣的卫生习惯。纠正其不良行为，如吮指、咬指甲等。

四、幼儿期

3岁至6、7岁的儿童处于幼儿期，又称学龄前期。此期是人格形成的关键期，也是儿童社会化迅速发展的时期。此期心理发展的主要特点是：强烈的好奇心和求知欲；智力发展迅速，自主意识明显，自制力不强；游戏成为幼儿期最主要社会活动。

(一)幼儿期心身发展特点

此期儿童大脑已接近成年人，体格发展也开始稳步增长，神经兴奋性逐渐增高，条件反射比较稳定；感知、运动和语言能力进一步发展。视觉和听觉在儿童认识活动中占主导地位，以形象思维为主，开始出现简单的逻辑思维和判断推理。有强烈的好奇心和求知欲，模仿能力极强；自我意识开始发展，意志行为的目的性、独立性逐步增长，个性初步形成，但自觉性、自制力差，情绪易变，常表现为“不听话”，自行其是，被称为“第一反抗期”。幼儿期社会性需要发展很快，社会性情感也得到了发展，有了同情心、初步的友谊感和道德感。

(二)幼儿期心理卫生

幼儿期心理保健的主要内容是发展感知觉能力、保护好奇心，淡化与限制“自我中心”。

1. 重视游戏活动

玩耍和游戏是幼儿的主导活动，也是维持身心健康的重要途径。幼儿游戏是运用他们的感官来认识世界、了解世界，是幼儿增长知识、诱发思维和想象力的最好方法。游戏对幼儿的影响有：①幼儿通过游戏时能参与社会环境，认识周围事物，拓展个人视野和胸怀；②游戏活动需兼用各种感官，可训练幼儿的知觉能力，协调肢体运动，增强身体素质；③游戏可以发展幼儿的感知觉、思维等认识心理，幼儿在游戏时能获得一些知识，学到一些基本技能；④游戏可发挥幼儿的想象力、创造力，并在游戏中能学习合作、谦让、接纳别人；⑤游戏中，幼儿能通过扮演的角色来实现自我，抒发情感，释放内心冲突和负性情绪。对于幼儿的游戏，我们应给予科学的指导和引导，充分发挥游戏的积极作用。

2. 和谐的家庭环境

父母是孩子的第一任教师，良好的道德规范能使幼儿形成健全地人格。因此，在这一时期，父母对幼儿社会化发展应特别重视，可把一些基本的社会规范引进幼儿的生活。帮助他们学习基本的亲社会行为，如尊敬长辈、学会礼貌、爱护环境、不损公物等等。幼儿的自我控制与调节能力不够完善，对社会现象辨别能力差，因此，我们应帮助他们分析社会上存在的各种现象，并给予正确指导，对一些无理取闹或错误行为应认真耐心的给予教育，要正确引导、帮其改正。而对于孩子的独立愿望，我们要因势利导，允许探究，促其自我意识发展，培养其自我管理能力，如引导孩子自己穿衣、吃饭、系鞋带、大小便等。言行一致的父母，积极肯定的鼓励，和谐温暖的家庭氛围对幼儿心理健康有着重要意义。

3.学习意识和教育

幼儿的好奇心、探索欲很强，其口头语言表达力正在提高。词汇不断丰富，我们应有计划、有目的地通过学习、训练，让幼儿接受科学常识，让他们在了解和熟悉知识中体验成就感，以激发幼儿的学习兴趣。对幼儿提出的各种问题，我们要尽可能耐心、准确的回答，不能因工作忙、情绪不好等敷衍，应付孩子，否则会带来负面影响。

4.社会群体的开展

幼儿时期已出现一些基本的社会表现，与同年龄交往中表现在共同游戏、学习合作，出现分享，学会了谦让和遵守规则，有与同伴亲和的需要，希望在群体中被重视、被注意，并由此产生愉悦感。但有独立意识，处于“自我中心”时期的幼儿自控能力差，缺乏基本的是非观念，情绪易冲动，有时在社交、游戏、学习中出现攻击行为，我们应对其进行是非教育，适当的惩处，帮助他认识自己的角色地位，摆正心态，以积极良好的情绪参与社交活动。

此期的心理发展的主要特点有：学习成为儿童的主要活动，认知能力发展迅速；模仿能力强，常以兴趣左右自己的行为；心理压力大，学与玩的矛盾突出；性格可塑性初步发展，与同伴交往关系密切。

五、儿童期

儿童期即学龄期，指6、7岁至11、12岁这一年龄段。此期儿童的发展有着质的飞跃。

(一)儿童期心身发展特点

儿童期神经系统的成熟度已达97%，一般系统器官的发育逐渐接近成人，此期儿童感知能力增强，并向目的性和有意性发展，注意力稳定增长，无意记忆向有意记忆发展，形象思维逐步向抽象逻辑思维过渡，口语语言迅速发展，开始掌握书面语言，词汇量不断增加；活动范围扩大，交往对象增多，自控力有了发展，但挫折耐受力差；情绪外露，兴趣易变，喜欢模仿，但辨别是非的能力差；此期的儿童个性得到全面的发展，但性格的可塑性大，自我意识有了进一步发展，道德观念逐步形成。

(二)儿童期心理卫生

童年期心理保健要解决的主要矛盾是学与玩的矛盾。

1.养成良好的学习习惯

主要是适应学校生活，激发学习动机。老师和家长对入学儿童应多给具体的指导与帮助，以适应学校学习与生活。要充分利用儿童的好奇心、探索欲，注重教学的直观性、趣味性，吸引学生注意力，并有意使用肯定和表扬鼓励方法，激起他们的学习动机和信心，这有利于增强儿童注意力的稳定性，进而培养良好的学习动机，养成良好的学习态度和行为习惯。丰富多彩的校园活动，温暖快乐的学校生活有益于培养身心健康发展的学生。

同时，老师和家长要理智对待学业成绩。不能用“分数”来浇灭儿童学习的兴趣和自信心，对儿童的学业成绩尤其是考试分数不宜过于期待，过于激动。如若考试失败，应与孩子一起查找失败原因，总结经验，适当安抚和积极鼓励会更有利于儿童的学习。

2. 处理好学与玩的关系

现代社会知识的激增与社会的要求迫使学校和家长提高了对儿童学习的要求，还有众多来自家长对孩子提出的学习“特长”的要求，使和童学与玩的矛盾变得十分突出，要解决好这个问题，应努力做好以下几个方面：

(1)端正对学与玩的认识。①学与玩可以相得益彰。学不仅是学习科学知识，还包括学技能、学道德、学做人；玩，不仅仅是娱乐，也有利于德、智、体、美的发展，即“寓教于乐”。②学与玩可以相互调节心理。开心的玩耍、娱乐，有利于儿童形成良好的心情。使学习带来的紧张得到松弛，能提高学习的效率。

(2)进行学与玩的安排。①形成时间意识。即帮助孩子制订计划，合理安排学习、玩耍和其他事情的时间，促其学会有条理的分配注意力，发展自我控制能力。②引导儿童健康的娱乐。儿童往往以个人兴趣左右自己的行为，所以要引导选择有利于身心健康的游戏，如阅读科普读物，观看适合儿童的知识、趣味电视栏目，开展能激发创新思维的制作活动，以及共同合作参与的集体活动等等。③兴趣特长的培养应适宜。根据儿童的爱好和能力，家长可以适时帮忙选择，但不可过多的由父母观点出发和干涉，学校课业与特长学习时间过长会增加儿童的承受压力，会将兴趣转移或降低学习效果。④新生孩子，信守诺言。家长以身作则，守信，尽可能兑现给予孩子玩耍的许诺，让儿童在游戏中也能学到诚实守信的道德品性。

3. 综合素质的培养

儿童期的教育是基础，不仅要强调文化知识、意识、智力因素的发展，还要注重情操意识等方面的培养，主要体现在以下几方面：

(1)学习立志。孩子的学习对象是父母、老师，引导儿童从多方面去了解科学家、政治家、企业家、成名人物的成长故事，可以激发他们的人生目标，从而立志成才。

(2)锻炼毅力。儿童的自制力差，常以兴趣左右自己，对事物的兴趣能持续坚持。培养良好的毅力能增强抗挫折力、抗诱惑力以及坚持不懈的能力、克服困难的勇气。

(3)培养责任心。人际范围的扩大、知识涉及面的扩大，使儿童的理解能力、接受能力得到加强。此时，接受他人、关心他人、关心集团的意识明显增长。家长、老师要让他们正确对待和认识责任心。

(4)建立良好的人际关系。孩子入学后，随着同学、老师、家长等交往范围的拓宽，人际关系开始复杂化，家长可有意识协助孩子建立良好的人际关系，培养"情商"。

(5)纠正不良习惯。儿童模仿能力强，是非辨别能力差，在好奇的同时，社会上的不良习气有可能沾染，如粗话、恃强凌弱、说谎、偷窃、逃学等。因此，家长、老师应及时做好教育引导工作。

(6)注重独立意识。对孩子的行为意识，我们应尊重其独立性。他有自己的思维、决策，有自己的主见。父母、老师不要要求儿童每一件事都听自己指挥，过多干涉，不要培养"标准儿童"，否则，智力、心理不能得到充分发展，在今后成长过程中将缺乏有效的适应环境的应变能力。

六、青少年期

青少年期是指11、12岁至17、18岁这一年龄阶段，又称为青春期，是儿童向成年过渡的时期，是人类个体生命全程中一个十分特殊的阶段，也是个体心理卫生的困难期、危险期。其主要心理特点是：由于身心发展不平衡，心理矛盾冲突增多。儿童身心调节能力不足却又常常不服从父母、师长的教育、指导，成为心理发展的第二反抗期。

(一)青少年期心身发展特点

青少年期是人一生中个体生长发育发生巨大变化，并达到最高峰的阶段。此时，生理方面，生理功能不断成熟，体格发育突然增强，身高体重加速增长，大脑神经系统迅速发育，脑功能基本健全，第二信号系统作用显著提高，出现青春期变声期、月经、遗精等现象；心理方面：认知活动由较低级向较高水平发展，具有一定精确性和概括性；意义识记增强，抽象逻辑思维开始占主导，并逐渐学会了独立思考问题，社会交往范围扩大，对新事物反应快而强烈，能接受但不能持久。由于社会阅历较浅，对问题的看法带有片面性和主观性。情绪发展不够稳定，欠成熟，情绪活跃易冲动失衡。自我意识多元化，逐渐形成了独特的个性特征及行为方式，有较强的独立意识，被人称为"第二反抗期"。但此时生理成熟早于心理成熟，因而心身发育不平衡。随着性激素的分泌，性功能的逐渐成熟，第二性特征不断完善，性心理开始成熟，性意识逐渐觉醒。由于缺乏必要的性科学知识和心理上的准备，往往陷入"青春期烦躁"中。同时，青少年期学习压力的增大、社会娱乐节目的诱惑影响，易导致学生出现厌学情绪或学习意识动摇。所有这些心身特点若得不到家长和老师的理解，得不到科学合理的解释应答，他们的情绪反应会变得十分敏感、强烈，随着焦虑、郁闷等心理问题的产生，能引起一些心理、行为问题，影响健康成长。

（二）青少年期心理卫生

青少年心理健康要解决的主要矛盾是：生理、心理发展的不平衡与社会道德规范的矛盾。

1. 发展良好的自我意识

青春期是心理上的"断奶期"，"成人感"和独立性是其自我意识形成与发展的标志，他们开始认识自我，寻找自己的价值，这种愿望提高了他们的责任感，发挥了他们的创造性和主动性。他人对自己的各种需求和愿望，有着强烈的独立性，不愿家长和老师干涉，因而常产生对抗情绪。又由于社会经验和知识不足，理想与现实出现距离，形成困惑。学校要及时开展青春期的自我意识教育，使青少年能够认识自身的发展变化规律，帮助他们建立自我一致感，避免偏激思想、行为和以自我为中心。学会客观地认识评价自己和别人，增强耐挫折承受能力，学会面对现实，有效地控制和调整自身的行为，发挥自我优势和潜能，积极参与社会实践，培养乐观的人生态度，心胸开阔，学会不断完善自我。

2. 建立良好人际关系

视野扩大，人际交往变得更复杂。青少年期更注重朋友间共有的价值观，更重视同伴对自己的评价。家长和老师应创造条件，帮助青少年开展团体活动，体验责任感、荣誉感，帮助他们增强交往欲望，训练交往手段，提高语言表达能力。在社会和生活中引导他们形成正确的世界观、人生观和价值观；学习正确处理交往中的家庭关系、同学、师生关系、社会中的朋友关系。

3. 培养情绪调节能力

青少年期情绪容易波动无常，不善于用理智来控制自己的情感，家长及老师应帮助他们改变消极错误，观察、培养积极情绪。家长、教师要用生动形象的直观教材和事例引导和感染青少年，让他们充分认识和体验到知识、经验、能力的重要，激起他们积极的情绪体验，培养其高尚情操。

4. 引导性意识健康发展

学校及家长要及时对青少年进行性生理健康、性心理健康、性道德和法制教育，通过教育消除青少年对性器官及第二性征的神秘、好奇、不安和恐惧，培养高尚的道德情操，提高法制观念，自觉抵制黄色影视书刊的不良影响，避免"早恋"，学会控制性冲动，防止出现性过错行为。学会讲究性器官的卫生，预防疾病，引导青少年心身发展，健康成长。

5. 改变不良行为

社会生活中有些不良陋习如吸烟、喝酒、网络很容易让青少年模仿学习，形成不良习惯。处于青春发育期的青少年自制能力差、不能理智地对待和控制行为，有时引发出现逃学上网、课后吸烟甚至犯罪等情况。家长和学校应给予正确的引导、教育，使其认清危害，形成抵制和自制能力，改变不良行为。

七、青年期

青年期是指18～35岁左右的一段时期。大部分人在少年、儿童期因获得了良好的心理发展，而且在青年期持续了这种发展，所以很顺利进入成年期。青年期是人生中生命力最旺盛、最富有理想和朝气、最美好的“黄金时代”，也是个体脱离少儿的认知方式与生活方式向成人时代过渡的质变期。生理成熟快、心理成熟慢与社会要求高的矛盾成为主要矛盾。因而青年期是个体一生中心理变化最为剧烈复杂和动荡，也容易发生各种心理行为问题乃至精神疾病的高峰期。

（一）青年期心身发展特点

1. 生理发育成熟

青年期形态生长发育完全成熟，已具备了成年人的体格及各种生理功能，并趋于稳定，第二性征在19～20岁彻底完成；身体素质进入高峰期。

2. 智力全面发展

随着大脑神经发育完善，生理发育成熟。青年人的智力达到高峰。他们已形成敏锐的观察力，良好的记忆力、理解力和概括力，逻辑思维能力和注意的稳定性日益发展，表现在其思维已具抽象性、独立性、逻辑性，并逐渐向辩证思维过渡。认知旺盛，富于幻想，词汇丰富，口语表达趋于完善，书面语言表达基本成熟。

3. 人格日渐完善

随着知识面的增长、视野的扩大，青年人能做到自尊、自爱、自立、自强，还能不断评价自我与他人，在现实和理想间审视、思考，他们有了自己的人生观与价值观。人格特征在不断完善，但社会阅历浅，经验不丰富，社会适应能力较差，耐受挫折能力也差，一旦遇到大的挫折或社会实际问题，会因不能很好地处理而出现情绪低落、自卑、行为异常等心理问题。

4. 意志发展迅速

随着知识与经验的增加，青年人行为的果断性、自觉性与主动性增强，其意志力表现为坚持性、目的性的特点。遇事常愿意主动钻研，而不希望依靠外力。他们有较强的自信心，对自己所决定的事业有执著的追求，能克服困难，完成任务，对个人、家庭及社会能承担义务和责任感。

5. 情绪丰富不稳定

青年人情感体验强烈而丰富，存在情绪极端化，其情绪感情内容深刻并带有明显的个性倾向性，敏感、冲动、不理智。而在社会生活中，学习、工作、情感等现实压力越来越大，难免会遇到不良刺激而出现情绪反应。心理尚未成熟的青年人很难理智地去对待，如果不及时疏导，情绪出现不稳定特征，会导致一些心理问题。

（二）青年期心理卫生

青年期心理健康的主要矛盾是：心身发展的不平衡与社会发展要求高的矛盾。

1. 树立正确的人生观

有了正确的人生观和世界观，青年就能对社会、对人生能保持正确的认识和了解，并能采取合适的态度和行为动作。青年人有理想、有抱负、追求真理、积极进取，在成长过程中要学会正确地自我分析与自我评价。正确的人生观使人心胸开阔，保持乐观精神，提高对心理冲突和挫折的承受能力，能理智稳妥地处理问题，从而能防止心身疾病的发生，有利于维护和促进心理健康。

2. 培养正确的独立意识

青年人生理、心理已逐步走向成熟，他们将进入社会，开始对自己、他人、家庭及社会承担责任和义务，开始自己人生的奋斗。青年人要学会对自己的能力做出客观评价，确定适合自己的追求目标，并通过努力最终实现这一目标。应该首先立足于自己解决学习工作与生活的各类问题，不能过多过高期望他人的帮助，要努力培养自己的独立性，要有承受挫折和失败的风险意识和心理准备，以适应社会的需求。

3. 学会情绪的自我调控

在生活中，每个人都难免遇到不良刺激而出现情绪反应。如学习的超负荷压力、社会经验不足的困惑、工作不稳定、经济、情感危机等，面对困难和挫折都会引起情绪波动。长期处于不良情绪状态，自己又不能调节和控制会导致心理严重失衡，出现心理危机，甚至精神错乱。因此青年人要正确、客观地评价自己，注重修养，积极参加社会活动，学会调控自身情绪，引导情绪转移和宣泄，形成积极、乐观、豁达的心理品质。

4. 加强人际交往

进入青年期，更多的问题出现在面前。青年人由于缺乏经验和个性特征等原因，有可能在社会活动中不能与周围环境建立良好的人际关系。由于接触的范围小、信息量少、思维局限、狭隘、与集体疏离，会导致社交障碍，出现情绪、生理反应，影响心身健康。良好的人际关系是适应社会的需要，能发挥心理潜能，开阔心怀，可以使人感受到充足的社会安全感，获得情感需求的满足。人际关系能影响一个人成就的大小、生活的幸福。因此，青年人要学习人际交往的技能，提高自身修养，积极参加社会活动，建立和谐的人际关系。

5. 开展性健康教育

青年时期生理、心理不平衡的发展，是性及其他心理健康问题的高峰期。由于性生理成熟而性心理滞后，现代社会对性道德观念的淡化，很多青年人出现道德标准与社会现实对比的矛盾，出现性冲动和性自律困惑。针对青年期性心理问题，首先要引导他们对性有正确的认知和态度，应进行健康的性教育，包括性生理、性心理、性道德和性疾病等；正确理解性意识与性冲动，慢慢适应性功能成熟状态的各种特殊情况，进行避孕知识和自我保护的宣教活动，促进性意识健康发展；增进男女间正常交往，树立正确的婚恋观。加深了解性对个体及家庭的影响，在择偶、性行为、家庭意识、婚姻等方面增进身心各方面的健康发展。

八、中年期

按世界卫生组织(WHO)1991年提出的标准，中年期是指45~59岁的人群。我国习惯上认为中年期是指从35岁到59岁。这是个体身心发展最成熟、工作能力最强、对社会影响最大的辉煌时期，同时也是承受生活、工作各种压力，社会、家庭负担最重的时期。

(一)中年期心身发展特点

1. 智力最佳、心理稳定期

中年人知识和经验丰富，分析能力、思维能力都处于最佳时期。善于独立思考，能综合分析与判断客观事物，有个人的见解和解决问题的能力，是最易出成果和取得事业成功的主要阶段，是社会的中坚力量，也是家庭的主要支柱。中年人随着生活经历的磨炼、性格特征已基本稳定，表现出理智、冷静和自控力强，对待社会事件有良好的心理平衡能力，能随环境变化自我调整，包括心态和生活目标。

2. 紧张的身心压力

进入中年期以后，人的各个系统、组织和器官的生理功能开始走向衰退，表现为全身不适感、晕眩、头痛、恶心及腰酸背痛，困乏疲倦，学习、工作情绪低落，效率低等。但工作、生活的竞争与压力却不同步退化，中年人必须肩负社会与家庭的重任，承担社会要求的种种业务与责任，而生活上又面临"上有老、下有小"的局面，还要面临错综复杂的人际关系，承受多重社会角色带来的各种超负荷的压力，中年人必须付出更多的时间、精力、智力来解决，从而导致心身疲劳。

3. 婚姻家庭适应不良

中年人承担着工作事业、家庭社会的多重压力，如果在时间、经济与情感、亲情上安排不当，或工作与家庭关系没处理好，就会出现矛盾，引发失望，会感到婚姻适应不良。现实生活中，夫妻感情不和、缺乏爱情和共同兴趣、情感交流少、不善于沟通和协调，再加上女子的教育、经济收支、躯体疾病、情感外移等，中年人的家庭常出现不安氛围现象。这些问题常引起情绪上的波动，出现焦虑、失眠等症状，诱发神经症等心理疾病，长此以往，夫妻双方都会身心疲惫。婚姻适应不良，能导致社会上中年人离婚率上升。

4. 不良习惯和不良个性引发的心理问题

中年人面临社会、家庭问题时，为缓解精神紧张而形成烟酒和某些药物的依赖，这些不良成瘾行为对人的心身健康危害极大，能造成记忆、思维能力下降，出现抑郁、遗忘综合征及人格改变。不仅影响工作，还可以导致多种严重的心身疾病。

中年期是创造事业的鼎盛时期。中年人要严格要求自己，不断完善自我，有时责任心、事业心过于强烈或过于相信自己的能力，出现“工作狂”或固执己见的特性。这使自己常处于紧张的情绪状态中，时间一长，会引起生理、心理的不平衡，出现躯体疾病和心理障碍。

5. 更年期综合征

更年期是中年向老年过渡时期，女性一般为45~55岁或绝经后2~3年；男性一般为50~60岁。由于内分泌功能下降，性激素减少，引起机体自主神经系统功能紊乱，出现身体的不适感，一些人会产生明显的心理反应，即“更年期综合征”。其临床表现为面部发热、出汗、头晕、心悸、耳鸣、失眠多梦、胃肠功能紊乱、食欲减退等病症；情绪上紧张、焦虑不安、抑郁、孤独甚至出现喜怒无常等精神症状，严重时会对生活失去信心，产生自杀心理。这些症状使他们深感痛苦，一般女性患者多于男性。

（二）中年期心理卫生

中年期心理健康的主要问题是：社会中坚力量角色与自身能力的矛盾。

1. 社会重视，建立保障体系

中年期心理保健是社会问题，确保中年人的身心健康，就保护了社会中坚人群。因为，中年人成熟的智慧能量对社会政治、经济诸多方面的发展起着不可替代的作用。为此，建立完善的中年保健制度，进行定期监测很有必要。建立医疗保健部门、医院卫生服务及心理咨询机构联合起来，建立中年心身指导与调适，以维护与促进心理健康。

2. 开展心理健康教育

加强中年期心理健康教育，让中年人了解常见心理问题的调适方法与技巧，提高自我保健意识及能力，以保持健康的心理状态。

（1）劳逸结合，学会放松。中年人在繁忙的工作中，要锻炼身体、增强体质，丰富业余文化生活，因适当的文体活动能消除疲劳，放松心情，增进健康，还可修身养性，陶冶情操，要避免过度劳累。

（2）学会自我心理保健。学会掌握心理调适的方法与技巧，以保持良好的心理状态。在遇到自己不能调节适应和消除的心理问题时，要寻求心理帮助，以预防、缓解和消除存在的心理障碍。

（3）面对现实，量力而行。对自己的体力和能力要有正确的认识和估计，要重新评估自己的价值，在社会中找到自己的适当位置，学会接受和适应现实，学会看透和看淡名利，把注意力转移到身心健康上来。

(4)营造良好家庭氛围。家庭是中年人情感的主要源泉。和谐的夫妻关系、亲子关系，几代人的和睦相处，这种良好的家庭氛围可使中年人得到放松与调适，以增进心理健康。

(5)保持良好的人际关系。人际关系紧张是中年期心理紧张的重要原因之一。家庭问题、同事关系、新旧朋友是涉及人们精神生活的重要内容。在协调和处理各种人际关系中，要克服好虚荣、嫉妒、冲动、软弱、孤僻和过分内向的个性，要用积极、善意的心态，宽以待人、乐于助人，用自己的热情和诚心与人交往，建立自己良好的人际关系。

(6)重视更年期心理保健。进入更年期的人，要了解更年期的生理与心理变化规律与特点，主动学习掌握更年期知识与保健知识，尤其是女性做好充分准备，积极有效地进行生理与心理锻炼，保持良好的生活习惯与工作积极性，保持精神愉快，努力提高自我调节与控制不良反应的能力；这对平稳度过更年期具有重要意义。

九、老年期

一般将60岁以上年龄段定为老年期。

(一)老年期心身发展特点

人到老年，机体各个器官、各组织和功能逐渐衰老，发病率增高。由于退休、生活能力下降，使老年人情绪出现失落感和孤独感。在心理过程的各个方面不同程度出现衰退现象，如感觉知觉能力下降，记忆力减退；判断力和注意力减弱，运动能力衰退；大脑及神经系统易发生病理现象，出现言语障碍和失语症；人格改变，易出现精神障碍。产生孤僻、自卑、固执、多疑等心理问题，如不及时帮助调整，将影响老年人的身心健康。

(二)老年期常见心理问题

1. 衰老感

老年人随着体质的下降，躯体各组织器官功能的减退，许多事情感到力不从心，因而觉得生活缺乏乐趣和意义。常表现出爱发牢骚或唉声叹气，经常抱怨。对外界事物不感兴趣，对日常事情缺乏激情，变得消沉、敷衍度日，无所事事。

2. 离退休综合征

老年人脱离了原来的工作岗位与环境，生活学习突然进入到自由松散状态，有强烈的失落感和孤独感。因不能很快适应易患离退休综合征，表现为坐卧不安、犹豫不定，性情急躁、失眠多梦、心悸、注意力不集中，做事常出差错，情绪低落、抑郁和孤独等。

3. 性格变化

随着进入老年时期，老年人性格变得多虑、多疑、少言、怀旧、心烦，有的由原来的温和、沉稳变得专横、武断；有时过分相信自己的经验，听不进别人意见，以自我为中心，固执己见，甚至变得傲慢，盲目自尊等。有半数以上老年人有疑病倾向。注意力从对外界关心转向自己，过分的关注使老年人常怀疑自己有疾病，表现出心神不定，忧心忡忡。

4. “空巢”与恐惧心理

“空巢”严重影响老年人的身心健康。子女长大，参加工作另建新家，留下老人独守旧居“空巢”，年龄已大不方便走动，亲朋好友来往减少，门庭冷清，交流的减少使老年人在感情和心理上失去支柱，让老年人有孤独、无助、伤感的感触。严重者会产生老年精神障碍、阿尔茨海默病(老年痴呆症等疾病)。再者，老年人常患有一种或多种慢性疾病，给晚年生活带来痛苦和不便。“空巢”还可以引发一系列社会问题，如老年人缺乏照顾，一旦发病，子女不在身边，周围又无人帮助，老年人生命就会受到威胁。

(三)老年期心理卫生

1. 正视现实，更新观念

进入老年期，离退休使社会角色改变，机体衰老有明显变化，这都是自然规律，必然结果，老年人要正视这一现实，要学会重新调整自我，要把离退休后造成的失落感、孤独感、被社会抛弃感降到最低程度，要认识到老年阶段是相对的，真正的衰老是心理上的消极，积极向上的生活态度才能保持常青心态，人老心不老，要重树生活目标，追求新的志向和乐趣。以平静豁达、开朗乐观的心态对待生活，这样会让身心长期保持健康。

2. 合理用脑，发挥余热

人到老年，身体功能下降衰退，适当的脑力劳动和体力活动可延缓脑功能的衰退。老年人可以参与一些力所能及的再聘工作，根据自己一生的经验、知识指导工作，教育后人，或积极地参与社会，讨论时事，撰写文章，吟诗作画，既发挥余热，又使自己生活得到充实，精神有所寄托，保持心态年轻。

3. 促进人际交往，鼓励参与活动

离退休后，逐渐远离原先的工作圈，人际交往的对象会发生明显变化。老年人应根据自己的兴趣爱好参加一些文化娱乐活动，结交新的朋友，享受一些以前因工作、家务繁忙而没法享受的乐趣，这样能交流思想、抒发情感，互相安慰和鼓励，有利于老年人健康长寿。

4. 养生保健，预防疾病

老年人有所运动，强身健体。适当有规律的运动锻炼能减缓肢体功能衰退，还要长期保持生活起居有规律，饮食有节，定期去医院检查，适当补充营养与保健药物，这些都有利于身心健康，保护身体，预防疾病。

5. 创造愉快的心境

老年人要学着控制情绪，尽量减少和疏导转移消极悲观情绪，保持乐观的心情，学习知足常乐，有一个豁达开朗的心胸，使得身体免疫力增强，让身心调节到最佳状态，使自己在轻松、愉快、和谐的氛围中生活和参与社会工作。

6. 发挥社会支持系统的作用

政府组织、邻里亲友都应对老人多加关心和支持，形成尊老、敬老、爱老、养老的社会风气，提供各种方便满足老人的社会需求，以保证老年人安度晚年。

第三节 群体心理健康

人类生存发展的需要，使个体生活在群体之中。群体是由若干相互发生影响和联系的个体所组成，这些个体在群体中均承担一定的角色及任务，有共同的目标、利害关系和一定的组织结构。群体的心理健康状态对个体的心理健康有很大的影响，具有十分重要的意义。

一、家庭心理健康

家庭是社会的基本单位，是每个人最先接触的群体，家庭群体的心理过程表现对群体内每个人的身心健康影响极大。家庭关系是否融洽，协调，直接影响每个家庭成员的身心健康。

(一)家庭关系

1. 夫妻关系

来自不同生环境活的男女组成婚姻家庭，每个人的社会经历、工作职业等都不一样。夫妻双方在一起将生活几十年，如果不做好心理准备，在日常生活中，就会因观念、思想不同产生各种矛盾。因此，夫妻关系要做到适度的婚姻期盼，不要对婚姻有过高的期望，对夫妻关系做出符合实际的合理估计，保持平和心态。

夫妻双方应互相支持、关心、谅解、忍让甚至做出必要的牺牲。要学会自觉调整生活方式，共同承担家务劳动、共同商定经济开支。夫妻双方的权利与义务的分工应平等与民主，夫妻因意见分歧发生争执时，要通过交流，让双方都明确地表明自己对某一问题的态度，使各自在不同的方面有所调整，逐渐建立起共同的行为方式，使夫妻关系更加密切。为了增进夫妻情感，夫妻双方应尊重、爱护，要把自己的情感与配偶、子女和家庭的幸福凝聚在一起，增添家庭乐趣，丰富和谐愉快的生活情趣，在生活中不断汲取新的营养来培育、丰富夫妻情感，促进夫妻关系的巩固和发展，做到身心健康和谐。

2. 亲子关系

亲子关系是指父母和子女的相互关系，是家庭心理健康的重要方面。父母要时时给予关爱，让孩子感受到亲情的温暖，要常同孩子交流思想，尊重孩子的独立意向，理解子女的需要和追求，家长要以身作则做孩子的良师益友，讲民主，鼓励子女参与家政，倾听他们的社会责任感和家庭义务感。培养孩子尊老爱幼、爱学习、爱劳动、乐于助人的良好品德。父母对子女的正当需要，应恰当地予以满足，不能立即实现的或过高的要求，也要耐心指导，而不要动辄呵斥，从而影响亲子关系及子女的心理健康状态。

（二）家庭教育

家庭教育是家庭的重要功能之一。家庭教育对人的心理健康起着十分重要的作用。首先，父母要加强自身修养，言传身教，做好表率，为孩子营造一个团结、和睦、民主的家庭氛围，使他们获得丰富多彩的生活环境。其次，要注意教育的科学性，家长对孩子实施教育应注意采取多方面的方法措施，科学积极，以促进孩子生理、心理方面的健全发展。

二、社区心理健康

社区是指社会生活中形成的在一定地域内共同生活的人群组织共同体，是地缘区域内的单位、厂矿、商店、街道、居民等相互联系、相互依存的系统社会。每一个社区中的居民对自己生活的社区都有心理上的认同感、归属感和参与感，人与人之间有着相互的影响和共同的利益，然而，家庭结构有不同，职业也有不同，人的素质也有差异。对同一事件，每个人的出发点和认识也各不一样，表现出的反应会影响社区内人们的日常生活。因此，为了共同公益，为了人们的身心健康，社区应建立心理健康指导机构与中心。社区心理健康是心理健康的重要组成部分，开展社区心理健康教育的目的，就是要维护、巩固、促进和提高社区居民的心理健康水平，实行“三级预防”策略，把预防和治疗有机地结合起来，在社区全体范围内做好社区居民心理卫生教育，以改善人际关系，促进人际沟通，增强社区精神文明建设。

三、大学生心理健康

大学生是个特殊的社会群体，正处在青年中期，是人的一生中心理变化最激烈、最明显的时期。大学生心理发展不平衡，情绪不稳定，使其面临一系列现实问题，心理矛盾冲突时有发生，如环境适应不良反应，人际关系障碍，性意识困惑，工作、学习的挫折，就业选择的难题等等。我们要正确认识和分析大学生这一特殊群体的心理状况，加强大学生心理健康教育，指导他们保持身心健康，预防各种心理疾病和精神疾病。

(一)大学生常见心理问题

1. 学习心理

学习是大学生的中心任务和主要活动形式，学习效果的优劣直接影响大学生的心理状态，学习心理状态又直接影响到大学生的学习效果。大学生常见的学习心理问题有学习环境适应性障碍、学习过度焦虑和学习疲乏、缺乏学习动力。

(1)学习环境适应性障碍。大学生在高考竞争中，几乎全身心投入学习。家长的过度保护，学校的全面应试教育，使学生在社会生活和心理上产生了依赖心理。一旦从中学到大学的环境发生了改变，一些学生出现了独立与依赖的矛盾。面对全新的社会环境和学习条件，有可能出现焦虑、自卑、内疚、失落、自责、矛盾、人际关系障碍、学习适应性失调等心理问题。学校和老师要积极引导和心理辅导，加强适应性教育，提高其自主适应能力，帮助其克服心理困惑，较快适应学习与生活环境。

(2)学习焦虑和学习疲乏。大学生对自己成功的期望值高，好胜心强，希望自己表现一直优秀，希望自己成绩名列前茅，导致学习自我压力过大，如果竞争过激及心理脆弱，能引起焦虑状态的产生。如表现为考试焦虑症，老师要积极引导学生确立适宜的学习目标，端正学习认识，养成踏实的学习作风。同时采用心理疗法，放松训练法，消除焦虑紧张状态。

学习疲乏是一种因学习时间过长、学习难度过大及不注意劳逸结合，导致学习缺乏兴趣、学习效率下降，学习错误增多，出现动机行为改变，心理失去平衡的心理现象。学校和老师要提醒学生注意劳逸结合，遵循人体生物规律，保证充足睡眠，学会科学读书与思考，合理安排学习内容，使身心放松和得到调节。

(3)学习缺乏动力。社会变革发展，人们的价值观念、思维方式、人际关系等都发生了很大变化，人们的心理状态自然会受到很大影响，价值取向趋向功利化和实用化。社会上出现的追求享受、腐化堕落现象也影响了一些大学生的心灵，主要表现为对政治不感兴趣，无理想和信念，道德出现滑坡。由于观念认识偏差等原因，一部分大学生表现出逃学、厌学，处于学习无目标、无兴趣、无积极性的心理状态。为此，学校应着力进行教育改革，让其认识到学习的社会责任，明确自己的人生目标，激发学生的学习兴趣，在学习活动和社会实践中体会感受成功的喜悦，

2. 认知失调心理

由于绝大多数大学生是在家长和教师的保护下一帆风顺地成长起来的，没有多少社会经历，很少遭到过严重的挫折，更缺乏独立承受挫折的心理能力，因而，遇到挫折就束手无策，耐受性比较差，便造成了他们焦虑、烦恼、自卑、痛苦、嫉妒、失望、逆反等不良心理。

学生考入大学，在这里能感受到人才济济，高手如林。竞争与压力、机会与

挑战出现在学生面前。有些学生原来在中学是学习尖子，现在却发现有比自己更优秀的人，失去了原来的学习领先优越感，不适应，自尊心受到严重挫伤，少数大学生由自傲走向自卑，信心下降，意志消沉，缺乏进取心，甚至出现严重抑郁症，有自杀倾向；有些大学生一方面不愿敞开心扉，自我戒备，另一方面，又迫切希望社交，得到友谊，这对于沟通不良、有性格缺陷的大学生必然产生难以化解的矛盾。还有极少数学生缺乏社交的基本态度和技能，经验不成熟，导致人际关系紧张，而陷入孤独境地。还有一些偶然的因素，诸如失恋、失去朋友、家庭的重大变故、经济困难等，都会带给某些学生心理情绪的不稳定。

3. 选择性心理

近年来，就业矛盾日趋突出。随着高等教育分配制度改革的不断深入，一方面市场带给大学生更多的择业机遇和更大的自由度，但另一方面也增加了择业难度。择业难度增大，给高校毕业生带来巨大的心理压力，有的甚至产生了严重的心理障碍，一般常见的心理问题表现为：

(1)对自己的潜能优势缺乏了解，缺乏信心。一些意志薄弱的学生，在择业的过程中，犹豫、退缩、恐惧、信心不足，遇到求职挫折失败后，更是萎靡不振、自我封闭。

(2)因自己能力低而紧张、害怕，出现择业焦虑。影响学生主观能力性的发挥，给求职带来不必要的困难。

(3)有的学生眼高手低，不看自己能力如何，却一味期望找到薪水高、待遇好的职位，表现为追求物质享受，不愿去基层、去艰苦的岗位，择业怕苦。

(二)大学生心理卫生

做好大学生的心理健康工作，提高其心理素质，具有重要的意义。首先要帮其更新观念，学习心理学知识，了解自身心理发展变化的规律与特点，学会心理保健的方法，在紧张、焦虑时学会放松，抵消不良情绪状态，自觉调节控制情绪；其次，加强学校心理咨询工作。学校心理咨询工作是增进学生心理健康，防治心理疾病，优化心理素质的重要途径。再次，心理健康教育与思想教育相结合，提高综合素质，树立市场竞争的意识，不怕风险和挫折，要相信自己，培养信心，多找自己的长处，经常对自己进行积极的心理暗示，鼓起不断战胜的勇气，不怕失败。还要从思想上认识到要能吃苦，要有刻苦耐劳精神，在实践中要培养艰苦奋斗的作风，磨炼顽强的意志。

第四节　心理保健

一、心理保健的概述

（一）心理保健的概念

心理保健(mental care)，又称精神保健，是指通过培养健全人格、健康生活方式和行为习惯，从而预防各种精神疾病和心身疾病的发生，使个体对自然环境和社会环境能更好地适应。

心理学研究者和医学研究者一般把心理保健界定为：运用心理学的理论和原则来保持和增进心理健康的各种措施和各种活动的总称。一是指无精神障碍心理健康状态；二是指维持和促进心理健康的一切措施行为。

（二）心理保健的任务

心理保健的主要任务是预防心理疾病、保护和增进心理健康。

二、心理保健的原则

为了保障人们的健康心理状态，必须要进行心理保健。因为每个人所处环境的不同和个体差异，心理保健的原则只能是一般性的原则，主要有以下几点：

（一）自知之明的原则

自知就是通过自我观察、自我评价，来了解自己能力的真实水平，对各种行为都要“量力而行”。人贵有自知之明，对自己有一个清醒的认识，即完整、全面、客观地了解自己的优点、缺点、长处、短处。这是自我意识良好的体现，也是心理保健的重要原则。在正常情况下，随着自身与社会接触增多，积累的各方面经验便越来越丰富，人对自己的认识和了解就会不断完善，对自己的优点、缺点、智力、品质、价值、一无所知的人很少，但能完全了解自己的人也不多。要想对自己有个正确的认识和评价，则需要在和别人的交往中，通过实践活动把自己的能力转化为实在的社会效果，然后再将这些社会效果当作客观事物来观察、认定，最后进行自我判断和评价。要实现对自身的正确评价，可通过与别人进行比较来培养自知力，，但绝不应把这种比较作为衡量自己的唯一尺度。在与别人比较中应掌握辩证法，既不能过高、也不能过低地评估自己。如果高估自己，便会感到社会对自己不公平而抱怨社会，甚至做出危害社会的犯罪行为；相反，如果过低地估价自己，便会出现内疚、自责、自罪，长期持续下去会影响身心健康。

（二）自尊自爱的原则

在自知的基础上产生自爱。自爱就是爱惜自己的身体，爱惜自己的名声和品德，以此来取得别人的尊敬和友谊。保护自己，重视自己。不讨厌自己，理智地对待自己的优点；不苛求自己，理智地原谅自己的错误等等。自爱比自知更难。自尊、自信、自强、自制是自爱的内涵。自尊是人的基本动机之一。尽管人的能力、地位有不同，但在社会生活中应和别人居平等地位，表现出不卑不亢。过度自卑会使自己失去生活的信心。没有自信心的人，什么事情也干不成。过去成功的经验有助于强化自信。自强是立身之本，也是心理健康的根本。自制则指不但要控制自己的情绪，独立自主地作决定，而且还要根据自己的能力，做力所能及的事，实事求是地掌握和支配自己的行动。

（三）实践劳动的原则

劳动创造是社会存在和发展的必要条件。每个社会成员都必须通过勤劳的双手来换取生活的必需品。这不仅有经济和道德上的意义，还有心理上的意义。通过劳动谋生，可以增进自我认识，保持个体与现实的联系，认识自我的价值，使生活丰富充实。劳动可以实现理想，纠正不切合实际的空想，并在劳动中增进人们的友谊。劳动可以开发自身的潜能，可以摆脱对自己的过分关注和消除不必要的顾虑，可使人保持与现实的联系，不致因过分关注自己而发展为“自我中心”，使生活内容丰富而充实。劳动要注意劳逸结合，不使体力和脑力劳作太过度劳动的成功与成果，使人们认识到自己生存的价值，因而对生活充满信心。因此，此原则对心理保健有积极意义。

（四）适应社会的原则

适应，是个体为满足生存的需要而与环境发生的调节作用。适应的形式一是改造环境以适应个体的需要；二是改造自身以适应环境的需要。心理健康的人在社会活动和生产实践中，能从实际出发，对现实环境做客观观察，并作出正常有效的适应，对生活中出现的各种问题，能以正确的方式给予处理。扩大自己的生活领域，多多接触人和事，认真积累生活经验，从而体现现实中自己的品质与才能。实际上人们在适应环境和改造环境的活动中，情绪起着非常重要的作用，它是推动人们行动的力量。人的情绪既可使人获得事业上的成功和生活的快乐，也可导致挫折和失败，尤其在激情状态下，很容易失去理智。所以，要使个体很好地适应社会，重要的是要有坚强的意志和社会责任感，用理智的力量控制情绪的冲动，做情绪的主人。

（五）人际关系和谐原则

人际关系是人际交往中形成的人与人之间的关系。人际关系和谐是以沟通能力、理解能力、协调能力和主观体验为标准。人际关系和谐可以消除孤独感、寂寞感和隔离感。可以提高自我价值感，可以赢得别人对自己的关心和帮助，形成互相关心帮助的格局，从而促进心理健康。心理健康的原则是有朋友往来，既乐于帮助别人，也能接受别人的情感和实质性帮助。在与人相处时应注意：真诚、友善、鼓励、赞美和相互关心，而不是阿谀逢承；从团结的愿望出发，善意的指正;尊重别人人格，不把意见强加于人，不要伤害对方的自尊心。

（六）幸福感体验的原则

自我体验主要指对自己是否满足和是否悦纳，包括自我感受、自爱、自尊、自卑、责任感等。幸福感是人生活在世界上最有价值的情感体验，幸福感的体验会抑制自己对现实处境的不满，从而避免心里烦恼、苦闷、焦虑等。

（七）寻求帮助原则

个人的自助能力和自我了解能力是有限的，因此通过寻求帮助，特别是专业人员的帮助，可以解决自己的能力难以控制、难以客观认识的问题。这种寻求帮助是情绪成熟，追求生活质量的表现。

三、心理调节

心理调节是以正确的认识和评价个人所处的环境，尽力消除那些不愉快的心理刺激和生活事件，理智接受非个人能力能改变的现实，从而去良好地适应，并使情绪积极而稳定，保持自我意识良好，达到保持心理健康的目的。保持和促进心理健康的方法很多，不同的年龄、职业、文化层次、人格特点的人其心理健康的具体方法也不同。常用的心理调节方法有：

（一）掌握自我，调节情绪

生活中矛盾和事件所引起的心理反应，主要是情绪反应，所以心理调节和控制的最基本点，可以说是调节和控制情绪，使之推迟发作或发作适可而止。但这种调节又与个体对客观的认识和评价以及自我评价密切有关。因此，学会善于掌握自我，善于控制和调节情绪，对适应社会发展、维护心身健康却是至关重要的。因为情绪活动可以说是心理刺激中对健康影响最大、作用最强的成份。人的任何活动莫不以情绪为背景，伴有情绪色彩的。因此我们要注意培养健康的情绪生活。要注意情绪表现的适当性及情绪的紧张适度。情绪的适度紧张不仅使人们生活富有节奏和情趣，而且能高效地发挥人们的潜能，从而获得心身和谐和心理健康。情绪的表现适当是该哭就哭，该笑就笑，而不要无限地压抑自己情绪。

（二）适度紧张、心身和谐

适度的紧张对人的心身健康有利，它是健康生活所必需的。它不仅可使人们的生活富有节奏和情趣，而且能发挥潜能使心身达到最高效率状态，从而能获得较高级的心身和谐和健康人格结构。为了能在生活中增加刺激以使情绪紧张，人们往往设法安排一些活动，如看惊险电影或电视，从事一些冒险活动，参加各种体力和脑力比赛，对新奇的信息感兴趣等。没有一定的紧迫感是什么事情也干不成的。在完全放松的状态下不用说学习，就连迈步行走也难完成。但是，持续的或超越个体负荷能力的紧张，既不利于健康、也不利于效率的持续高涨。培养乐观的态度、幽默感，能保持自我感觉良好，及时缓解心理紧张。“有张有弛”、“有劳有逸”，调节适度才能维持最佳的心身和谐状态。

（三）适当宣泄、疏导有方

喜怒哀乐人之常情。要使情绪能有适当表现，不过分、不过久，需要通过情绪表现来解脱和疏导。如在失去亲人时的悲痛欲绝或号喊大哭就是适当表现。强忍住你的泪水就等于慢性自杀。因为哭泣也是一种调节方式。但要避免无休止的哭泣，越哭越悲伤，持久的哭泣会损害身心健康。当遇到烦恼事情时，找知心朋友诉诉委屈、发发牢骚，即使不能得到有效的解决，但也可一吐为快，使心情平静下来。这些都是自我意识的调节。

（四）乐观开朗、面向光明

乐观的人一般都自我感觉良好，并能保持旺盛的生命力，从而心身健康、生活幸福、事业成功。悲观忧郁会降低个体的机体活力和免疫系统功能，导致寂寞感、抑郁症和心身疾病。乐观的态度是以科学的认识和进步的世界观、价值观、人生观为基础的，是以相信人类社会不断进步、人类生活断不断进步为前提的。乐观的人习惯于从光明面看问题，对于生活和前途，充满希望和信心。乐观的人性格开朗，敢于面对现实、正视现实和接受客观现实的挑战，则不逃避、不畏缩，遇到挫折能采取有效的积极态度去应以，努力进取，永不失望。乐观的人一般是善于运用幽默来丰富生活，缓解紧张、愉慰心身。

知识拓展 3－3

“蓝色隐忧”

抑郁症在西方被称“蓝色隐忧”。世界卫生组织的流行病发展趋势中，抑郁症发生比率最快，但医院对抑郁症的诊断却不到20%，患者因心理压力大，得不到宣泄疏导，至病症发生。抑郁症不是用药物治疗可以治愈的，在抑郁症的治疗中，心理治疗是认为较有效的，是专业医务人员帮其自我平衡心态，进行精神减压，最主要是改变认知观念。

本章小结

本章简单阐述了健康、心理健康、心理保健的概念。阐述了不同生长年龄段人群生理特点及不同群体的心理卫生保健。我们要全面地维护和促进人类心理健康，才能更好地提高人类对社会生活的适应与改造能力。培养健全地个性，追求心身和谐发展，已逐渐成为人们的共识。作为医务人员，我们要以积极有益的教育和措施，维护和改进人们的心理状态，预防和矫治各种心理障碍与心理疾病，以适应当前和发展的社会、自然环境。

案例分析3-1

某男性儿童,10岁,小学生,身体发育正常,性格温和,无不良嗜好。父母家教较严,为助其学习,在完成学校作业外,每天加额外作业,作业如果出错或没按时完成,常以打骂处罚。本学期由家长安排另换"重点"学校学习,开学不久,该儿童多次出现夜间遗尿在床、摔东西、咬笔头、咬手指行为,成绩也有所下降,老师反映孩子在校性格较孤僻,学习注意力有时不集中。现家长因孩子夜间遗尿在床来医院就诊。

在医生诊治期间,护士作了如下讨论:

(1)护士甲:要给予孩子多一点的关心,少一点责骂,少加点作业。

(2)护士乙:和孩子谈谈心,鼓励其克服困难,加强学习注意力的集中,把学习成绩提上去。

(3)护士丙:和孩子谈谈心,听孩子自己说说对自己这些行为的看法,了解其心里的想法。

(4)护士丁:和家长谈谈,是否家长给予的压力过大,导致孩子出现心身表现异常。

提问:

比较以上四种做法,谈谈你的看法。

思考题

1. 什么是健康、疾病、心理健康的概念及特点。
2. 试述心理健康的标准。
3. 简述青年期心理保健特点。
4. 简述大学生心理保健特点。
5. 简述中年人心理保健特点。

第四章　中医心理活动观

学习目标

1. **知识目标**　掌握中医学的几个心理活动观。

2. **技能目标**　熟练运用中医心理活动观解释日常生活中的各种心理现象，能够根据中医心理学的理论知识对各种人格进行划分。

3. **情感目标**　了解中医心理活动观的理论基础。

中医学继承了中国古代哲学对心理现象的认识，在长期医疗实践活动中，对心理现象有独特的认识，积累了较丰富的思想及理论，并形成重要的思想观点。中医学的心理活动观可概括为形神合一论、心主神明论、心神感知论、五脏情志论、人格体质论等。

第一节　形神合一论

一、形神概念

（一）形的概念

形，指形象、形体，包括两个方面：一是指存在于自然界中的一切有形实体；二是指人的形体，具体而言指脏腑、经络、气血、津液、精、骨、肉、筋、脉、髓等有形躯体，以及循行于脏腑之内的精微物质。

知识拓展 4－1

气、血、津液是构成人体的基本物质，也是维持人体生命活动的基本物质。

气——是人体内活力很强，运行不息，无形可见的极细微物质，是机体生命活动的动力。

血——是循行于脉内的红色液体。

津液——是人体一切正常水液的总称。

（二）神的概念

神的本义是指天地万物变化的规律。正如《素问·阴阳应象大论》所说："阴阳者，天地之道也，万物之纲纪，变化之父母，生杀之本始，神明之府也。”

而中医心理活动观中的人身之神是人体生命活动的总称。其概念有广义、狭义之分。广义的神，是人体生命现象的总括，也就是对以精气、营血、津液等为物质基础的脏腑经络全部功能的高度概括，是指整个人体生命活动的外在表现，可以说“神”就是生命。狭义的神，乃指人具体的心理活动，包括思维活动、感觉意识和情志活动。其中思维活动包括感知、记忆、思考、想象和判断等认知过程；而感觉意识包括神、魂、魄、意、志，分藏于五脏；情志活动则是指喜、怒、忧、思、悲、恐、惊七情，是脏腑气血的正常活动，是心神的体现。

神的概念，外延很广。如：“神者，正气也”(《灵枢·小针解》)；“神者，水谷之精气也”(《灵枢·平人绝谷》)；“血气者，人之神”(《素问·八正神明论》)；“阴阳不测谓之神”(《素问·天元纪大论》)等。这些都分别从各个不同角度对神的含义进行了归纳，其中有的是指神的物质基础，有的是指神的功能活动，有的是指神的外在表现，有的是指神的变化特点。中医学中神的概念广泛性，并不意味着它缺乏确定性而失之于混乱，而是说明它强调了生命的整体观，包括机体与外环境的对立统一、心理与生理的对立统一、精神与物质的对立统一、本质与现象的对立统一等，只要掌握了神的基本内涵，这一概念在不同场合的外延便不难理解。

“神”在人体的基本概念，可以总结为“神为生之主”。神是人体生命活动的主宰，是以物质为基础而不能脱离形体独立存在的，它反映了生命运动本身所固有的客观规律。“神”不仅是中医学的一个重要概念，同时也是中医学中关于心理学理论的最基本概念。

二、神与形的关系

中医认为，形和神是一对既对立而又统一的概念。

(一)神本于形而生

中医学认为，构成宇宙万物间的基本元素是“气”，人体的形体物质也源于“气”。但气本无形，气化生精始有形可见。明代著名医家张景岳说：“形以神成，而精生于气。”(《类经附翼·大宝论》)因此一般都认为形的始基是精。人身之神生于形，即指此精而言。

《灵枢·本神》说：“生之来谓之精，两精相搏谓之神。”这是从广义的角度，把神当成一个新的生命，阐明了神源于先天父母之精。但是，新的生命降生之后，又必须依赖天地中精气的濡养，才能维持其生存并成长壮大。所以，神生于先天而养于后天，《素问·六节藏象论》说：“天食人以五气，地食人以五味。五气入鼻，藏于心肺，上使五色修明，音声能彰；五味入口，藏于肠胃，味有所藏，以养五气，气和而生，津液相成，神乃自生。”这段经文讲的也是后天之精对神的濡养作用。

知识拓展 4－2

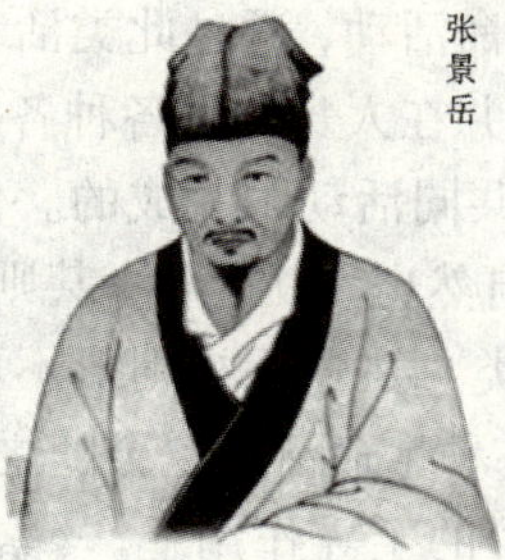

张景岳(1563—1640),又名张介宾,字会卿,别号通一子,汉族,明末会稽(今浙江绍兴)人。是明代杰出的医学家,为温补学派的代表人物,撰《景岳全书》、《类经》等,学术思想对后世影响很大。

神生于形的含义，除了其产生需以精为本外，神的活动也以精为物质基础。《灵枢·决气》说："胃满则肠虚，肠满则胃虚，更虚更满，故气得上下，五脏安定，血脉和利，精神乃居。故神者，水谷之精气也。"因此，饮食充足，同时机体的气化功能正常，便能很好地将其转化为精气，化生为血而濡养于神。精为形之基，为神之本。精气充则形健而神足；精气亏则形弱而神衰；精气竭则形败而神灭。通常所讲的"精神"一词，虽不能概括人身之神的全貌，但由此也足以说明精与神有着密不可分的辩证关系。

(二)神依附形而存

神以形为物质基础，神不能离开形体而独立存在，它的功能也必须在形体健康的情况下才能正常行使。故《素问·上古天真论》中有"形体不敝，精神不散"之说。

《内经》认为，心"藏神"，为"精神之所舍"，所以心才具有主宰生命活动的重要功能而被称为"君主之官"、"生之本"。如果因某些原因，致使心受到损伤，则神必然也要受到影响，甚则神灭身亡。故《灵枢·宣明五气论》说："心藏神，肺藏魄，肝藏魂，脾藏意，肾藏志。"神、魄、魂、意、志名虽不同，但皆属人身之神的范畴，只不过是具体分工不同。因此，五脏皆可称为神之宅，故又有"五神脏"之名。所以五脏受损，皆可影响于神，而出现神的病变。五脏之所以能成为诸神之宅，这和五脏的物质基础对五神的濡养作用分不开。故《灵枢·本神》言："肝藏血，血舍魂……；心藏脉，脉舍神……；肺藏气，气舍魄……肾藏精，精舍志……"

从以上论述可以看出，祖国医学在形神关系上，坚持物质第一性的唯物主义观点，否认脱离形体的精神实体的存在，"神"实际上可以理解为人体脏腑器官组织以"精气"为物质基础，进行正常生命的表现。因此张景岳说"形者神之体，神者形之用"(《类经·针刺类》)。

（三）神为形之主

中医学不但认识到神是在形的基础上产生并存在的，而且也认识到神对形的反作用。机体的物质代谢机能是人的最基本的生命活动，通过此类活动而将饮食水谷转化为精气。后天水谷之所以能转化为精气并在人身发挥各种各样的生理机能，都是在神的主导下，由各脏腑器官相互协调共同活动来完成的。倘若失去神的主宰，则脏腑机能紊乱、气化功能失常，精气自然也无从化生，甚则“神去则机息”（《素问·五常政大论》）。张景岳《类经·针刺类》载：“无神则形不可活”、“神去离形谓之死”，都是指失去了神的主宰，人的各种生命活动也会随之终结。

神对形的反作用，尤其表现在“心神”对脏腑的主导作用上。《素问·灵兰秘典论》说“心者君主之官，神明出焉……主明则下安……主不明则十二官危，使道闭塞而不通，形乃大伤”。人体是一个有机统一的整体，不但机体自身各部分之间保持着密切的相互协调的关系，而且与外界环境（自然环境、社会环境）也有着密切的联系。神在调节这些关系上皆起着重要的主导作用。若神受损，则调节机能失常，机体的整体性遭到破坏，于是引发相应的病理变化，甚至死亡，所以张景岳说：“无神则形不可活。”（《类经·针刺类》）

正因为中医学已经比较深刻地认识了神对形的反作用，因此在临床上特别重视精神活动对疾病的发生、发展、变化、防治和调护的重要影响，这一理论在疾病的预防、调摄养护和临床辨证论治中都有着重要的指导意义。

（四）形神俱备乃成为人

《素问·上古天真论》说：“能形与神俱，而尽终其天年”，可见古人很早已经认识到了形与神对生命的重要意义。《灵枢·天年》说：“血气已和，荣卫已通，五脏已成，神气舍心，魂魄毕具，乃成为人。”这条经文不但明确指出了“神生于形”，而且也阐明了只有当神与形同时具备之时，才形成人的生命。同篇又说：“百岁，五脏皆虚，神气皆去，形骸独居而终矣”，说明了死亡的概念就是“形神分离”，假若形神分离，纵然形骸尚存，但生命也已完结。神不能脱离形体而独立存在，形神分离即意味着“神”的消亡，因此“神”又可被当做生命的象征。

神与形是生命不可缺少的两个方面：从本质上说，神生于形；但从作用上说，神又是形的主宰。神与形的对立，是生命运动的基本矛盾；神与形的统一，是生命存在的基本特征，神与形的对立统一，便形成了人体生命这一有机统一的整体。“形神合一”的生命观，是中医学“整体恒动观”的一个重要组成部分。“形神合一”论的具体内容，为中医学的心理生理统一观奠定了坚实的理论基础，它长期以来有效地指导着中医学的医护实践。

第二节　心主神明论

心主神明论是用藏象学说一元论阐述人体复杂生命活动规律的观点。它认为人的生命活动的最高主宰是“心神”，人体的心理和生理活动均统一在“心神”之下。

一、心神主导脏腑机能活动

形神合一构成了人的生命，神是生命活动的主宰。人的生命活动相当复杂，可概括为生理活动和心理活动两大类。人的生理性活动，是各脏腑组织器官的机能体现，而心理活动也具有广泛的脏腑生理基础。在心神主导下脏腑机能活动的协调进行，产生了各种复杂的生理现象和心理现象。

《素问·灵兰秘典论》说：“心者君主之官，神明出焉。”说明了心因为藏神而位居五脏六腑之首，具有统帅、核心的地位，主宰人的生命活动。人身之神依附于藏象之心，心与神的关系最为密切，“心神”就是人体生命活动的最高主宰。正如张景岳所说：“心为一身之君主，禀虚灵而涵造化，具一理以应万机，脏腑百骸，惟所是命，聪明智慧，莫不由之，故曰神明出焉。”该篇采用了比拟的手法，形象地用“君相臣使”分别列举了脏腑的职能。除了心为“君主之官，神明出焉”外，还列举了肺为“相傅之官，治节出焉”；肝为“将军之官，谋虑出焉”，胆为“中正之官，决断出焉”；膻中为“臣使之官，喜乐出焉”；脾胃为“仓廪之官，五味出焉”。《素问遗篇·本病论》又称脾为“谏议之官，智周出焉”；大肠为“传道之官，变化出焉”；小肠为“受盛之官，化物出焉”；肾为“作强之官，伎巧出焉”；三焦为“决渎之官，水道出焉”；膀胱为“洲都之官，津液藏焉”，共十二官之职。其中既有主管生理性活动者，也有主管心理活动者。尽管十二官之用概括得尚不够全面，但它说明了脏腑职能分工虽然不同，但必须相互协调。故《素问·灵兰秘典论》说：“凡此十二官者，不得相失也”，只有这样，才能保证人体生命活动的正常状态，否则脏腑机能紊乱，气化失常，百病随之而生，甚则死亡。而主导和协调这些脏腑机能的便是神，神藏于心，心为“君主之官”而主神明，只有在心神统领下，才能形成完整协调的藏象体系，维持机体的统一和谐。故又强调：“主明则下安……主不明则十二官危”，“主”之明否，决定全身脏腑的“安”、“危”，强调了心对脏腑功能的统帅作用。

二、心神主导意识思维活动

（一）心神与认识过程

《内经》从唯物主义认识论出发，认为物质在先而精神在后，存在决定意识。

《内经》对人的意识思维活动的论述，集中在《灵枢·本神》篇中，它指出："所以任物者谓之心；心有所忆谓之意；意之所存谓之志；因志而存变谓之思；因思而远慕谓之虑；因虑而处物谓之智。""心之任物"，是指心能反映并符合外界事物，具体而言是指客观事物存在通过感官而反映于心神的（感知）过程；"心有所忆"，是指心神将所接受的映像保留下来的记忆（印象阶段）；"意之所存"，是指心神把多次接收的客观事物的映像所保留下来的记忆材料贮存起来（记忆阶段）；"因志存变"，是指心神对存贮的材料进行加工、抽象概括，形成"概念"，即由感性认识上升到理性认识，由量变发展到质变的阶段；"因思远慕"，是指心神利用已形成的"概念"，对眼前未及的客观事物进行判断、推理的创造性思维阶段；"因虑处物"，是指经反复思虑，周密思考，从而做到"心中有数"地去理事处物，即理论指导实践的阶段。这一认识过程，从"所以任物"开始，又回归到"因虑处物"之"物"。所以《内经》的认识论，坚持了认识的本源是"物"，认识的目的仍然是"物"的物质第一的观点。再结合《素问·气交变大论》"善言天者，必应于人；善言古者，必验于今；善言气者，必彰于物"的通过实践再检验理论的观点，全面地论述了从感性认识发展到理性认识，从认识的低级阶段发展到高级阶段的全部认识过程。其不仅阐明了心神是意识思维活动的中枢，记忆、存记、理性思维等都是心神的功能，而且也阐明了意识思维活动的物质性。

（二）心神与智能

《卜子·正名》说："知而有所合谓之智。"智即指对事物的认识符合客观规律，"智能"则是指人对事物客观规律的认识能力、亦指智慧、聪明、才能。《内经》认为，智能也属于心神的机能，故《灵枢·五色》说："积神在心，以知往今。"《内经》还认为人们对事物客观规律的认知能力，以及掌握客观规律、改造客观世界的能力，有高低不同。凡知"道"者，皆为"览观杂学"、"上知天文，下知地理，中知人事"，且能"法古验今"、"言天应人"，因此才能掌握客观事物的规律，而具有不同于"庸人"的较高认识能力。这种认识能力的形成是源于实践的，是间接经验和直接经验积累的质变，是在心神的主宰之下完成的。

三、心神总统魂魄意志

人身之神的活动是很复杂的。《内经》在长期实践的基础上，用"五行归类"的方法，将其归纳为神、魂、魄、意、志，称为"五神"，并指出它们分别归属于心、肝、肺、脾、肾。

（一）魂

《灵枢·本神》说："随神往来者，谓之魂。"魂与神的关系十分密切，故张景岳说："气之神曰魂。"《类经·藏象类》说"神与魂皆阳也，魂随乎神，故神昏则魂荡"，可见魂是在神的统领下，若神不明，则魂也不能正常行使其功能。《素问·

六节脏象论》说："肝者，罢极之本，魂之居也。"可见魂与肝关系密切，故谓"肝藏魂"。肝的藏血功能正常，则魂有所舍；肝血不足，则魂不守舍，出现梦游、梦呓及幻觉等症。正如张景岳所说："魂之为言，如梦寐恍惚、变幻游行之境是也"（《类经·藏象类》）。唐容川也说："夜则魂归于肝而为寐，魂不安者梦多"（《中西汇通医经精义·五脏所藏》）。此外，情志因素亦可伤及肝藏之魂，出现神志失常症状，如《灵枢·本神》说："肝，悲哀动中则伤魂，魂伤则狂妄不精，不精则不正。"

（二）魄

魄，指精神活动中司感觉和支配动作的功能。《灵枢·本神》说："并精而出入者，谓之魄。"而"人始生，先成精"（《灵枢·经脉》），故魄是指与生俱来的某些本能活动。《素问·宣明五气篇》说："五脏所藏……肺藏魄。"《五经正义》指出："初生之时，耳目心识，手足运动，啼呼为声，此则魄之灵也。"张景岳说："魄之为用，能动能作，痛痒由之而觉也。"（《类经·藏象类》）因此，魄概括了人体本能动作和感觉功能。今人在此基础上，认识又有进一步发展，认为魄也包括了人体本身所固有的各种生理调节代偿功能，从而更好地阐明了"肺主治节"的机理，并为临床上某些调节代偿机能失常疾病的辨证论治补充了新的内容。

（三）意、志

意，意念，是五脏精气所化生的情志活动之一，《灵枢·本神》说："心有所忆谓之意"，因此，意专指记忆能力而言。而脾主运化，化生水谷精气，是产生记忆思维活动的物质基础，故曰"脾藏意"。

《灵枢·本神》说"意之所存谓之志"，可见志是指记忆的保持，即指记忆力。《素问·调经论》："肾藏志"，肾主骨生髓通于脑，肾精气充盛则脑髓充而精力旺盛，记忆力强；肾精气不足，则精神不振，健忘。志又可指心理活动的指向和集中，即唐容川所说："志者，专意而不移也"，这就是现代心理学所说的"注意"。此外，志有时亦概括了意志过程，即张景岳所说："意已决而卓有所立者，曰志。"（《类经·藏象类》）

魂、魄、意、志，职能虽然有所分工；但只不过是对人身之神活动不同侧面或阶段的概括而已，其实都是属于神的范畴，都是心神主导之下进行的生命活动。故张景岳说："人身之神，唯心所主……外如魂魄志意五神五志之类，孰非元神所化而统乎一心？"（《类经·藏象类》）

四、心神说与脑髓说

神到底由何脏所藏、何脏所主？自《黄帝内经》阐述"心主神明"以来，该理论为历代多数医家所遵从，贯彻于整个中医学理论体系，体现于理、法、方、药诸多方面，"心主神明"成为中医学的重要基础理论。至明代李时珍的《本草纲目》"辛夷”条下有“脑为元神之府”之称，从此也就揭开了两种不同学说——心神说和脑髓说争论的序幕。

知识拓展4-3

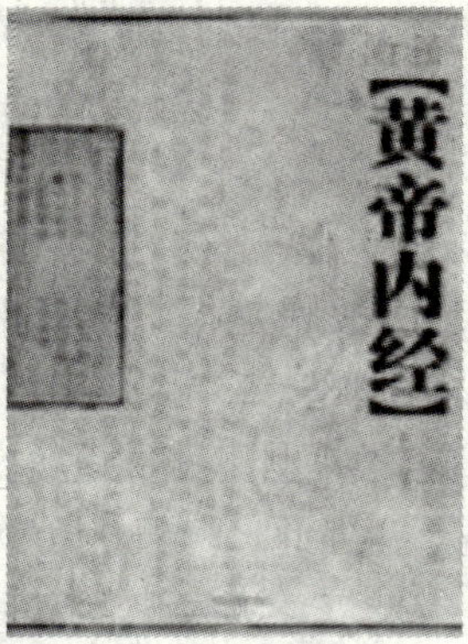

《黄帝内经》，世简称之为《内经》，由《素问》、《灵枢》两部分组成。成编于战国时期，是中国现存最早的中医理论专著。它是研究人的生理、病理、诊断、治疗原则和药物学的医学巨著。在理论上建立了中医学的“阴阳五行学说”、“脉象学说”、“藏象学说”、“经络学说”、“病因学说”、“病机学说”、“病症”、“诊法”、论治及“养生学”、“运气学”等学说。

以《内经》为代表的“心神说”，认为“心者君主之官，神明出焉”。受其影响，《内经》以后的基本提法都是如此。这种学说的产生，有人认为可能和当时人们对脑的认识不足有关。随着社会实践、医疗实践的发展，人们对神尤其是对精神意识思维活动的心理之神与脑的关系认识也不断深化。孙思邈《千金方》说：“头者，人之元首，人神之注。”至明代李时珍则明确提出“脑为元神之府”；清代汇通学派诸家在西方医学的影响下，更进一步地提出了“脑主记忆说”（汪昂）、“强记健忘由脑说”（王学权）、“灵机记性在脑说”（王清任）等。

时至今日，“心主神明”与“脑主神明”的理论目前仍是中医界争论的焦点之一。但多数学者认为，“心主神志”与“脑为元神之府”二者实质上是统一的。“心主神志”是指神志活动依存的本源，而“脑为元神之府”是神志活动的功能体现。心的生理功能有“心主神志”和“心主血脉”，中医理论认为，血液是神志活动的物质基础，心有“主血脉”的生理功能，所以才具有主神志的功能。如《灵枢》说：“心藏脉，脉舍神”，“血者，神气也”，“血脉和利，精神乃居”。可见心、血脉与神密切相关，因此，心主血脉功能异常，必然引起神志改变。人的心血充足，则精神焕发，心情愉快，思维聪敏，记忆力强；心血不足，则精神萎靡，失眠健忘，思维迟钝，心情抑郁或焦虑不安。因此，失眠、焦虑、抑郁等与心血管病的关系非常密切。由于心的精气上入于脑，出神明而使脑主宰人体生命活动，并产生思维意识及其支配的相应行为，因此，心所藏之神可以支配脑之元神。上说“心主神志”与“脑为元神之府”二者并不矛盾，脑神受到心的支配，一方面心主血脉的功能正常为脑神提供了物质基础，另一方面，脑神在心神的支配下产生和完成感觉、意识、思维等神明活动，如“心者，五脏六腑之大主，精神之所舍也”；“心动则五脏六腑皆摇”；“所以任物者谓之心，心有所忆谓之意，意之所存谓之志，因志而存变谓之思，因思而远慕谓之虑，因虑而处物谓之智”。而脑神反过来又可对心神产生影响，早在《黄帝内经》时期就认识到脑与感觉、知觉乃至生命健康密切相关，如《灵枢·海论》云：“髓海有余，则轻劲多力，自过其度；髓海不足，则脑转耳鸣，胫酸眩晕，目无所见，懈怠安卧。”

“心神说”与“脑髓说”对“神为生命之主”的这一基本观点是一致的，在这一整体思想指导下，以藏象论为基础所形成的假说，在中医学长期临床实践中，发挥了很好的防治疾病的实际效果。

第三节 心神感知论

祖国医学在心主神明论的基础上，提出人的感知活动都是在心神的主导下进行的。《灵枢·本神》说：“所以任物者谓之心。”正因为神舍于心，心神是人类感知活动的中枢，所以五脏之心才成为反映所感知客观事物的所处。《灵枢·邪气脏腑病形》说“十二经脉三百六十五络，其血气皆上于面而走空窍。其精阳之气上于目而为睛；其别气走于耳而为听；其宗气上出于鼻而为臭；其浊气出于胃走唇舌而为味”。这段经文不仅阐明了各种感官感知功能的物质基础是气血，由于“心主身之血脉”，因此也提示了感知活动的畸枢——心神，与感觉器官——五官之间关系之密切，其联系通路是经络系统。目、耳、鼻、舌、身，是五脏重要的感觉器官。据此把感觉分为视、听、嗅、味、机体觉5种。

一、视觉

目为眼睛，系视觉器官，是心神“任物”的重要门户。通过这一门户，心神不仅可分辨客观世界的明暗、色泽、形状，而且也可感知时间、空间和运动。故目常称为“心灵之窗”。

《灵枢·大惑论》说：“五脏六腑之精气，皆上注于目而为之精。”目虽然与五脏皆有关，但和肝的关系最为密切。故《内经》称“目者，肝之官也”、“肝开窍于目”。这一方面是由于“肝藏血”，血气是视觉功能的物质基础；另一方面是因为“肝藏魂”，“皆属于目而为视”。《素问·五脏生成论》说：“诸脉者，皆属于目。”血气对目的濡养，是通过血脉实施的，而“心主身之血脉”，故“血脉”便把心和目紧紧联系起来了。但“随神往来者谓之魂”，魂亦由心神所统，所以目和心的关系，并不是简单的物质联系，更主要是表现在心神对目所接受的外部客观世界映像的正确感知上。当人的神志正常，则能迅速准确地反映出视力所及的外部客观世界的映像；反之，即使肝目无病，若心神失常，目也不能发挥视觉的“传神”和“传真”作用。临床所见“邪闭心窍”、神志昏迷患者的视觉丧失；“邪扰心神”、神态失常患者的幻视；以及一时性的精神刺激所致的视觉失常，均属此类。

二、听觉

耳为听觉器官，通过经络系统的联系，与内脏皆有关，但尤和肾的关系最为密切。故《内经》称“耳者，肾之官也”、“肾主耳”。“肾藏精”、“精脱者耳聋”、“血气皆上于面而走空窍……其别气走于耳而为听”，所以听觉功能的物质基础仍是精气营血。“心藏脉，脉舍神”，经脉不仅运载血气以充耳，同时心神通过“使道”主宰耳的听觉，故《素问·金匮真言论》说：“南方赤色，人通于心，开窍于耳。”听觉实际上是将耳所接受的外界声音刺激，过“神气使道”而作用于心神的反应。所以若“心神不明”、“神气不行”，皆可发生听觉异常，如《灵枢·癫狂》所说：“狂，目妄见、耳妄闻”，刘河间说：“所谓聋者，由水衰火实，热郁于上，而使听户玄府壅塞，神气不得通泄也。”《济生方·耳门》则更进一步将耳聋耳鸣一症归纳为从肾从心论治，说：“肾气通耳，心窍寄于耳……。六淫伤之调乎肾，七情所感治于心。”并指出治心之法，在于“宁心顺气”，“气顺心宁，则耳为之聪矣”。

三、嗅觉

鼻不仅是呼吸的门户，也是嗅觉器官，以分辨臊、焦、香、腥、腐五臭。鼻同样与内脏有直接或间接的联系，其中与肺的关系最为密切。这是因为嗅觉刺激必须是气体，而肺主气司呼吸的缘故。《内经》称：“鼻者肺之官也”、“肺开窍于鼻”，即为此意。

《内经》也认为，鼻和心的关系亦较密切，如《素问·五脏别论》说：“五气入鼻，藏于心肺，心肺有病而鼻为之不利也。”所以在一般情况下，“肺和”则鼻窍利而能知香臭。但倘若肺和臭窍通利而嗅觉失常者，则还应再从“心神失用”或“神气不使”方面考虑。

四、味觉

味觉往往和嗅觉协同，才能对客观物体五味感知得更准确。若再同时参与视觉，则便可对感知的客观形成一个整体的印象。味觉又和嗅觉不同，味觉刺激必须是液体，也就是说必须溶解才能感知。舌为味觉器官。根据《灵枢·经脉》的记载，五脏除肺以外，皆通过经络与舌有着直接的联系。若从中医学整体观角度，可以认为舌与全部内脏都有关系，故明代薛己说：“（舌）以部分言之，五脏皆有所属；以症言之，五脏皆有所主。”其中尤和心的关系最为密切，故《内经》称：“舌者，心之官也。”

心“在窍为舌”。舌的功能是多方面的(如舌的运动对语言、进食的影响等),味觉是其重要的功能之一。舌本身的病理变化,如肿舌、木舌、舌苔厚腻等,固然可影响舌对五味的感受而引起味觉失常,但因“心主舌”,所以绝不应忽视心神对五味感知的主导作用。舌对五味的刺激必须反映至心,心神正常,才能得出正确的判断。故《灵枢·脉度》说:“心气通于舌,心和则舌能知五味矣。”临床所见某些神志失常的癫狂患者,常有饮食不分香腐臭秽者,即为明证。

五、其他觉

(一)机体觉

机体觉比较复杂,按其性质主要分为痛觉、温觉、触觉等。因为它往往都是通过皮肤接受外界相应刺激而产生的,所以有时又称为皮肤觉,或亦称“肤觉”。

痛觉、触觉和温觉是机体对相应刺激所进行的感知活动的基础和重要成分。《素问·皮部论》说:“皮者有分部”、“凡十二经络者,皮之部也”。因而外界的相应刺激作用于皮部,通过“使道”而传导至心,心神便能产生相应的痛痒、冷热或触压等反应,这是在生理状态下的正常活动。如果营血不运、肌肤失养,或局部损伤致使皮肤的感觉功能失常,不能接受外界的相应刺激,所以也就不可能反映于心神而产生相应的感觉,故不知痛痒冷热。但临床亦见有皮肉如故而麻木不仁者,此正如张景岳所说:“人之身体在外,五志在内,虽肌肉如故而神气失守,则外虽有形而中已无主,若彼此不相有也。”至于因“心神内闭”而神志不清,在伴随其他感觉功能丧失的同时,而有不同程度的痛、触、温觉丧失者,临床并不乏见,并可根据其丧失的程度来判断昏迷的深度。

痛觉除发生于皮肤即浅部痛觉,还可以发生在肌肉、骨、关节和内脏。深部痛觉的致痛性刺激,主要来自于机体本身。壅滞的气血是痛证的致痛性刺激,此即《类经·疾病类》所谓“通则不痛,痛则不通”。经络是运行气血的通路,机体内的致痛性刺激——病所的“气血不通”这一病理变化,必然要刺激经脉血络而传导于心,于是心应而神动。心神发挥其调节内环境的职能,加强心气的宣通与“邪”(指气血不通的原因)相争,正邪相搏于病所,痛觉因之由心而生。所以这类疼痛实质是“正邪相争”、正气抗邪的一种保护性反应,也是给人以有害刺激物侵犯机体的信息。

此外,心神对疼痛感知的主导作用,还表现在心神状态对机体耐痛性的影响上。一般来说,心神稳定者耐痛,心神易动者不耐痛。故唐代医学家王冰说:“心寂则痛微,心躁则痛甚。”这对提高临床治疗痛症及针麻镇痛效果的研究都具有一定的指导意义,也为护理疼痛患者过程中加强心理调摄和治疗提供了理论依据。

(二)针感

针感是指毫针刺入腧穴一定深度后,施以提插或捻转等行针手法,使针刺部位获得经气感应，属“得气”范畴。针感可通过施术者的针下感觉得知，但主要还是受针者的自我感觉。因此针感也是属于感知活动的一部分。《灵枢·小针解》说：“刺之要，气至而有效，效之信，若风吹云，明乎若见苍天。”“得气”程度直接影响着针灸的疗效，这已通过大量的临床实践所证实。中医学认为，“得气”现象与心神有着密切的关系，“神动”则“气行”。神易动故气易行，故“得气”快而易；反之，神不易动则气不易行，故“得气”慢而难。不同的个体，其心神的活跃程度不同，故“得气”的程度也不同。如《灵枢·行针》说：“重阳之人，其神易动，其气易往也……阳气滑而盛扬，故神动而气先行……。颇有阴者，其阴阳之离合难，故其神不能先行也。”即使同一个体，在不同的精神状态下，由于心神的活跃程度不同，也会影响其“得气”程度不同，因此《内经》就非常重视针刺时患者的精神状态。另外，根据大量的“循经感传”现象的研究表明，脏腑的机能状态对“得气”也有影响。一般在疾病状态下“感传”的阳性率明显提高。这是因为患病机体处于“阴阳失调”、“正邪相搏”的状态下，心神在病体中也处于调节机能活跃的状态，故而“其神易动，其气易往也”。

第四节　五脏情志论

五脏情志论是中医学理论体系中的一个重要组成部分，也是中医关于心理学思想的重要内容，同时也是用来阐述心理因素致病的学说。

一、七情与五志

七情与五志都是指人类情感过程中所产生的不同情绪变化。早在春秋战国时期，诸子百家关于人的情志活动已有了较多的记载。孔子说：“何谓人情？喜、怒、哀、惧、爱、恶、欲，七情弗学而能”（《礼记·礼运》）。这里提到情志，并认为这是人的本能活动。《吕氏春秋·尽数》将其归纳为喜、怒、忧、恐、哀五志。此外，东汉《白虎通·情性》也提出“六情”，佛学也言七情。

《内经》对情志的分类归纳基本是喜、怒、忧、思、悲、恐、惊“七情”。但在五行学说的影响下，又将七情归纳为喜、怒、思、忧、恐“五志”。《内经》的情志归纳法，为中医学在藏象论基础上产生的“七情学说”奠定了基础。但是，实际上人类的情感变化是十分复杂的，并不只表现为七种或五种等简单的形式，常常是忧中有悲，恐中有惊，因此对“七情”或“五志”，不应该局限于具体的数字上，七情五志都应从广义的角度去认识，它泛指人类的全部情感活动。以七情五志与五脏相应，只是为了更好地说明情志活动的生理基础。

二、脏腑是情志活动的生理基础

中医学认为，情志活动和脏腑气血密切相关。情志活动的产生是以五脏精气作为物质基础，情志活动是各脏腑机能活动的一种表现。正如《素问·天元纪大论》所说：“人有五脏化五气，以生喜怒思忧恐。”《内经》总结出情志活动和五脏的内在联系为：“肝在志为怒，心在志为喜，脾在志为思，肺在志为忧，肾在志为恐。”《三因方》中明确指出：“七情人之常性，动之则先自脏腑郁发，外形于肢体。”说明情志活动乃人之常情，当内外情景触动时，机体发生相应变化而产生了情绪。所以，只有在脏腑机能活动正常的情况下，人的情志活动才能正常，才能表现出正常的情感。从生理变化出发去认识情志的产生，正是中医学的特色。五脏藏精化气生神，神接受客观事物的刺激而产生各种功能活动，神动于内，情现于外，这便是五脏主五神产生情志活动的全过程。

五脏是情志产生的基础，当五脏发生虚实盛衰变化时，往往对外界某种刺激极为敏感，会直接影响到人的情志活动，产生相应的变化。如肺气虚时，机体对外来的非良性刺激的耐受性就会下降，而易于产生悲伤情绪；肝阳亢，则稍有刺激，即易发怒等。在临床实践中也经常可以看到这种情况，当一些人患病之后，社会和家庭生活中的一些轻微刺激往往能引起其较强烈的情志反应，性情变得异常。

情志与五脏所属关系不同。不同的情志异常，其内伤脏腑之倾向也不同。《内经》明确指出：“怒伤肝”、“喜伤心”、“思伤脾”、“忧伤肺”、“恐伤肾”。如过度嬉笑，常使人心气涣散；过于郁怒，常出现肝失疏泄、肝阳上亢的症状；忧伤过度，常意志消沉、肺气耗散；思虑太过，则脾运无力、食纳不旺；突然惊恐，常使肾气不固、气陷于下、二便失禁。

三、心神在情志活动中的主导作用

情志活动属于“神”的范畴，也是“心主神明”的内涵之一，即心神在情志活动中起着主导作用。情志活动以五脏为生理基础，虽然它们之间有着某种相对应的联系，但这种联系并非是不同性质的客观刺激直接作用于某脏的结果，而是首先作用于心，通过心神的影响而使五脏分别产生不同的变化，形于外则表现相应的情绪变化。正如《医门法律》所说：“故忧动于心则肺应，思动于心则脾应，怒动于心则肝应，恐动于心则肾应，此所以五志唯心所使也。”因此，心神不仅因喜而动，其他性质的精神刺激也都首先作用于心。故《内经》又有“忧思伤心”、“悲哀愁忧则心动”、“心怵惕思虑则伤神”之说。所以情志与内脏的联系，并非五志与五脏的简单对应，而是以心神为主导的相互协调的脏腑机能活动。

心神在情志活动中的主导作用，还表现在情志活动对脏腑的反作用方面。情绪变化对脏腑气血的影响，除取决于刺激因子的质和量之外，更主要取决于机体的心神状态。“心主神明”“主明则下安”，所以当心神健旺、意志坚强时，机体虽受到一定质和量的精神刺激，同样能很好地调节适应，故不会发生强烈的情绪变动；或一时变化，但能很快平复，不至于造成气血逆乱，脏腑气机失调。

第五节 人格体质论

人格是心理学概念，而体质则属于生理问题和病理学范畴，系指遗传禀赋、生理素质等多方面的个体差异。中医学在论述人格时，往往结合人的体质因素一起讨论，反映出了形神合一这种一以贯之的辩证法思想。按照辩证唯物主义原则，心理活动是以生理活动为基础的，离开了生理活动而讨论心理活动，就会倒向唯心主义，就会把心理现象神秘化。正由于此，阐明心理活动的生理机制才成为心理学的主要研究任务。

一、人格与体质的关系

中医学认为形神相关，心理活动与生理活动相互联系，人格必然与一定的体质有某种联系。《内经》中就有很多篇章讨论了人格问题，在讨论不同人格时，多结合不同的体态、体质、行为和生理病理因素一起讨论。

《内经·灵枢·寿夭刚柔篇》说：“人之生也，有刚有柔，有强有弱，有短有长，有阴有阳。”《内经·素问·疏五过论》说：“凡来诊病者，必先问贵贱贫富，各异品理，问年少长，勇怯之理。”后世著名医家，对此并未忽略，如张景岳说：“脏气各有强弱，禀赋各有阴阳，脏有强弱则神志有辨也，颜色有辨也，精血有辨也，勇怯有辨也，刚柔有辨也。夫不辨者常也，不常者变也，人之气质有常变，医之治病有常变。”《解溪医案》说：“父母气质薄弱，胎元早已有亏。”这些记载表明中医对体质的形成既着重其先天禀赋因素，又强调其后天获得影响。脏气强弱与禀赋阴阳不同，在神态、颜色、性情、筋骨、勇怯与刚柔等方面都可表现出差异。

《内经》在讨论阴阳五态人的不同人格时，强调“凡五人者，其态不同，其筋骨气血各不等”(《灵枢·通天》)。讨论阴阳二十五人的不同人格时，强调“先立五形金木水火土，别其五色，异其五行之人，而二十五人具矣”(《灵枢·阴阳二十五人)。其中指出了探讨人的个性差别，应以人的体态形色和生理素质为前提的原则。其他如讨论勇怯性格的差别时，提出“勇士者，目深以固，长衡直扬，三焦理横，其心端直，其肝大以坚，其胆满以傍”；“怯士者，目大而不减，阴阳相失，其焦理纵短而小，肝系缓，其胆不满而纵，肠胃挺，胁下空”(《灵枢·论勇》)。此处指出，勇敢与怯弱的不同性格有其不同的生理基础和体质条件。在论述“重阳之人”与“重阴之人”的性格特征时，指出重阳之人“心肺之脏气有余，阳气滑盛而扬”(《灵枢·行针》)。在论述肥人“贪于取与”的性格时,同时指出肥人的体型体质是“广肩腋,项肉薄。厚皮而黑色,唇临临然,其血黑以浊,其气涩以迟”(《灵枢·逆顺肥瘦》)。如此之类论述,都是把人格与生理的关系相联系起来考察的,而在其具体论述中始终强调和突出体质因素。在心理与生理的关系中总是把生理放在第一位。这是中医学中人格学说的主要特点之一,充分反映了形神合一思想。此观点可帮助人们从个性心理的差异中探求不同的病因病机,从而指导临床诊疗和护理。

二、阴阳五行人格类型

对人的种种个性心理表现,古人非常重视。在我国,春秋战国时期已有关于个性分类的探讨。孔子就有关于个性划分的论述,《论语·子路》中有“狂”、“狷”、“中行”的划分,并论述了各自的特征:“狂者进取,狷者有所不为”,只有那种“中行”之人才能做到适度,才能符合“中庸之道”的要求。这是最初的关于人的气质分类。《内经》对人的个性分类已有比较系统而综合的论述,并针对实际情况和不同问题,进行了分类划分。

(一)阴阳五态人格分类

祖国医学的气质人格理论是建立在阴阳整体论的基础之上的,因此,在目前的文献资料中多以阴阳人格体质学说称之。《内经·灵枢》“通天篇”和“阴阳二十五人篇”较为系统地论述了阴阳人格体质学说。“通天篇”根据个体阴阳气的多少将人格分为太阳、少阳、阴阳和平、少阴、太阴等五大类。其个性特征(人格特点)如下:

1. 太阴之人

贪而不仁,表面谦虚,内心阴险,好得恶失,喜怒不形于色,不识时务,只知利己,惯于后发制人。其行为表现为:面色阴沉,假意谦虚,身体长大却卑躬屈膝,故作姿态。

2. 少阴之人

喜贪小利,暗藏贼心,时欲伤害他人,见人有损失则幸灾乐祸,对别人的荣誉则气愤嫉妒,对人没有感情。其行为:貌似清高而行动鬼祟,站立时躁动不安,走路时似伏身向前。

3. 太阳之人

好表现自己,惯说大话,能力不大却言过其实,好高骛远,作风草率,不顾是非,意气用事,过于自信,事败而不知改悔。行为表现为:高傲自满,仰胸挺腹,妄自尊大。

4. 少阳之人

做事精审,很有自尊心,但是爱慕虚荣,稍有地位则自夸自大,好交际而难于埋头工作。行为则表现为:行走站立好自我表现,仰头而摆体,手常背于后。

5. 阴阳和平之人

能安静自处，不务名利，心安无惧，寡欲无喜，顺应事物，适应变化。位高而谦恭，以理服人而不以权势压人。表现为：从容稳重，举止大方，为人和顺，适应变化，态度严肃，品行端正，胸怀坦荡，乐天达观，处事理智，为众人所尊敬。

以上是中医学对人格的阴阳分类，这种分类是较高层次的分类，表现了比较典型而纯粹的个性类型，但是大多数人不具备这种典型表现。这种分类虽抽象概括程度较高，但是具体针对性不强，因此在实践中以这种分类去一一对照每一个人则有困难。《内经》就已有所认识，《灵枢·通天》指出："众人之属，不如五态之人者……五态之人。尤不合于众者也。"为此，《内经》进一步对人格进行了比较详细具体的分类。

（二）阴阳二十五人人格分类

《灵枢·阴阳二十五人》篇具体论述了25种人格类型。这种类型是把人按五行归类，分成木、火、土、金、水5种类型，然后再以5音类比，将上述5种类型的每一型分成1个具有典型特征的主型和4个各与主型不同又各自互有区别的亚型，共计得出25种类型。每一类型的个性特征（人格特点）如下：

1. 木形人

有才智，好用心机，体力不强，多忧劳于事。禀木气全者为主型，称为上角之人，其特征是雍容柔美。4种亚型为禀木气不全者——大角之人谦和优柔，左角之人随和顺从，钛角之人努力进取，判角之人正直不阿。

2. 火形人

行走时身摇步急，心性急，有气魄，轻财物，但少信用，多忧虑，判断力敏锐，性情急躁。禀火气全者为主型，称为上徵之人，其特征是做事重实效，认识明确深刻。4种亚型为禀火不全者——质徵之人认识浅薄，少徵之人多疑善虑，右徵之人勇猛不甘落后，判徵之人乐观无忧，怡然自得。

3. 土形人

行步稳重，做事取信于人，安静而不急躁，好帮助别人，不争权势，善与人相处。禀土气全者为主型，称为上宫之人，其特征是诚恳忠厚。其4种亚型为禀土气不全者——大宫之人平和柔顺，加宫之人喜乐快活，少宫之人圆滑灵活，左宫之人极有主见。

4. 金形人

禀性廉洁，性情急躁，行动猛悍刚强，有管理才能，禀金气全者为主型，称为上商之人，其特征是坚韧刚毅。4种亚型为禀金气不全者——钛商之人廉洁自守，右商之人潇洒舒缓，大商之人明察是非，少商之人威严庄重。

5. 水形人

为人不恭敬不畏惧，善于欺诈。禀水气全者为主型，称为上羽之人，其特征是人格卑下。4 种类型是禀水气不全者——大羽之人常洋洋自得，少羽之人忧郁内向，众羽之人文静清廉，桎羽之人安然少动。

以上是对人格进行的五行分类，这种分类首先提出五行之人的共性，然后又再分析各自不同的个性，从而可区别许多具体情况，因此其具体适应性更广泛一些，针对性较强。

（三）其他人格分类

除“阴阳五态”、“阴阳二十五人”分类外，《内经》还具体讨论了人格的性格差异，对不同性格进行了分类，并给予理论的阐述。如对性格的意志特征，《内经》提出了勇与怯的区分，《灵枢·论勇》曾描述了勇与怯不同性格的表现，“勇士者……怒则气盛而胸张，肝举而胆横，眦裂而目扬，毛起而面苍”。“怯士者，……虽方大怒，气不能满其胸，肝肺虽举，气衰复下，故不能久怒”。而且勇士“见难则前”，怯士“闻难则恐”，“恐不能言，失气惊，颜色变化，乍死乍生”，体现了勇怯不同性格对困难的不同态度。对不同性格的情绪特征，《内经》也进行了讨论和区分。《灵枢·行针》曾描述过“重阳之人，熇熇高高，言语善疾，举足善高，心肺之脏气有余，阳气滑盛而扬”，体现了重阳之人热情激动的情绪，并且简明概括了多阳与多阴不同性格的情绪，认为“多阳者多喜，多阴者多怒”，这与现代心理学把性格划分为内向型和外向型的观点极为相似。

中医学对人格类型划分的特点，在于对人格作综合性的整体论述，虽然没有对人格进行层次与结构的分析，但却包含丰富的内容。

三、人格分类的理论基础

中医学之所以有阴阳五态人和阴阳二十五人的人格分类，除具有观察客观的内容多方面，还有多方面的理论知识作为基础，从而产生了这种人格分类的许多特点。

（一）哲学理论基础

中医人格分类是以古代哲学思想为理论原则的，体现了哲学和心理学的联系。

《内经》指出：“人生有形，不离阴阳。”这是讨论一切生命现象的总原则。生理问题如此，心理问题同样如此，《内经》在探讨人格分类时就具体运用了这一原则。《灵枢·通天》篇对阴阳五态人的分类，是以阴阳之气的多少来确定的：太阴之人，多阴而无阳；少阴之人，多阴而少阳；太阳之人，多阳而少（无）阴；少阳之人，多阳而少阴；阴阳和平之人，多阴阳之气和。阴阳学说这种哲学概念，强烈地影响着中医学个性分类的认识。

五行学说是中医学讨论生命问题的又一基本概念。《灵枢·通天》提出：“天地之间，六合之内，不离于五，人亦应之，非徒一阴一阳而已也。”这一原则与阴阳原则具有同等重要的意义。《灵枢·阴阳二十五人》在讨论 25 种人格类型时就遵循了五行归类的原则，明确指出：“先立五形金木水火土。别其五色，异其五行之人，而二十五人具矣。”从中可以看出，不论“五”还是“二十五”，其核心还是“不离于五”。五行学说决定了这种分类形式。

可见，阴阳五态人和阴阳二十五人的人格分类，不仅是观察的结论，而且也是古代哲学原理的引申和发展。这是因为观察总是由思维伴随和指导的，而要思维便离不开哲学。

（二）医学理论基础

中医学对人格的分类除具有哲学上的根据外，还有医学的形态、生理知识作为重要基础。当讨论每一种类型时，总是同时讨论他的形态特征和生理素质。这表现了医学与心理学的联系。

如《灵枢·通天》讨论阴阳五态人的不同个性时，就指出了各自不同的生理体质因素。“太阴之人，多阴而无阳，其阴血浊，其卫气涩，阴阳不和，缓筋而厚皮”、“少阴之人，多阴而少阳，小胃而大肠，六腑不调，其阳明脉小，而太阳脉大”、“太阳之人，多阳而少（无）阴”、“少阳之人，多阳而少阴，经小而络大，血在中而气在外，实阴而虚阳”、“阴阳和平之人，其阴阳之气和，血脉调”，此即阴阳五态人不同的生理体质因素。

（三）传统文化的影响

中医学的人格划分，除有以上哲学与医学的基础，从其描述的具体内容分析，还受到中国传统文化的影响。由于中国的自然、社会的历史条件，中国传统文化的特点是以政治伦理为中心。其文化特点影响到中医学对人格的认识时，使中医学的人格学说也带有鲜明的政治伦理色彩。如中医学对不同的人格类型的阐述，十分重视政治伦理内容，而很少去做纯粹的心理学描述。诸如“贪而不仁”、“念然下意”、“小贪而贼心”、“无能而虚说”、“轻财少信”、“不敬畏”、“善为吏”、“君子”等，多属道德伦理范畴。当然，这些带有道德色彩的行为描述，包含心理学内容，在相当程度上也反映不同的个性心理特征。但它毕竟还不是纯粹的心理学概念。这种情况，表现了祖国医学中心理学思想与中国传统文化的联系，也提示我们，要着眼于从中国传统文化背景去考察中医学的心理学思想之特点，这样才能对其很多思想内容给以正确的阐释和说明。

四、人格体质的临床意义

中医学在讨论不同人格类型时，始终是为临床实践服务的。中医学认为，不同的人格类型具有不同的生理体质特点，从而具有不同的发病倾向，对此必须给予不同的诊治。为了达到这一目的，《内经》在论述人格类型时总是结合和围绕着不同人格的临床问题进行的。

《灵枢·通天》在论述阴阳五态人时提出各自不同的生理病理特点和诊治原

则。如太阴之人的治疗原则是“不疾泻之，不能移之”。强调太阴之人的治疗要泻其阴分，否则不能使病情好转。《灵枢·阴阳二十五人》在讨论人格时也遵循上述原则，提出不同类型的人有不同的季节适应性，因此发病也具有不同的季节性。如木形性之人和火之人，“耐春夏不耐秋冬”，所以多在秋冬季节“感而病生”。相反，土形之人、金形之人和水形之人“耐秋冬不耐春夏”，故多“春夏感而病生”。

总之，中医心理学的人格学说，是从临床实践出发，为医疗护理实践服务的。在具体工作中，需要医护工作者认真观察、仔细领会，针对不同患者的人格体质特点，灵活运用。

本章小结

本章阐述了中医学的心理活动观，包括形神合一论、心主神明论、心神感知论、五脏情志论、人格体质论。中医学继承了中国古代哲学对心理现象的认识，在长期医疗实践活动中，对心理现象有独特的认识，积累了较丰富的思想及理论，对于指导临床医疗护理实践有着重要作用。

案例分析 4－1

范进中了举人，报录的人到达他家报喜，但范进未敢置信，直至亲眼看到喜报后，先是大笑说：“噫！好了！我中了！”然后昏厥过去，醒来后又拍着手大笑道：“噫！好了！我中了！”傻里傻气地疯跑，跑着跑着，就跌倒了，跌了一身黄泥，起来后，众人拉他不住，又疯跑到集市上。众人大眼瞪小眼，都说他是欢喜疯了，商议着治疗范进的方法，最后建议由范进的丈人胡屠户掌掴他以治其疯。胡屠户饮酒壮胆，凶神恶煞地走到范进跟前，说道：“该死的畜生！你中了什么？”一个嘴巴打上去，范进被打晕了，昏倒于地。众邻居一齐上前，替他抹胸口，捶背心，不久，他渐渐喘息过来，眼睛明亮，不疯了。

提问：

根据上述故事，谈谈你的看法。

思考题

1. 何谓形？何谓神？二者有何关系？
2. 为什么说心主神明？具体表现在哪些方面？
3. 何谓七情与五志？分别与五脏有何关系？
4. 阴阳人格体质学说将人格分为哪几类？各有何特点？

第五章 应 激

学习目标

1. **知识目标** 掌握应激的含义;熟悉应激源的种类,应激的生理、心理反应。

2. **技能目标** 熟练运用心理防御机制、应对方式和应激管理来解决生活中所面临的各种应激源。

3. **情感目标** 了解心理应激的重要性,并注重生活与临床中的运用。

随着社会的迅速发展,人们的生活节奏不断加快,竞争日趋激烈,各种心理应激事件随之增多。心理应激是医学心理学的一个重要研究领域,它主要研究各种应激源影响人们健康的原因与机制,以及正确的心理防御机制和应激管理方法。掌握心理应激的知识,对于临床心理护理和促进人们的身心健康具有重要意义。

第一节 心理应激概述

一、应激的概念

"应激"一词的原意是指一个系统在外力作用下,竭尽全力对抗时的超负荷过程。1936年,加拿大病理生理学家塞里(H. Selye)首先将这个词引入到生物和医学领域,并根据对其本质认识的发展而不断对它进行修正、补充和扩大。他认为应激是机体对外界或内部各种刺激所产生的非特异性应答反应的总和,他将这些与刺激源关系不大的非特异性变化称为全身适应综合征,后来改称为应激。这个概念提出之后,对心理学、社会学、人类学、管理学、工程学等领域都产生了广泛影响。

当前,在医学心理学领域中,应激的含义可概括为三大类:

(1)应激是一种刺激物:这是把人类的应激与物理学上的定义等同起来。即金属能承受一定量的"应力",当应力超过其阈值或"屈服点"时就引起永久性损害。人也具有承受应激的限度,超过它也会产生不良后果。

(2)应激是一种反应:应激是对不良刺激或应激情境的反应。这是由塞里的定义发展而来。他认为应激是一种机体对环境需求的反应,是机体固有的,具有保护性和适应性功能的防卫反应，从而提出了包含三个反应阶段(警戒期、阻抗期、衰竭期)的一般适应综合征学说。

(3)应激是一种察觉到的威胁：应激发生于个体处在无法应对或调节的需求之时，它的发生并不伴随于特定的刺激或特定的反应，而发生于个体察觉或估价一种有威胁的情境之时。这种估价来自对环境需求的情境以及个体处理这些需求的能力的评价。这种说法，可以解释对应激源作出反应的个体差异，该理论认为，个体对情境的察觉和估价是关键因素。

二、应激源

应激源指那些能引起机体稳态失调，并唤起适应和应对反应的环境事件或情境。一切潜在的应激源是现实性应激源的前提，通过被人们觉察，并被判断为对自身有威胁或挑战而产生应激反应。人们特别容易把那些无法预测或无法控制的环境当做应激源。如警务人员时常面临受伤甚至死亡的威胁，警察检查车辆时，根本无法预测车里是守法公民还是持有武器的罪犯，他们时常感到压力与紧张，因此心身疾病的患病率较高。

应激源的分类方法有多种，一般按应激源的内容可分为4类，分别是社会文化性应激源、职业性应激源、环境性应激源和心理性应激源。

(一)社会文化性应激源

1. 生活事件

生活事件指日常生活方面发生的一些重要改变，如考试、就业、结婚或离婚、亲人患病或死亡等。1967年华盛顿大学医学院的霍尔姆斯(T. H. Holmes)和雷赫(R. H. Rahe)将社会中的种种生活事件可能对人体产生应激反应的变化程度划分等级，用生活变化单位(life change unit，LCU)的分值多少来标志个体重新适应环境所需付出的努力程度，制订了“社会再适应评定量表”(social readjustment rating scale，SRRS)，为生活事件与疾病关系的研究提供了量化工具(见表5-1)。如果一个人在一年内遭受生活变化的分数愈高，则来年保持健康的可能性就愈小，患病的可能性就愈大。霍尔姆斯等人通过追踪观察发现，1年内的LCU累积分与来年所患疾病存在相关，若LCU累积分达到300分，属于严重生活危机，这个人在第2年患心身疾病的可能性达到70%；若一年LCU为150~300分，则有50%的可能在第2年患心身疾病；若1年内LCU小于150分，第2年可能平安无事、身体健康(见表5-2)。

1976年他们又报道，从回顾性和前瞻性调查表明，心脏病猝死、心肌梗死、结核病、白血病、糖尿病、多发性硬化等与LCU升高有明显关系。一般变为伴心理上丧失感(feeling of loss)的心理刺激，对于健康的危害最大。这种丧失感可以是具体的事或物，例如亲人死亡等；也可以是抽象的丧失感，例如工作的失败等。

表5-1　社会再适应评定量表(SRRS)

等级	生活事件	Lcu	等级	生活事件	Lcu
1	配偶的死亡	100	23	儿女离家	29
2	离婚	73	24	姻亲纠纷	29
3	夫妻分居	65	25	杰出的个人成就	28
4	坐牢	63	26	妻子考研或停止工作	26
5	家庭成员死亡	63	27	上学或毕业	26
6	个人受伤或患病	53	28	生活条件的变化	25
7	结婚	50	29	个人习惯的改变	24
8	被解雇	47	30	与上司的矛盾	23
9	复婚	45	31	工作时数或条件变化	20
10	退休	45	32	搬迁	20
11	家庭成员健康变化	44	33	转学	20
12	妊娠	40	34	娱乐改变	19
13	性的困难	39	35	宗教活动变化	19
14	家庭增加新成员	39	36	社会活动变化	18
15	业务上的再调整	39	37	抵押或贷款少于万元	17
16	经济状况的变化	38	38	睡眠习惯上的变化	16
17	好友死亡	37	39	一起生活的家庭成员人数变化	15
18	工作性质变化	36	40	饮食习惯改变	15
19	夫妻不睦	35	41	休假	13
20	抵押超万元	31	42	圣诞节	12
21	抵押品赎回权被取	30	43	轻微违法行为	11
22	工作职责上的变化	29			

表5-2　过去一年中累积LCU与患病可能性的关系

Lcu	严重程度	患病可能性/%
0~150	无明显问题	33
150~199	轻度生活危机	50
200~299	中度生活危机	70
≥300	重要生活危机	

2. 生活琐事

生活琐事指带来“烦恼”的小事件。单一看生活琐事对心理的影响，不如前述那些生活事件的影响大，但它们远比生活事件的发生频率高。如不断地受到他人骚扰、频繁接待陌生人、物品放错地方、担心经济收入和支出(纳税、医药费、保险费、学费等)、责任太多，或缺少时间照顾家庭。同生活事件对个体的影响一样，一段时期内生活琐事的烦恼累积起来，就可造成生活变化，产生应激问题。

3. 重大生活变故

指给所有人带来应激的重大事件，如社会动荡、战争、动乱、变革、灾荒等。在这些大的变故发生时，人们生活中的各个方面都将随之发生改变，破坏了原来的生活方式，产生许多新的压力。

4. 文化冲突

每个人都受到自己生活环境中社会文化背景的影响，小到社区、城市，大到民族、种族、国家文化环境的影响。如由一种语言环境进入另一种语言环境，或由一个民族聚居区、一个国家迁入另一个民族聚居区、一个国家。在这种情况下，一个人就将面临一种生疏的生活方式、习惯与风俗，从而不得不改变自己原来的生活方式与习惯，以顺应新的情况。社会文化背景潜移默化地影响个人的行为，个体常在未能知觉前，就已经发生了文化冲突，如第一代移民的思乡情结与长期不能适应居住地的社会文化环境有关。

（二）职业性应激源

职业性应激源特指与工作有关的应激源，常由于人们与工作岗位的要求不相适应而造成。当然，人际关系障碍、组织的激励机制、组织结构也是重要应激源。职业性应激源主要来自如下 4 个方面：

1. 工作者本身

由于各种原因（如缺乏必要的能力、人际交往不良、技能、知识不足等）不能适应工作要求；感觉自己工作努力，但回报少，投入与产出不平衡；期望与现实差距太大等。

2. 工作条件

恶劣的工作环境，如工作环境的温度、噪音、照明、空气污染；工作制度不合理，如工时太长、出差频繁、经常倒班；工作中的种种侵害性行为，如美国管理协会调查发现，近 25% 的组织承认工作场所中曾经发生过暴力事件。美国有报道，有 30% 的女员工曾经受到性骚扰。

3. 工作性质

要求个体超负荷工作，要求付出情感、责任心或规定完成期限等特性的工作较易引起应激。有调查发现，52% 的员工承认“工作任务太多”是压力的来源；另有 55% 的人选择“规定完成任务时间”是造成压力的原因。有时无事可做，也会使人产生应激。

4. 组织方面

组织激励机制不完善，没有充分考虑员工的各种需要，特别是心理需要，不能提供成功机会，未能调动员工的积极性。组织变革（并购、重组、裁员）引起的变化，也要求员工重新调整和适应。

(三)环境应激源

指各种特殊环境、理化和生物学刺激物。如：高温、低温、航海、辐射、强烈的噪声和振动等，以及特殊环境、电击、损伤、生物原因造成的应激等。

知识拓展 5-1

地震等突发灾难作为一种社会性的应激源，是一种使个体产生无法抵御的感觉并失去控制的情境，远超受灾者的应付能力，个体会产生生理、神经内分泌、神经生化、免疫功能及一系列心理行为变化。有研究者在汶川地震后1个月内，对成都市不同受灾群体的心理应激状况进行了评估。研究结果显示，大地震对于不同年龄段、不同性别受灾群体都造成不同程度的心理冲击，存在明显心理问题的受灾人群占调查总数的46.7%，提示约半数的受灾人群可能需要心理辅导。

研究还发现亲历了地震的伤员存在的应激反应高于市民和医护人员，陪护人员的应激反应高于医护人员。陪护人员由于亲人身体的伤残，以及在照顾亲人过程中的劳累、压力以及情感的卷入等因素，他们存在的心理问题较医护人员更明显。医护人员既是受灾群众，也是救灾人员，整日面对伤员超负荷地工作，其中参与救助震区伤员的骨外科医务人员存在明显的心理问题，需要进行心理干预。

(四)心理性应激源

主要指个体内隐行为造成的心理困境，如不切实际的欲求、凶事预感、心理冲突和挫折等情境。

第二节 应激反应

应激反应是指机体经认知评价而觉察到有应激源威胁时所产生的各种心理、生理变化，是一种综合的反应，可以分为以下两类：

一、生理反应

应激状态下，个体为了应对紧张和压力，会发生生理适应性反应。生理反应涉及心血管系统、消化系统、免疫系统、神经系统等，影响遍及全身。

(一)心血管系统的变化

应激时，主要出现交感——肾上腺髓质系统兴奋所引起的心率加快、心收缩力加强、外周总阻力增高以及血液的重分布等变化，有利于提高心输出量，提高血压，保证心、脑和骨骼肌的血液供应，因而有十分重要的防御代偿意义。

但同时也有使皮肤、腹腔内脏和肾缺血缺氧，引起酸中毒，心肌耗氧量增多引发心室纤颤等心率失常，持续血管收缩诱发高血压等不利影响。

（二）消化系统的变化

应激时，消化系统功能障碍者较为常见。心理生理学派近代的代表人物之一，美国的沃尔夫（H. G. Wolff）经过30多年的实验室以及临床观察，研究情绪因素对胃的运动、张力、黏膜血管舒缩和分泌的影响，发现在情绪愉快时，黏膜血管充盈，分泌增加；在愤怒、仇恨时，黏膜充血，分泌和运动大大增加和增强；而在忧郁、自责时，黏膜苍白，分泌减少，运动也受到抑制。这些生理变化如持续下去就会发生病理变化，导致心身疾病时的结构性改变。

（三）免疫系统的变化

应激时，患者主要表现为免疫功能的减弱，这主要是由于神经内分泌激素对免疫的调节作用（如糖皮质激素 glucocorticoid，GC）、生长激素、盐皮质激素分泌增加有一定的关系），当然免疫系统也参与神经内分泌的反向调节。

急性应激反应时，外周血吞噬细胞数目增多、活性增加。但是应激时，由于GC和儿茶酚胺明显增加，并通过分布在巨噬细胞和T淋巴细胞、B淋巴细胞中的激素受体的介导，影响免疫功能，其中作用最明显的是GC。在生理浓度下，GC对免疫功能的许多环节都有抑制作用。如抑制白细胞的趋化性、抑制巨噬细胞对抗原的吞噬和处理，阻碍淋巴细胞DNA合成及有丝分裂，破坏淋巴细胞，使外周淋巴细胞数减少，并损伤浆细胞，从而抑制细胞免疫反应和体液免疫反应。

研究表明，心理应激，如孤独、抑郁、亲属死亡等可使淋巴细胞对丝裂原的反应性减弱；自然杀伤细胞（natural killer cells，NK）的活性降低，甚至诱发自身免疫疾病；而积极的心理状态可延长癌症和艾滋病患者的存活时间。

（四）中枢神经系统的变化

首先，要明确中枢神经系统是应激反应的调控中枢，同样，中枢神经系统也明显受到应激反应的影响。

下丘脑—垂体—肾上腺轴的适度兴奋有助于维持良好的认识学习能力和良好的情绪，下丘脑—垂体—肾上腺轴的过度兴奋或不足都可以引起中枢神经系统的功能障碍，出现抑郁、厌食，甚至自杀倾向。

应激时中枢神经系统的多巴胺能神经元，5-HT能神经元、γ-氨基丁酸能神经元以及脑内阿片肽能神经元等都有相应的变化，并参与应激时的神经精神反应的发生，其过度反应也参与了应激中情绪、行为障碍的发生。

（五）血液系统的变化

急性应激时，非特异性抗感染功能增强，外周血白细胞数目增多、血小板数目增多，黏附性增强，血液凝固性和纤溶活性暂时增强，全血和血浆黏度增高，红细胞沉降率增快。上述改变既有抗感染、抗损伤出血的有利方面，也有促进血栓、弥散性血管内凝血(DIC)发生的不利因素。

二、心理反应

应激的心理反应主要是情绪反应、行为反应和认知反应。其中情绪反应与健康和疾病的联系最为密切。

(一)情绪反应

情绪反应又称为"情绪应激"。是应激情境下的主要情绪反应。

1. 焦虑

焦虑是人预期发生危险或不良后果时的一种紧张情绪，是应激最常见的情绪反应。适度焦虑可提高人对环境的适应能力和应对能力，是一种保护性反应。以考试焦虑为例，适度焦虑可使学生集中注意力、提高记忆力，便于应对考试。但过度焦虑则会产生不利影响，妨碍个体准确地认识、分析和考察自己所面临的挑战与环境和作出符合理性的判断和决定，产生不利影响。

美国佛罗里达大学心理学教授、焦虑问题研究专家斯皮尔伯格(C. D. Spielberger)，把焦虑分为状态性焦虑和特质性焦虑。状态性焦虑是一种持续较短暂、强度多变、伴有紧张和害怕的心理状态。特质性焦虑是一类人格特质，具有特质性焦虑的人容易把本来没有威胁性的事件视为危险，总是怨天尤人、惶恐不安、容易陷入应激状态。

2. 恐惧

恐惧是一种企图摆脱已经明确的有特定危险的情绪反应，恐惧常伴有回避行为，即避免进入危险的境界或从威胁环境中逃走。适度的恐惧有一定的积极意义，因为适度的危机感能促使个体产生积极的应对行为。例如，司机驶入危险地段时，由于害怕发生意外，才会更加注意行车安全。严重的恐惧则可能造成失控行为。

3. 愤怒

愤怒是一个人在追求某一目标过程中遇到障碍或受到挫折时的情境。如果一个人认为某目标值得追求，而障碍是不合理、恶意或有人故意设置的，便会产生愤怒。人在愤怒时，躯体所发生的一系列生理变化，有利于克服其所遇到的障碍，但是，过度的愤怒可以使人丧失理智或失去自控而导致不良后果。愤怒的情绪经过适当的疏导，在一定程度上可以得到化解，如果处理不当，则可激化，并有可能导致攻击性行为的产生。

4. 抑郁

抑郁包括一组消极低沉的情绪，如寂寞、悲哀、失望、丧失感和厌世感等。

表现为发愁、苦闷，对周围事物冷漠，情趣索然，郁郁寡欢，对生活失去乐趣，自信心下降，伴有失眠、食欲减退、性欲降低等。严重时，悲观沮丧、绝望、有生不如死的感觉，易导致自杀，因此，对有抑郁情绪的患者，应当深入了解其有无消极厌世的情绪，以防止意外发生。

（二）行为反应

应激情境下的行为反应与情绪一样，表现在面部表情、身体语言中，还可做出攻击、坚持、逃避等行为，这些行为反应也是应对方式。按行为反应的指向可把行为反应分为针对自身和针对应激源两类。

1. 针对自身的行为反应

指通过改变自身以顺应环境的要求，包括远离应激源，或改变自身条件、行为方式和生活习惯等。常见的行为反应有逃避与回避。

逃避指已经接触到应激源后而采取的远离应激源的行动，如某大学生学习成绩一直很好，但因某种原因而考试失败受到挫折后，一改过去刻苦学习的精神状态，转向消遣娱乐，试图以学习之外的活动避开因学习压力给自己带来的焦虑与不安。

回避则是指事先已知应激源将会出现，在应激源到来之前，采取的避免同应激源遭遇的行动。如家庭关系紧张的人尽可能减少在家逗留的时间，变成“工作迷”；因学习问题受教师和家长训斥的学生逃学或离家出走等。

2. 针对应激源的行为反应

通过改变环境要求（即应激源）处理心理应激的行为，包括消除或减弱应激源的各种活动。如因工作单位离家远而产生的压力，可通过搬家解决问题。此外，有时会出现攻击的行为反应，如直接攻击或消灭应激源的行为方式，但这种方式在文明社会中日渐稀少，常代之以谩骂、发怒、转移攻击或攻击自己。

（三）认知反应

应激情境中，个体心理的内稳态受到破坏，应激源可直接或间接地降低认知能力。心理社会文化性应激源通过情绪反应，干扰和影响逻辑思维、智力，造成认知能力下降；认知能力下降又促使个体产生动机冲突，并使挫折增多，激发不良情绪，形成不良情绪与认知能力下降的恶性循环。

认知反应的另一方面是自我评价丧失。人在各种活动中都有自我评价，亲人故去、离婚、患重病等应激源的刺激，均可使人感到悲伤、忧郁，降低自我价值感。面对应激情境，丧失了自信心，总是怀疑和担心。对生活和工作产生不良影响，缺乏自我控制，损害自主感和自负感。

第三节 心理应对

一、心理应对

心理应对(coping)指处理应激的策略与方法，是个体在应激状态有意或无意采取的心理上和行为上的调适，使自己适应和摆脱某种情境的反应，以保持心理平衡的一种手段。

拉扎勒斯(Lazarus)把应对分为两类：针对问题应对和针对情绪应对。前者是管理或改变应激情境，适用于应激源明确的应激情境；后者是控制自己对应激情境的情绪反应，适用于不明应激情境，如心理防御机制。

二、心理防御机制

心理防御机制的概念最早由弗洛伊德提出，指个体为免除冲突、内疚或焦虑等心理困扰的潜意识的适应性反应。它是一种针对情绪的应对办法，即通过在潜意识里使用心理防御机制，可制造意识中的“盲点”，从而淡化或忽略现实感威胁。但此类自我心理保护的方法也可被有意应用。心理防御机制可以分为以下几类：

(一)心理防御机制的概念

心理防御机制(defense mechanism)是个体在应激情景中，为对抗、缓解或摆脱应激冲突引起的心理紧张时，不知不觉所采用的自我保护机制，是一种潜意识的心理保护机制。

(二)心理防御机制的作用

有两种作用：一是积极的作用，它能暂时地减轻心理症状，使个体有更多的机会在一定时间内，去寻找应对挫折的更为有效的方法；二是消极的作用，使个体依赖于心理防御，逃避现实，而不能学会有效地从根本上去解决问题。心理防御机制是常见的心理现象，几乎每个人都在不知不觉中使用，但若使用不当或过多地依赖，即表现不正常，甚至表现为某种病态。

(三)心理防御机制的类型

目前，国内外医学心理学者已提出多种防御机制，一般将其分为以下类型。

1. 自恋型

又叫不成熟型，童年早期多出现，成年后有时出现，多为暂时性使用，而精神障碍者常极端使用，包括否认、曲解、投射等。

2. 幼稚型

又称不成熟型，多见于童年后期，成年多见于轻度精神障碍患者，如经常性做白日梦、经常性想着“中大奖”，包括退化、幻想、内射等。

3. 神经症型

成年早期出现，成年人中神经症患者多用，包括合理化、反向、转移。

4. 成熟型

成熟型是人格发展成熟后，成年期常采用的积极有效的适应方式，容易被现实社会所接受，包括理智化、幽默、升华等。

（四）常见心理防御机制

1. 否认

否认是指对已经发生但又不愿接受的令人不愉快或痛苦的事情予以否认，当做根本没有发生过，以避免心理上的痛苦和不安。个体在日常生活中突然面对重大生活事件时，常常会采取否认机制。如恶性肿瘤患者否认自己的病情；有的人听到亲人突然去世的消息时，会反复说“不可能”等。

2. 曲解

曲解把发生的事物转向有益于自己的方向进行思考，并相信确如其事。如把别人的讽刺当做赞扬，即所谓“自我感觉良好”，以保持自尊心不受伤害。

3. 投射

又称外射，指将自己不喜欢或不能接受的品质、态度、信念、欲望，转移到外部世界或他人身上，将自己遭受挫折的原因完全归咎于外界，以此减轻自身的焦虑不安。如自己考试作弊，就认为别人考试都作弊。

4. 退化

退化是指当人们遇到挫折时放弃已经习惯的成人行为方式，而使用早期幼稚的不成熟的方式来应对挫折情景。如危重患者经抢救脱离危险后仍不愿意离开监护室等。癔症患者应用此机制最为常见。

5. 幻想

幻想指人们在日常生活中遇到激急情景而又无力解决时，便脱离现实异想天开，企图以虚构的方法来满足自身的需求。企图中大奖、做“白日梦”等都是对幻想的真实写照。常用这种应对方式，是实现与幻想的内容分不清表现的一种病态，常见于人格不成熟甚至是精神疾病患者。

6. 内射

内射与外射作用相反，即将原本指向外界的本能冲动或情感转而指向自身。有人将遇到挫折认为自己有不可推卸的责任，该自己倒霉，是“上天”的惩罚等。许多抑郁患者因过分地自责而导致自伤、自杀行为。

7. 合理化

合理化又叫“文饰作用”，是最常见的心理防御机制。指个体在遭遇挫折、无法达到所追求的目标或行为不被社会接受时，常常会找出种种“理由”为自己辩解，以原谅自己，摆脱痛苦。“酸葡萄心理”、“阿Q精神”等正是合理化作用的写照。

8. 反向

反向是指人们将潜意识中某种不能直接表达的欲望和冲动，以完全相反的方式表现出来。“此地无银三百两”就是一种典型的反向作用。

9. 转移

转移指当某一个人因某种原因而无法向某一对象直接发泄情绪时，便将其转移其他代替者身上。某人受到领导批评后，对家人发怒或摔东西等，使自己的不满情绪得到宣泄。

10. 理智化

理智化是指以理智的方式对待紧张的情境，借以将自己超然于情绪烦恼之外。这种机制对于经常与痛苦和死亡打交道的医疗人员尤为重要，一个优秀的医务工作者无论面对多么危急复杂的病例，都应保持理智、沉着和冷静。

11. 幽默

幽默指人们通过幽默的语言或行为来应对紧张、尴尬的局面，以维持心理平衡。在我国春秋时代“晏子使楚”的故事中，晏子的幽默和机智不仅避免了自己受辱，而且维护了齐国的尊严。

12. 升华

升华是将动机和行为净化与提高，使之导向高远的目标。如歌德不因失恋而消沉，写下了不朽的名著《少年维特之烦恼》；司马迁在挫折中完成了《史记》的编撰。

三、应对方式

应对方式(copingstyle)是个体处于挫折或压力时所采用的认知和行为策略的风格，日常生活中，有些应对方式不仅无效，甚至有害。如求助于烟、酒和某些药物以逃避和回避某些客观现实，只能一时避免接触应激情境，但不能从根本上解决问题。长期吸烟、过量饮酒或不正确地服用药物，会对人体有害。正确的应对方法是增加应对资源，如通过学习培训提高技能，掌握人际沟通技巧，以求有效应对应激情境。

(一)应对方式的影响因素

它大体可分为稳定的非情境因素和不稳定的情境因素。稳定的非情境因素包括个体的年龄、性别、遗传素质、人格特质等。不稳定的情境因素即不稳定因素，其对应对的影响程度主要依赖于个体的主观评价，主要包括应激情境的客观特征和个体对情景的主观理解及评价，其中，应激情景的客观特征包括应激程度、可控程度、情境的可变性等。具体来讲，影响应对方式形成的因素主要有以下几个方面：

1. 人格特质

人格是构成一个人的思想、情感及行为的特有的统合模式，是应对资源中最为稳定的心理资源。已有的研究表明，个体的应对风格与人格特质有密切的关系。Glass 等的研究发现，当面对无法控制的应激时，A 型行为模式的人与 B 型行为模式的人相比，其应付行为更多地显示出缺乏灵活性和适应不良。

2. 认知评价

所谓认知评价是指个体从自己的角度对遇到的生活事件的性质、程度和可能的危害情况做出估计。对事件的认知评价直接影响个体的应对活动和心身反应。将事件评价为高强度应激源的人易采用被动消极的应对风格，往往采用情绪关注应对；而能客观评价应激事件的人多采用积极主动的应对方式，往往采用问题关注应对。

3. 自我意识及自我概念

自我意识是指个体对自己作为主体和客体存在的各方面意识，是由自我认知、自我体验和自我控制组成的自我调节系统，控制着个体的心理活动和行为。自我概念相当于自我意识中的自我认知，是心理健康的重要指标之一。在面对压力时，自我概念越积极的人自我价值感和自我效能感越高，一般更相信自己的能力，更相信自己的努力会导致成功，他们倾向于采取积极的措施去解决问题；反之，自我价值感低的人自我效能感亦低，由于对自己缺乏信心，较少自我肯定与自我欣赏，在面对压力时缺乏挑战困难的勇气，倾向采取发泄、幻想、忍耐这类情绪性应对方式。

4. 情绪状态

情绪是人对客观事物的态度体验和行为反应，情绪与应对选择关系密切，正性情绪可以拓展思维，使个体在应激条件下有更多可以利用的社会、身体、智力资源；而负性情绪则往往固化思维，缩小行为选择的范围。

5. 社会支持

社会支持是指来自社会各个方面的包括精神和物质上的帮助和支持。社会支持在应付中是一种重要的辅助资源，被看做是决定心理应激与健康的重要中介因素之一。缺乏社会支持者面对应激，可能采用不良情绪应付甚至是自闭的应付方式；社会支持丰富者倾向于寻找社会支持、解决问题等积极的应对方式。社会支持的形式有 3 种：客观支持、主观支持及社会支持的利用度，其中，社会支持利用度对应对方式影响最大。

除以上几个主要因素外，年龄、专业、性别和应激源强度等其他因素也和应对方式密切相关。

（二）心理应对的主要方式

个体在面对应激情景时，要以积极、主动的心态来应对，通过重新修正目标，改变认知和行为，以保持心理平衡达到适应，主要方式有以下几种。

1. 消除应激源

日常生活中每个人都不可避免地会遇到各种困难和挫折，要尽可能获得心理应激的多方面信息，认真分析原因，总结经验教训，利用各方面技术、资源的帮助，消除应激源。对于难以避免或无力消除的应激源，可采取暂时回避的方法，远离应激源，以减少心理应激反应的发生。

2. 理智控制情绪反应

面对应激情景，每个人难免有情绪反应，甚至出现失去理智的行为表现。这时要用认识和意志力适度地控制愤怒、焦虑等不良情绪反应，尽量保持平衡的心理状态。

3. 面对现实，改变认识

有许多心理压力和挫折感来源于个体对客观事物的偏差认识，或对应激评估过高。为减轻应激强度，缓解或摆脱应激源引起的心理紧张，必须根据客观实际情况建立适宜的期望目标，对应激源进行理智的再评价，这样能增加克服困难的自信心和成就感。

4. 改善环境，获取支持

遇到各种困难和挫折时，可通过自身的人际关系，获得社会的关心、指导和帮助，或改变造成心理应激的环境，使心身紧张状态得以缓解，从而有效地调整心态，重新应对应激情景。

5. 寻找精神宣泄，掌握放松技巧

日常生活过程中，个体遭受应激时，自己应寻找一种能使自己自由表达受压抑情感的情境，让内心痛苦得到宣泄，紧张情绪得到缓解。如愤怒时找一个合适的对象适当地出出气，痛苦时大哭一场，心烦时找知己倾吐一番等。人们也可通过适当的活动，如散步、唱歌、跳舞、听音乐、练书法、打拳、聊天、冥想、瑜伽、放松训练等方式，放松紧张的身心状态。

6. 重组新的生活方式

对长期慢性心力应激或慢性心身疾病的患者来讲，将以上各种方法结合起来，重组一套适合自身的生活方式，对改善心身状态，提高生活质量是非常重要的。

四、应激管理

人遇到困境、陷入应激后如何有效应对压力情境？美国学者 Coon 提出以下 4 个管理对策。

(一)管理身体反应

面对压力情境，身体做好了或战或逃的反应，肌肉紧张，心脏在加速地跳动着，随时准备做出反应。由于行为反应被压制(文明社会一般不能采用打架或逃跑等极端行为），机体只表现为“焦虑不安”，因此，处理上述问题的原则是学习有效、非药物的松弛方法，以放松紧张的身体和不安的情绪。各种锻炼方法，如：游泳、跳舞、跳绳、瑜伽等，都能帮助身体驱散紧张，是消除精神疲劳的有效应对方法。其实，即便像走路这样的轻微活动，也能有效地放松身体。渐进放松术的学习，可以帮助人们学会控制肌肉，让某一部分肌肉紧张或放松下来，这样就能大大减轻紧张。

（二）减少无效应对行为

压力可因人们做出不当反应变得更强，如为自己设置完成任务的时限、做事追求过分完美、不会拒绝别人的建议、放弃社会支持等。下列建议有助于更有效地处理应激问题。

1. 减慢工作、生活节奏

有时压力是自造的，如有些人的工作、生活节奏长期处于加速状态。压力过大时不妨适当放慢节奏，并以“最终目标是到达目的地，而不必太在意是否第一个到达”自诫；或如语言暗示“我的目标是缩短距离，而不只是速度”。人生有很多重要事情要做，人们应该以追求生活质量而不是数量为最大目标，有时“什么也不做”也是改变节奏的一种方法。

2. 条理化

努力以新视角审视近前自己所处情境，设法重新整理思绪，自问什么最重要，努力使注意力集中于人生的阶段性重要目标。学会抛弃琐细、无关紧要的事情和令人心烦的情绪，使生活工作纳入条理化程序。

3. 承认并接受自己的极限

有人过于追求完美或抱有不切实际的期望，无论做得多好自己都不能满意的观念不利于心理健康。要为自己设置适宜目标，分解大目标为小目标，逐步实现；应学会对强加的额外要求或责任说“No”。

4. 寻求社会支持

相关研究表明：与他人建立亲密、积极的关系，有利于健康和心身愉快。因为来自亲友的支持，可成为一种压力缓冲器，减轻应激性事件的伤害。通过与朋友深入讨论问题、倾诉紧张和内心苦闷，可获得出乎意料的收益。必要时还可寻求心理咨询师的帮助。

若有人不能或不愿意与他人谈论应激性事件，可试着把想法和感觉写在纸上，或许有助应付压力。

（三）应对挫折和冲突

Maier（1949）在挫折实验中，把老鼠放在平台上，然后迫使老鼠离开平台，跳向两扇位置稍高的门，其中一扇门锁着，另一扇开着。老鼠如果跳入可推开的门，可安全到达另一个平台；如果选择锁住的门，老鼠则被弹回，掉落在网上。

门是否开启，由随机方式决定。实验进行一段时间后，发现大部分老鼠采用了老的解决方法，即每次选择同一扇门。老鼠一次次跳向锁着的门，并被反弹回来，掉到网上。其实，老鼠只要跳向另一扇门就能进入安全地带。因此，不灵活的坚持即“愚蠢”，就像不停跳跃的老鼠那样沿用老方法。所以应对挫折时，须懂得何时该放弃不当方式、以建立新方式处理问题。下列建议可帮助人们避免不必要的挫折：①努力识别挫折的根源，是外部原因还是个人原因？②能找出挫折的原因吗？改变它难吗？自己能完全控制这个因素吗？③如果挫折源能被消除或被改变，值得努力去做吗？

解答上述问题，可帮助人们决定坚持与否。学会接受那些不能被改变的事情很有意义，人们常自行制作想象的障碍，因此还要学会区别障碍是现实存在还是想象产生的。

(四)更有效处理冲突

1. 慎重决定

做重要决定时，不要草率。可花些时间收集信息，从正反两方面权衡。匆忙做出决定经常会使人懊悔。如有可能，在做出重要决定前，做些预试验。高中考生准备去哪所院校上学？不妨去想报考的大学看看校园、学生宿舍；如果可能，可到想上的专业班上听会儿课等。

2. 寻找可操作的替代方法

得到全部可利用的信息很重要，如果只想到一两种选择，一旦其选择不合适或者无法接受，可去寻求师长、咨询师等的帮助，或向社会服务代理机构咨询，寻求其可能提供的自己尚不知道或忽略的替代方法。

3. 接受压力

若所有尝试都不成功，应下决心与压力共同生活。优柔寡断和心理冲突可使人付出高昂的健康代价。有时最好选择行动并坚持下去，除非其选择存在非常明显的错误。

本章小结

本章阐述了应激的含义，应激源的分类。心理应激是指个体在觉察威胁或挑战时，机体经认知评价而觉察到有应激源威胁时所产生的各种心理、生理变化。个体在应激状态时会有意或无意采取心理上和行为上的调适，使自己适应和摆脱某种情境的反应，以保持心理平衡。本章介绍了一些常见的心理防御机制、应对方式的选择及影响因素，通过学习，医护人员才能更加懂得患者的心理活动规律，从而采取相应技术进行心理护理。此外，本章还介绍了美国学者 Coon 提出的 4 个应激管理对策，掌握正确的应对方式和应激管理方法，对于日常生活和临床护理都具有重要意义。

案例分析 5-1

张某,41岁,是一家私人企业的技术员,工作环境温度较高、噪声较大,工作压力也很大,所在班组人际关系复杂,因得不到上司的赏识他迟迟没能得到提拔。其家庭困难,妻子失业在家,女儿正读初中,近段时间张某出现头痛、失眠等症状。

提问:

请分析他所面临的应激源有哪些。

案例分析 5-2

某公司白领,平素身体健康,一次体检中血常规显示白细胞异常增高,后证实是白血病,心身马上被击垮,抑郁、焦虑、沮丧、冷漠,失去康复的希望和信心,不到半年病重身亡。

提问:

请用本章所学的理论知识加以剖析,并思考怎样对其进行心理护理。

思考题

1. 什么是应激?常见的应激源有哪些?
2. 试述应激的生理、心理反应。
3. 举例说明各种心理防御机制。
4. 如何选择正确的应对方式和应激管理来解决生活中所面临的各种应激源。

第六章　心身疾病

学习目标

1. **知识目标**　掌握心身疾病的概念、熟悉心身疾病致病因素、心身疾病的诊断、治疗与防治原则；了解原发性高血压、冠心病、脑血管病、恶性肿瘤的心理社会致病因素及心理治疗。

2. **技能目标**　熟练运用所学医学知识为心理疾病进行干预、护理。

3. **情感目标**　用良好的心理素质和高尚情感去帮助心身疾病患者。

人的一生中，不可避免地会遇到来自外部和自身的种种刺激，出现应激反应。适当的心理应激对个体的健康和功能活动有积极的促进作用，一般人都可以凭借自己的力量来应付。但心理应激超过了人们适应承受能力时，则使个体在生理、心理产生损伤性的变化，从而使得机体抗病能力下降。使个体罹患心身疾病，或使已有的疾病加重或复发。现在人们普遍认识到心身疾病对人类健康造成了严重威胁，医学界已有确切证据表明身心疾病是死亡率升高的重要原因。

第一节　心身疾病概述

一、心身疾病的概述和特点

（一）心身疾病的概念

心身疾病（psychosomatic diseses）或称心理生理疾病（psycho physiological diseases），是介于躯体疾病与神经症之间的一类疾病。现代医学心理学家普遍认为：心身疾病是指由心理—社会因素引起的，持久的生理功能紊乱及其所导致的躯体器质性疾病。目前，心身疾病有狭义和广义两种理解。狭义的心身疾病指心理致病因素在发病、发展过程中起重要作用的躯体器质性疾病。例如原发性高血压、溃疡病。广义的心身疾病就是指心理—社会因素在发病、发展、转变过程中起重要作用的躯体器质性疾病和躯体功能性障碍。显然，广义的心身疾病包括了狭义的心身疾病和狭义的心身障碍。

（二）心身疾病的特点

随着人们对心身疾病的研究的深入，心身疾病的概念也在不断更新。中外医学心理学家把心身疾病的特点概括起来，主要有以下几方面：

(1)发病原因主要由心理—社会因素引起；

(2)通常涉及自主神经所支配的系统、器官；

(3)具有明显的躯体症状与相应症的体征；

(4)与特殊的性格特征有关；

(5)病变变化常常有缓解和复发倾向。

即凡是疾病的发生、发展、治疗、康复各环节有受心理—社会因素影响者，都可归为心身疾病。

(三)心身疾病的分类

心身疾病的分类有多种，现按临床各科室和机体各系统进行分类如下：

1. 内科心身疾病

原发性高血压、冠心病、支气管哮喘、消化性溃疡、阵发性心动过速、心动过缓、神经性呕吐、过度换气综合征、紧张性头痛、习惯性便秘等。

2. 外科心身疾病

痉挛性斜颈、全身性肌肉痛、遗尿症、类风湿关节炎等。

3. 妇科心身疾病

经前期紧张综合征、心因性闭经、更年期紧张综合征等。

4. 眼科心身疾病

眼肌疲劳、眼肌痉挛、飞蚊症、中心性视网膜炎、原发性青光眼等。

5. 耳鼻喉科心身疾病

咽喉部异物感、耳鸣、晕车、口吃、美尼尔综合征等。

6. 口腔科心身疾病

咀嚼肌痉挛、口臭、唾液分泌异常、复发性慢性口腔溃疡等。

7. 皮肤科心身疾病

皮肤瘙痒症、慢性荨麻疹、神经性皮炎、多汗症等。

8. 儿科心身疾病

心因性发热、异食癖、站立性调节性障碍、夜间遗尿症等。

9. 其他心身疾病

恶性肿瘤、肥胖症等。

(四)心身疾病的分布趋势

心身疾病在人群中的分布较广，其发病率与地区、生活方式、饮食行为、文化背景、年龄与遗传有关。国外一个有1600名居民的社区调查的数据显现，曾患溃疡病者占居民总数的7%，支气管哮喘者3%，高血压者8.6%，神经性胃病者6%，消化不良症状者8%。这个调查尚未包括冠心病和经前期紧张症等其他常见的心理生理疾病。其中性别分布呈现女性一般高于男性。但有些病种如溃疡病、冠心病、支气管哮喘则以男性患病率为高，而甲状腺功能亢进仍以女性为多。年龄分布方面，65 岁以上的老人和 15 岁以下的少年患病率较低，青年人略高，患病率高峰为更年期。

我国流行病学研究者指出，随着社会化进程的发展，近年来心身疾病的患病率有逐年增高的趋势。心身疾病的分布呈现为城市高于农村，脑力劳动者高于体力劳动者，工业化的社会高于工业不发达的社会。

二、心身疾病致病因素

众多心理学研究者认为，心身疾病是由许多综合因素引起的，并由此而形成器质性病变。在诸因素中，个人遭到的紧张刺激以及生活境遇的影响起重要作用。而人一生，不断遭遇应激反应，不断地受到生理—心理—社会环境中多种因素的影响，个体对于疾病有关的情绪所做出的主观要求，对疾病的发生起着重要作用。同时个人的人格特征也会影响对疾病的抵抗力和病态行为。因此，致病因素是多方面的。

(一) 情绪因素与心身疾病

情绪活动可分为两大类：积极愉快的正性情绪和消极不愉快的负性情绪。正性情绪能提高体力和脑力劳动的效率，促进人际关系间的进一步发展，增强人的免疫力，使人体保持健康。另一类是负性不愉快的、消极的情绪，诸如愤怒、恐惧、焦虑、忧愁、悲伤、痛苦等。这种负性情绪的产生，是适应环境的必然反应，同时也刺激人体，影响人的正常生理功能和心理反应，因而有害于健康。

人在威胁性情境下产生的焦虑或愤怒反应，会伴随着肾上腺素、肾上腺皮质激素及抗利尿激素的快速增加，出现心率加快、血管收缩或舒张压升高、呼吸增速、胃肠活动增快或减慢，新陈代谢率增高。如果这种消极情绪经常反复出现，引起生理长期或过度的神经紧张，会造成机体的病变，出现如内分泌功能失调、血压持续升高等症状，可转变为某些器官、系统的疾病。

临床心理学研究者认为，紧张情绪会导致疾病或使疾病恶化。心脏病患者遇到应激情景时，紧张的情绪，能引起心律失常，出现如阵发性房性心动过速、房性或室性早搏。面对一些不能解决的情绪矛盾，在生理上通过交感及副交感神经兴奋性的快速波动，能使心肌损害者导致致死性心律失常。

长时持续紧张的工作、导致精神创伤的生活体验和经常性的负性情绪，能提高心肌梗死的可能性。临床观察还证明，心理紧张刺激还能引起一系列消化系统功能的改变，如胃溃疡、肠痉挛等。严重的不良情绪也会导致心理障碍，如引起神经衰弱、抑郁症、焦虑症甚至精神分裂症等疾病。流行病学的研究指出，心理紧张刺激与高血压溃疡病、心肌梗死、癌症等发病率的增高有一定的关系。

一般而言，在社会生活中，引起人们产生丧失感、威胁感和不安全感的心理刺激，最易致病。

（二）人格特征与心身疾病

人格特征与遗传、生活环境、个人成长史、行为方式、适应能力，以及个体对疾病的反应等息息相关，不同人格特点的人会产生不同应激反应，有可能产生不同的疾病。

1.“A型行为类型”

1959年美国心脏病学家夫瑞特曼（Friedman）和若森曼（Rosenman）在对冠心病患者的前瞻性和回顾性研究的基础上提出了一种“A型行为类型（type A behavior pattern）”的人，认为这种行为类型与冠心病有密切联系，故又称为“冠心病易患模式”。具有这种特征的人具有如下表现：①争强好胜；②时间紧迫感；③办事急躁；④过度敌意；⑤对工作过度地提出保证。反之，心境平静、随遇而安、不争强好胜、做事不慌不忙、不经常顾及时间者属于B型。另外一部分人属于中间过渡类型。医学心理学家们在为A型行为完成了一系列临床观察、流行病学调查和实验室研究后，不仅肯定了A型行为类型与冠心病的流行和发病之间的密切关系，而且发现A型行为类型人的胆固醇、甘油三酯、去甲肾上腺素、促肾上腺皮质激素以及胰岛素对葡萄糖的反应等都增高，血液凝固时间缩短。近年来，国内不少学者也对心血管进行了心身反应的研究。结果表明，A型行为类型者所表现的唤醒水平都无例外地比B型者高；且A型者对任何刺激的反应量和B型人比较起来都有明显偏高的表现。夫瑞特曼等还认为，由于社会不断变化，科技飞速发展，各种竞争激烈，因此A型行为类型不算是个体存在某些缺陷，而是为了应付某些特定环境下进行特殊的竞争而产生的。

2.性格特征

经过临床长期观察，冠心病患者的抑郁分数和疑病症分数均高于正常人；发现他们中抑郁得分高的人易患心肌梗死。在对癌症的临床心理学研究也发现，长期处于孤独、矛盾、抑郁和失望情境下的人，或经常克制自已的情感、不敢任意发泄愤怒、多愁多虑者或有不安全感的人，较容易患癌症。流行病学对众多疾病患者经多次的采用MMPI（明尼苏达多相人格量表）的临床心理调查研究也发现，不少疾病具有某些人格特征。即性格特征也影响人的疾病发生。

3.行为方式

医学界还提出，不健康的行为是引起疾病的主要原因。例如吸烟与冠心病和癌症的死亡率增高有关。吸烟者比非吸烟者的死亡率高70%，又如酗酒，易引发肝硬化和各种癌症。吸烟和饮酒与肺心病、肺癌和消化道癌症有显著相关性。孤僻少言、消极离群的性格与自杀行为有关联，也与恶性肿瘤发病有关；急躁易怒者患肺心病及脑血管疾病的危险大于孤僻少言者。多食少动及与此相关行为对健康也不利。由多食引起的肥胖与糖尿病、胆结石、胆囊炎和高血压有关。此外，行为多食动物脂肪，少食谷物和蔬菜等易患肠癌等疾病。

大量证据表明，患者的人格特点和行为方式与疾病有着密切的联系，它既可作为许多疾病的发病基础，又可改变疾病的过程。

(三)社会环境因素与心身疾病

人是社会的人，从出生就与社会环境联系在一起。人体疾病的发生发展，不仅与人与自然的关系是否协调有关，而且与一定时期内社会生产的发展水平及社会文化环境密切相关。

1. 社会事件

流行病学调查表明，一些容易引起强烈紧张的社会事件、战争、流行病、地震、社会动乱可引起人们罹患各种心身疾病。例如第二次世界大战时期，英国伦敦不时受到德国的空袭，人们经常处于精神高度紧张的状态。时间一长有人发现此时有很多人患有消化性溃疡疾病，很多妇女出现月经不调。又如现代金融风暴席卷全球时，经济危机带来的不稳定性，使很多人出现焦虑症、抑郁症。更有甚者因不能平衡身心状态导致自杀。虽然那些极为严重的、突发的、不能预见的、不可控事件(如地震、滑坡、洪水等自然灾害和交通事故等)，可以掩盖个体差异的作用，但作为心理—社会事件，会给经历它们的大多数人带来极大的恐慌，并产生疾病或不适感。

2. 经济状况

流行病学调查发现，在同一社会中的不同时期，不同群体的患病率也有差异。生活条件优越的阶级比其他阶层心身疾病的发病率较低，而发病率最高者为中层社会中条件偏低者，他们为了竞争以获得较好的生活条件，必须付出更多的精力、时间，在身心上有更多的压力，但他们的个人要求和需要并非经常可以得到满足，因而这种个人需求和社会压力之间的冲突就可以引起心身疾病。因此，社会经济状况也可能是发病因素之一。可能引起更大作用，产生疾病。

3. 工作环境

工作环境人事紧张、工作性质单调、刻板，劳动时间过长，工作环境有持久的强烈的物理化学刺激，企业任务压力过重，人际关系的不协调等都会使人产生焦虑、烦躁、愤怒、失望等紧张情绪。如不能处理好，在心理行为上就会出现异常，出现社会生活疾病。

4. 情绪情感

婚姻状况的不和谐，亲人的缺失，一般会引起人产生损失感、威胁感和不安全感，这些心理刺激最易致病。

流行病学调查表明，伴有心理上损失感的刺激，对健康的危害最大。根据对居丧的903名男女长达6年的追踪观察，发现居丧第一年的死亡率高达12%，第二年为7%，第三年为3%，而对照组分别只有1%、3%和2%。另一调查表明，中年丧偶者更为严重，比较他们与同年龄组的死因，以8种疾病的差异最为显著，脑血管病为对照组的6.2倍，冠心病4.6倍，非风湿性心脏病3.4倍，高血压性心脏病8.2倍，全身动脉硬化7.1倍，肺结核7.8倍，肺炎和流感5.5倍。其他如恶性肿瘤、糖尿病等疾病的比例也很高。

（四）身心器官的脆弱性

临床上可以观察到，人们在遭受相似的心理紧张性刺激后，如地震、洪水、战祸、灾荒等波及大量人口的刺激，即使有类似的应激反应，也只是一部分人患病，而且所患的疾病种类也不同，同样的心理社会刺激，有人患溃疡病，有人患高血压，有人却患冠心病，有的人出现器官反应，有的人不出现器官反应，为什么这些患者的心身疾病不是同一种病？造成这些差别的原因很复杂，主要是因为患者的生理特点不同，因而使他们对不同心身疾病有着不同的易患性。其中一个重要原因就是不同个体、不同器官对心理应激状态下的生理反应有着不同的耐受力。应激反应只能在脆弱个体的脆弱器官上造成组织损伤，因此器官的脆弱性是心理社会因素导致心身疾病的一个重要条件。

三、心身疾病的发病机制

心身疾病作为一门科学研究，从20世纪初开始，众多学者就展开了大量实验研究。心身疾病涉及面广，随社会发展而变化，研究其机制比较复杂。归纳起来，研究大体沿着三大理论进行，分别为心理动力学理论、心理生理学理论、行为学习理论。

（一）心理动力学理论

在弗洛伊德的心理动力学理论基础上，美国著名心理学家亚力克山大对其进行了研究和发展。亚力克山大强调心理冲突在心身疾病中的重要作用，认为心身疾病的发病系统有三个要素：①未解决的心理冲突；②身体器官的脆弱易感倾向；③自主神经系统的过度活动性。心理冲突多产生于童年时代，常被压抑到潜意识之中而不表现出来。以后一旦遇到生活变故或社会因素的激发，这些冲突会重新出现。如果这些复现的心理冲突找不到恰当的出口疏泄，就会通过过度活动的自主神经系统而发放，从而引起自主神经系统的功能障碍和它所支配的脆弱器官的损伤。因此，该派学者认为，只要研究一个人的心理冲突的性质，就可以弄清发病机制，预言其将会患何种心身疾病。这一理论始终重视潜意识心理冲突在各种心身疾病中的作用。

（二）心理生理学理论

20世纪中期，美国心理学家沃尔夫等人在经30多年生理疾病研究试验后，提出了心理生理学理论。他们以坎农的生理学（情绪与生理过程之间的关系），塞里的应激学说以及巴甫洛夫、贝柯夫与斜切洛夫的条件反射研究与“皮质—内脏相关学说”为基础，注重通过心理生理学的实验来探究有一时的心理活动同身体的生理、生化变化间的关系，从而揭示心理因素导致心理疾病的心理机制。认为持久的生理变化可导致结构的变化。提出一切外部应激源，一切内部的易感因素、个体遗传特点、易感性心理素质、个体人格特征、躯体病理生化改变均可作为刺激源作用于机体，通过主观认识评价产生相应的情绪体验，借助于神经生理生化，内分泌和免疫力系统三个中介影响机体，产生疾病或促进康复。

（三）行为学习理论

行为途径的基础是条件反射学说或学习理论，主要代表人物是米勒，他提出了关于“内脏学习”理论并进行了一系列实验研究，结论认为某些社会环境刺激引发个体习惯性心理和心理反应，表现为情绪紧张、呼吸加快、血压升高等。由于强化或通过泛化作用，使得这些习惯性心理和生理反应被固定下来，而演变成为症状和疾病，如紧张性头痛、过度换气综合征、高血压等心身疾病症状，从而对心身疾病的发生机制提出了新的解释，为心身疾病的治疗工作开创了新的途径，现已广泛应用于实践中。

（四）综合理论

医学心理学研究表明，一切心理活动都离不开以大脑皮质为中心的中枢神经系统。借鉴于现代医学发展理论和心理动力学理论、心理生理学理论、行为学习理论，我们将心身疾病的发病机制综合为以下几方面进行：

（1）心理—社会物作为刺激因素传入大脑，首先被大脑皮质接受。通过中介，即认知评价应对方式、社会支持、个性特征及其他因素做出信息加工处理和储存反应，其中认知评价起非常重要作用。

（2）大脑皮质层对信息的处理，大脑皮质层分化不同信息到相应边缘系统，并产生一定情绪活动变化，而情绪在机体与运动互相联系，并随运动传出。情绪是大脑皮质和皮质中枢（边缘系统、下丘脑、脑干网状系统）协调活动的产物，情绪的直接中枢在边缘系统，而边缘系统与下丘脑有广泛的神经联系。

（3）传出信息引发大脑边缘系统做出生理反应情绪活动的变化，使神经内分泌系统中产生各种躯体反应。大脑边缘系统—下丘脑—自主神经通路和大脑边缘系统—下丘脑—垂体前叶—肾上腺皮质通路，两条神经通路做出反应。如长期的不良情绪可使下丘脑兴奋交感神经—肾上腺髓质机制，引起大量儿茶酚胺的释放，导致生理反应出现血液循环加快，外周血管收缩，血压升高以及呼吸加快。而下丘脑可分泌多种神经激素。进而影响垂体前叶—肾上腺皮质机制及自主神经支配的组织，表现为神经—内分泌—免疫的整体变化，机体也产生相应的生理、行为变化。

（4）心身疾病的发生反应强烈而持久的。紧张刺激或情绪使机体出现应激反应过度，出现神经—内分泌—免疫系统不平衡，会引起相应的心身疾病。

(五)当前心身疾病的研究特点

(1)在生理—心理—社会医学模式指导下进行研究。不拘泥于某一学派，而是综合心理动力学、心理生理学和行为学习理论，互相补充发展，并引申至生物、理化等不同环境进行多方位研究、探讨。

(2)运用现代理论和工具，以人为中心，研究患者心理、生理变化。更全面、更准确评估患者，为治疗心身疾病提供帮助。

(3)进一步研究个性心理特征与心身疾病的关系，研究个性心理特征在内外应激反应中表现出来的社会适应和自我心身平衡，从而避免出现心身疾病。

第二节 心身疾病的诊断、治疗与预防原则

一、心身疾病的诊断

(一)心身疾病的诊断

1.心身疾病的诊断

主要包括两个方面的诊断：躯体诊断和心理诊断。还要综合考虑个人心理、身体与社会三个方面的问题。

(1)躯体诊断的方法主见于医学诊断学。诊断应有确切的具体躯体病变存在，或存在已知的病理生理学变化。其中，某些患者可能有许多躯体症状，而没有相应器官的组织损害。这些躯体症状可能是患者心理问题的躯体化表现。

(2) 心理诊断的方法见于心理检查。心理检查的常见方法是行为观察、会谈法和心理测查。心理诊断所涉及的心理方面有：①患者当前的心理(情绪)状态；②患者的人格特征,可成为某些疾病的易感因素；③有明确的心理致病因素存在。

2. 心身疾病诊断步骤

(1)心身疾病诊断要点：①疾病的发生包括心理—社会因素，且心理—社会因素与躯体症状有明确的时间关系；②躯体症状有明确的器质性病变，或存在已知的病理学变化；③排除神经症或精神症。

(2)心身疾病诊断步骤：①了解病史,收集资料：询问曾经病史，收集患者心理社会方面的有关资料，如心身疾病刺激的来源、性质强弱、程度严重与否，以及患者对刺激的反应；了解患者的人格特征、文化程度、工作生活环境、家庭社会支持、人际关系及遗传疾病史等，从中找出与心身疾病有关的各种心理—社会因素；②体格检查：与临床各科体验相同，注意患者的心理行为反应方式，例如，嘱咐其精神放松，不必敏感、拘谨等；③心理行为学检查：对于初步疑为心身疾病者，应结合病史材料，采用交谈、座谈、行为观察、心理测量及必要的心理生理学检查方法，予以确认。所用心理测验着重于患者的情绪障碍，常用的测验包括

抑郁自评量表。还可选用适当手段评估心理应激源、应对能力、社会支持等。评估结果有助于确定心理—社会因素的性质、内容，在疾病发生、发展、恶化和转好中所起的作用；④综合分析：根据以上程序中收集的材料，结合心身疾病的基本理论，对是否患心身疾病、患何种心身疾病、由哪些心理社会因素在其中起主要作用和可能的作用机制等问题做出恰当的估计。

（二）心身疾病的治疗

心身疾病的治疗要依据生理—心理—社会诸方面同时兼顾的原则。一方面要采用有效的生物医学手段处理身体的病理过程，以解除症状、促进康复；另一方面必须在心理和社会水平上加以干预和治疗，要侧重以减轻复发，防止恶化，促进康复。

1. 心理干预目标

对心身疾病实施治疗，在心理和社会水平上的干预、治疗，主要围绕三个目标：

(1)努力帮助患者从客观上消除致病的心理社会因素，消除应激源。例如，医护人员首先应该通过询问调查患者的工作生活中可能引起头痛、失眠的症状还有哪些因素，通过一系列的治疗消除这些因素后方可使疾病缓解。

(2)提高患者对应激的认识水平，增强患者的应激能力。如对高血压病患者在其病情基本稳定的情况下，让他知道高血压的危险致病因素，并进行综合行为矫正，帮助其改变认知模式、改变工作生活环境，以减少心理刺激，从而从根本上消除心理学因素，逆转心身疾病的心理过程，使之向健康方面发展。

(3)努力矫正由应激引起的生理反应，以减轻其对身体器官的冲击。主要是通过心理学技术直接改变患者的生物学过程，提高身体素质，促进疾病的康复。在病例中可采用长期松弛训练或生物反馈疗法治疗患者的高血压。

2. 心理治疗方法

(1)环境治疗。主要是让患者从三个方面得到改变：①环境改变，能使患者暂时摆脱引起或加重其疾病的生活和工作等方面的应激源；②身体得到休息，能够规律地进食和睡眠；③安慰剂作用(由“将会从医疗中获益”的期望引起正性情绪反应)。所以从临床中发现，有些患者入院后，即使不用药，患者的病情也会好转。但是也要注意到社会实际中不可能将所有的患者收治入院治疗，且有些患者不能适应医院环境，而住院患者在最终也必须离开医院。所以，对患者的社会—心理因素，家庭、邻里或工作单位作适当的调整，通过解释、指导以解除矛盾，协调关系，必要时再考虑请患者短期住院或更换环境。医务工作人员应尽可能帮助患者适应生活和工作环境，减轻或消除应激源。

(2)心理治疗。其目的是改善患者的心理状态和适应方式，消除或缓解其异常症状和生理反应，促进其人格向健康方面发展。应在比较充分了解患者的病史及心理状态下再对患者进行解释、指导和鼓励等，使患者逐渐树立信心，处理好心理刺激和心理矛盾。某些人格特征（如坚韧性格）能够减轻应激性生活事件对健康的有害影响。如患早期乳腺癌而后来未复发的存活妇女中，对疾病采取否认或斗争态度的明显多于默认事实、忍受痛苦或感到无助及绝望的患者。

一般认为接受心理治疗的患者一定要有接受心理治疗的强烈动机。有治疗欲望者则容易治疗，抑郁状态明显者疗效差。接受心理治疗的患者应该能充分理解医护人员的治疗要求，并能遵照执行。智力很差的人，理解能力和注意集中力差以及有性格障碍的人都不宜作为治疗对象。对慢性强迫性神经症、性倒错等，除行为治疗外，其他心理治疗不易奏效。

心理治疗的方法很多，如精神分析法、认知法、行为疗法等，干预手段应视不同症状、不同目的、在不同方面、不同层次进行，其中行为治疗法对原发性高血压、某些类型的心律失常、偏头痛和紧张性头痛效果较好。而自我调整技术、生物反馈技术等可帮助患者靠自我意识调整身体、内部器官系统，使过度紧张引起的异常生理活动逐渐恢复正常。

（3）生物反馈和行为治疗。生物反馈疗法指通过学习来改变自己的内脏反应。使平常人们意识不到的生理活动如血压、心率、胃肠蠕动、皮肤温度等，在仪器上得以显示，让人们反复进行比较，使患者学会在某种程度下调节这些功能，以达到预防发作和治疗的目的。行为治疗即自我训练控制自己的情绪和行为意志力，如每天空出一定时间来松弛紧张情绪，听轻音乐、练书法、画画、栽培花草，并学会锻炼转移不良行为意识倾向，并进行生物反馈疗法练习等。

我国的气功疗法、印度的瑜伽（Yoga）疗法者是利用自己的意志去控制或调整内脏的活动以达到治疗强身的目的。有人对50例A型性格的冠心病患者进行10周有规律的运动训练，发现A型行为有明显的转变，体重、血压和血脂均有不同程度的下降。

3. 药物治疗方法

现在，随着对心理障碍的机制认识日益清楚，抗焦虑药、抗抑郁药的不断更新，完全可以在心理治疗同时进行药物治疗。一般来说，应该以药物控制症状，同时也树立患者的信心，在此基础上开展心理治疗将会事半功倍。

（1）当患者负性情绪水平很高或已维持很长时间出现焦虑、抑郁，认知能力很差时，可以选用某些改善情绪和精神的药物来控制过度的心理生理反应。如抗焦虑药（地西安定、利眠宁等）或抑郁症药（阿米替林、多塞平等）。可降低患者的负性情绪水平，使生理反应得到改善。

（2）心理治疗要个体化。心身障碍是多因性的，药物是针对躯体生理过程都是抗抑郁、抗焦虑；而心理治疗则是个体化的，同样是焦虑，但引起的原因完全不同。有些心理治疗如放松术可以通过，但认知疗法就要具体分析，精神分析更要细细揣摩，不可乱用。

(3)心身疾病应采取心身相结合的治疗方案，但对于具体病例，则各应有所侧重。对于急性发病、躯体症状严重的患者，应以对症治疗为主，辅之以心理治疗。而对于以心理症状为主、辅以躯体症状的疾病，或虽然以躯体症状为主但已成慢性化的，则可以在躯体治疗的同时重点进行心理治疗。

(4)及时正确识别心身疾病，尽早给予治疗，药物剂量要恰当，疗程要充分。诊断明确就应治疗，否则易转为慢性。治疗剂量要用足，否则达不到有效浓度，疗程的充分是体现在：①药效不是立即出现；②见效后要维持一段时间，不能见好就收；③不要频繁换药。

这些治疗方法都有着共同的特点：以消除心理社会刺激因素、消除心理学病因、消除生物学症状为目标，视不同层次、不同目的而决定采用不同的心身疾病的心理干预手段。

二、心身疾病的预防

心身疾病是生物、心理和社会多种因素相互作用的产物，其预防不能只着眼于生物学因素，应从现代医学与心理学的观点出发，不但认识心理—社会因素的重要性，同时还要特别注意心理社会因素与个体的遗传特征、生理反应等方面的相互作用，多方面预防方案和具体措施，才能收到好的效果。

引起心身疾病的表现，一般需要一定长的时间才显现，故心身疾病的心理学预防应从早做起。心身疾病是由个体的生物遗传、心理、环境、社会等多种因素相互作用的产物。因此对于心身疾病的预防应从个体的生物遗传特性、生存环境、生活习性、认知评价、对心理社会因素刺激的反应性和适应性等方面进行调节。

(一)心身疾病的个体预防

(1)早期教育对形成健全人格有很大影响，除了遗传素质外，一个人的成长过程会与特定的社会制度、文化背景、社会生产关系等紧密联系，其中家庭、学校、社会教育影响重大，因此要加强早期教育；

(2)加强应对能力的锻炼，学习心理应激的技巧，通过学习和实践，提高自己的心理品质，增强自我适应能力；

(3)丰富自己的人生经历，建立良好的人际关系，为得到社会支持做好准备。

(二)心身疾病的行为预防

(1)对那些人格出现偏差、具有明显心理素质缺陷的人，例如有易暴怒、抑郁、孤僻及多疑倾向者应及早通过心理指导加强其健全个性的培养；

(2)对于那些有明显行为弱点，不能自律的人，如吸烟、酗酒、多食、缺少运动及A型行为等，应利用心理学技术指导其进行矫正；

(3)对于那些工作和生活环境里存在明显应激源的问题的人，应及时帮助其进行适当的调整，消除应急源，以减少不必要的心理刺激；

(4)对于那些出现情绪危机的正常人，应及时进行心理指导，帮助其疏导宣泄不良情绪。

(5)对那些具有心身疾病遗传倾向、如有高血压家族史或已经有心身疾病的先兆征象(如血压偏高)等情况者，则更应注意加强心理指导，做好预防工作。

(三)心身疾病的社会预防

心理社会因素有诸如生活改变、性格特点、行为类型、生活方式、习惯等。而社会预防就是要从不同年龄阶段、不同群体的心理健康方面入手，采取不同方法让心理卫生成为心身疾病预防的重要内容和措施，有效地控制和消除负性因素的影响，以维护和促进人们的心身健康。

由于对健康的认识越来越深入和全面，人们提出了心理疾病的“三级预防”。初级预防是指通过向人们提供心理健康的知识，以防止和减少心理疾病的发生；二级预防是指尽早发现心理疾患并提供心理和医学的干预；三级预防是指设法减轻慢性精神病患者残疾程度，提高其社会适应能力。

1. 第一级预防

第一级预防是防止社会—心理因素长时期反复刺激并导致心理失衡的主要措施。培养比较完整的健康心理素质，提高应付危险因素的能力是预防心身疾病的基础。《内经》“素问”篇中提出的“精神内守，病安从来”的著名论点即说明祖国医学很早就阐明了讲究心理卫生，加强自我保健的深刻意义，即在社会—心理因素刺激的情况下不断进行自我调适，保持心理平衡，增强对社会的适应能力，不仅注意躯体健康，还应保持心身健康和社会适应能力的统一。

培养健康的心理素质应从儿童时期开始。家长和老师应注意培养、教育儿童乐观向上，关心他人，互相爱护等健康心理，耐心纠正可能产生的偏离心理，对防止儿童时期情绪障碍和成人期的心身疾病都有重要意义。

2. 第二级预防

第二级预防是防止社会—心理因素导致的心理失衡阶段发展成为功能失调阶段的重要措施，因而早期诊断、早期治疗是第二级预防的核心。祖国医学重视对心身疾病的早期诊断和治疗。在华陀的《青囊秘录》中早有记载：如“医者先医其心，而后医其身，其次医其病”的论述，又如《汉书·昭明文选·七发》中记有吴客只以要言妙道劝导生病的太子，使之翻然悔悟，放弃了骄奢淫逸的生活方式，端正了思想，使身体恢复了健康。这些记载表明祖国医学在心理卫生和心理治疗方面早已是源远流长了。

接受心身疾病患者就诊的第一位医生往往不是心理医生，因此要求现代临床医护人员必须了解社会—心理因素可以引致心理失衡，进而导致功能失调，最后发展为躯体疾病的心身疾病规律，积极采取第二级预防措施。通过心理咨询和治疗，及早帮助和指导患者恢复失衡的心理，及早调整患者的功能失调，阻断病情向躯体疾病方向转化。

3. 第三级预防

第三级预防是针对患者在经历心理失衡、功能失调进入躯体疾病阶段情况下防止病情恶化的重要措施。这个阶段不仅依靠有效的药物，还应充分估计心理咨询和心理治疗的作用。心理咨询和心理治疗工作要求医护人员有较高的医德修养，较广的医学知识，较娴熟的医学技能，医患之间建立起相互信任和相互合作的亲密关系。

"三级预防"的策略把预防和治疗有机地结合起来，对心理健康研究和实践活动具有积极的指导意义。同时提出心理健康的"三级功能"；初级功能——防治心理疾病；中级功能——改善心理调节；高级功能——发展健康的个体与社会。

总之，心身疾病的心理社会方面的预防工作是多层次、多侧面的，这其实也是心理卫生工作的重要内容。

从个体角度维护心身健康应该遵循一些基本原则，例如首先要培养健全地个性、健康的心理和体魄；养成良好的个人生活习惯，注意心理保健和身体保健；丰富自己的生活阅历、学会处理和缓解心理应激的技巧，提高对社会的容忍力、适应能力和应对能力；争取多受教育的机会，增加知识水平的广度和深度，增强处理各种信息的能力，提高对应激源的正确认知评价水平、对挫折的抵抗力和承受力；建立良好的人际关系，储备社会的支持力量。

心身疾病的社会预防主要从改善人的生活环境和社会环境、提高全民文化素质和身体素质、增强个体不同年龄阶段和不同群体的心理保健意识等几个方面着手，维护好人类的心身健康。

第三节　常见心身疾病

一、原发性高血压

原发性高血压(primary hypertension)是世界上发病率很高的心血管疾病，是一种以循环动脉血压升高为主要表现，以全身细小动脉硬化为基本病变的心血管疾病，又称高血压病。常引起严重的心、脑、肾等重要器官的并发症，是脑卒中(中风)、冠心病的主要危险因素。研究表示，原发性高血压除与饮食钠盐摄入高、肥胖、生物遗传缺陷等原因有关外，心理社会因素在本病的发生、发展、转化过程中起主要作用。在世界各现代城市中，成年人患高血压的几率达10%或更高。其发病率与地区、生活方式、饮食行为、文化背景、年龄与遗传有关，在我国一般是北方高于南方，城市高于农村，脑力劳动者高于体力劳动者。

（一）原发性高血压与心理—社会因素

1. 社会环境因素

多年来由社会学、医学、心理学多方学者研究证实，原发性高血压，与社会环境有很大的联系。在社会冲突明显、经济水平低下、犯罪率高、安全保障低下的区域居住者，血压明显升高；因严重的社会事件如战争、社会动乱、地震水灾、大规模疫情流行等都可促使高血压病的发生。而在社会结构稳定、文化观念和经济水平较稳定的社会人群中，血压水平相对稳定，不高。

现代城市居民因人口密度大，就学就业压力大，生活节奏快，迁居率、离婚率高，人际关系变得越来越复杂，患高血压病者城市明显多于农村。工作性质和工作环境的不同，能产生不同程度的心理变化，并长期影响到人。那些在恶劣的社会环境中生活、工作责任过重、工作压力过大、时间长或工作性质枯燥没什么变动的人群中，患高血压者多。

2. 心理因素

因情绪的原因而导致疾病的发生，这一机理变化已被医务人员接受。情绪对血压的影响特别明显。不论是环境的原因或是性格特征原因、因认知差别不同，在出现情绪变化，如愤怒、恐惧、焦虑等负性情绪被压抑时，会造成心理冲突，将诱发原发性高血压。

3. 人格特征

有不少学者表明，高血压患者具有被压抑的敌意、攻击性和依赖性之间的矛盾、焦虑和抑郁的多型性性格，即原发性高血压患者的个人特征并非是特异的，可以发生在各种个性特征的人，但易于发生心理冲突的人容易发生高血压。而A型行为者焦虑、冲动、求全责备、主观好强方面明显区别于B型行为者。因A型行为者激动后交感神经的活动明显大于其他人，不论是脑力劳动者还是体力劳动者。因此在患有原发高血压的人群中，A型行为特征的人为多数。

（二）原发性高血压的治疗

抗高压病的药物有很多种，但单纯用药物治疗常常只是一时疗效。近年来通过研究实践证明，在药物治疗同时应积极配合行为疗法、认知疗法、生物反馈疗法等进行松弛随意自律训练等基本治疗方法。

二、冠状动脉粥样硬化性心脏病

冠状动脉粥样硬化性心脏病，简称冠心病（coronary heart disease，CHD），是一种由各种原因使冠状动脉发生硬化并使心肌产生缺血的心脏病，是当今世界上危害人类健康和生命最严重而且死亡率非常高的疾病。其主要病理变化是冠状动脉在粥样硬化的基础上发生痉挛、狭窄、闭塞，使心肌发生急性或慢性、短暂或持久的缺血和缺氧而受损。临床表现类型有心绞痛、心肌硬化和猝死等。经国内外近一个世纪的大量研究认为，冠心病除与高血压、高血脂、重度吸烟、遗传因素、年龄性别有关以外，人格特征、心理应激及生活方式等心理—社会因素在冠心病的发生、发展过程中起重要作用。

（一）冠心病与心理—社会因素

1. 环境刺激与生活事件

研究表明，许多突发的负性生活事件可促使冠心病的发生。如工作不顺心、夫妻关系不和睦、事业受挫和失败、亲人离散或死亡等。经历的负性事件越多，冠心病的发生和复发及死亡率越高。

2. A 型行为

美国心脏病学家夫瑞特曼（Friedman）、若森曼（Rosenman）首先提出 A 型行为类型者为容易患冠心病，随后许多研究者进行了一系列大样本的前瞻性研究，发现大部分冠心病患者表现出"A 型行为"，A 型行为者患冠心病的危险性约为 B 型的 2 倍，可见冠心病和 A 型行为之间存在着肯定的联系；同时还发现对环境和其他人持敌意态度的 A 型行为者发生冠心病的危险性增加，而适应、享受生活的 A 型行为者患病危险性并没有增强。所以冠心病的发作还与 A 型行为者的应激生活方式和习惯、性格、行为类型有关。

当个体遇到这些应激性事件时，容易出现应激情绪反应，如恐惧、愤怒、焦虑、激动等。继而影响心跳频率、节律与心搏出量、诱发心绞痛和心肌梗死。多年来研究表明，强烈的、持续的心理应激可伴有机体儿茶酚胺过量释放，心肌内钾离子减少，血压升高和局部心肌供血下降，使冠心病体质或原先有心肌供血不足者产生冠心病。

3. 不良行为习惯

不良行为，如吸烟、饮酒过量、缺乏运动、高脂肪与胆固醇摄取过量肥胖等与冠心病的发生、发展呈正相关。这往往是在特定社会环境和心理环境条件下行为学习的结果，如一定的经济条件、饮食习惯、文化背景易造成肥胖，工作条件改善、技术进步常造成运动缺乏等。不良行为习惯直接通过机体的病理生理作用促使冠心病的形成。

（二）冠心病的治疗

现代医学经验表明，冠心病的治疗多采取药物治疗与心理治疗相结合的综合方法，可提高治愈率，巩固治疗效果。心理治疗的方法如下。

1. 心理咨询

冠心病的心理治疗主要通过心理咨询，指导患者改变不良的 A 型行为类型与生活方式，提高认知能力，学会自己调节与控制情绪，降低各种应激反应，减轻心理压力。

2. 生物反馈治疗

生物反馈治疗可以通过松弛训练，降低患者骨骼肌的紧张水平，解除患者的过度紧张和焦虑情绪，降低交感神经的张力，引起外周血管和冠脉扩张，从而降低血压，改善心肌缺血。

3. 运动治疗

适度的运动，能降低血黏度，减少血小板聚集性，增强高度密度脂蛋白，并可减轻患者A型行为的程度。

三、消化性溃疡

消化性溃疡(peptic ulcer)为常见心身疾病，包括胃溃疡和十二指肠溃疡，特别是十二指肠溃疡与心理社会因素的作用关系紧密。本病病因和发病机制较为复杂，尚未完全阐明。有学者研究表明，个体出现应激反应时，通过下丘脑、垂体、肾上腺轴通路，促进肾上腺皮质激素大量分泌，使胃酸分泌增加，从而抑制黏膜上溃疡面的愈合过程，产生胃、十二指肠溃疡。同时，血管活性肠肽、胃抑制因子和胃动素等内分泌激素改变也是应激在溃疡病发生中作用的主要中介机制。另有学者提出了消化性溃疡形成的三大危险因素：遗传易感倾向、慢性人际冲突，和特异性人格特征，包括被动、焦虑、易生气、孤独、内向、过分抑郁和常存在某种矛盾心理的特征。

知识拓展6-1

著名学者沃尔夫对一位因食管烫伤而不得不通过腹壁造瘘进食的患者阿汤进行过细致的观察。通过患者的瘘口，沃尔夫直接观察到：当阿汤处于愤怒、怨恨或焦虑时，他的胃和脸一样充血发红，胃液分泌增多，胃运动增加，甚至看到胃蛋白酶腐蚀胃黏膜；当他悲伤、忧虑时，胃黏膜苍白，胃液分泌不足，胃运动减弱，此时即使把食物放进去也不易消化，而且损害胃壁。

(一)消化性溃疡与心理—社会致病因素

1. 生活事件刺激

(1)严重的生活事件与重大社会变革给人带来负性影响，造成心理刺激；

(2)这些因素在大脑皮质作用于下丘脑，改变自主神经系统的活动。如：迷走神经异常兴奋时，促进胃酸分泌持续增加，导致胃、十二指肠黏膜发生糜烂而出现溃疡；同时通过垂体—肾上腺皮质轴使肾上腺皮质激素分泌增加，促使胃酸、胃蛋白酶分泌，抑制胃黏液分泌，导致胃溃疡的形成。

(3)患者的心理应激与消化性溃疡的发生、发展、复发、恶化、与迁延难愈与社会环境、生活事件、个体的生理应激反应均有十分密切的关系。

2. 情绪因素

应激反应中不良情绪经常会伴随个体很长时间，加重个体病情，破坏免疫机制，而消化系统对情绪反应非常敏感。不良情绪与其他因素在共同作用，可促进溃疡的发生并影响治疗效果。当个体存在焦虑、痛苦、愤怒、羞辱、罪恶感等不良情绪时，可增强迷走神经的兴奋性，使胃液分泌量增加，酸度增高，临床上常可发现许多溃疡患者的起病往往有一段难忘的痛楚经历，而病情的加重与复发也往往与负性的情绪体验有关。

3. 行为方式与人格特征

行为方式及人格特征既可作为消化性溃疡的发病基础，又可改变疾病过程和转归。孤独、好静、被动、顺从，遇事过分思虑，事无巨细苛求井井有条，情绪易波动、愤怒并常压抑，缺少人际交往，守旧、刻板的人对心理社会性的刺激较敏感。

(二)消化性溃疡的治疗

消化性溃疡的治疗在使用胃肠药物治疗的同时，进行有效的心理治疗是至关重要的。心理治疗包括行为方式的调整和不良情绪的消除，同时改变不良的生活方式、坚持劳逸结合，养成良好的有规律的饮食习惯。

四、支气管哮喘

支气管哮喘(bronchial asthma)很早就被公认为呼吸系统中典型的心身疾病。是一种变态反应性疾病。其病因主要有过敏反应、感染和心理社会因素，不过不同的患者对这三大主因的敏感性不同。这些因素导致自主神经失调，引起广泛而可逆的细支气管平滑肌痉挛、黏膜肿胀、分泌功能亢进。支气管哮喘的发病特点是阵发性的肺脏的气体交换阻碍。临床表现为突发性呼吸困难，喘鸣、大量黏稠痰、窒息感，发绀及一系列由于缺氧出现的现象，伴有咳嗽和哮鸣音。临床上表现为反复发作，病程较长，主要以诱发性心理因素发病的病理比较多见。在儿童患者中心理社会因素显得更为重要。

(一)支气管哮喘与心理—社会致病因素

1. 情绪因素

多数患者在具有明显的过敏或感染基础。当出现强烈情绪因素如焦虑、愤怒、恐惧、失望、压抑等负性情绪时，均可刺激诱发哮喘或使其持续发作，且这种发作还可通过条件反射的方式固定下来，再出现相似的情景时，就有可能因暗示作用诱发哮喘,具有反复性。

2. 人格特征

部分支气管哮喘患者往往有过度依赖性、敏感性、过于被动性及神经质的人格特点。其中儿童患者尤为典型。由于哮喘病程缠绵、反复发作，限制了体力活动，影响了工作学习，在后期环境中，易产生自卑和抑郁，或易冲动和过于过敏。这些因素近一步阻碍了患者的人际交往与社会适应，从而增强了社会心理应激。

(二)支气管哮喘的治疗

支气管哮喘的治疗应根据不同病因、病情和病程采用不同的治疗方法。哮喘发作时应给予支气管扩张药和抗组胺药物，而积极有效的心理治疗对心理因素在哮喘发作中起主要作用的患者是十分必要的。系统性心理治疗如系统性脱敏治疗有时可取得特殊疗效。

治疗中应特别注意以下几方面：

(1)提高对病理心理状态的认识并给予积极的支持

(2)消除消极情绪，解除呼吸困难与焦虑情绪间的恶性循环；

(3)改变与支气管哮喘有关的不良行为方式和家庭教育模式；

(4)指导和鼓励应用做好的自我护理，提高安全感。

采用的心理治疗方法有：①心理支持疗法，即以一系列支持性语言，如鼓励、释放、保证、指导及促进环境改善等构成的心理治疗；②行为治疗，采用放松训练法、系统脱敏法和生物反馈法等，行为治疗有三个明确目的：一是或多或少地改变肺功能；二是改变不利的情绪反应；三是改善与哮喘有关的行为和家庭模式。

五、恶性肿瘤

恶性肿瘤(cancer)是一种严重威胁人类健康和生命的常见病与多发病。在我国其发病率和病死率均有逐年升高的趋势。在有些国家的城市，癌症已经位列人群死亡谱之首，超过了心脑血管疾病。多数癌症的病因复杂，尽管理化因素、病毒、慢性感染、遗传、药物、激素乃至年龄都被证实为癌症的病因，然而，人类发现：心理社会因素与癌症有不可忽视的密切关系。

知识拓展 6－2

我国古代医籍中明确指出："郁结伤脾，肌肉消薄，与外邪相搏而成肉瘤。"这里的"郁结"即指患者具有难以消除的心理问题或心理障碍；又说"乳岩由于忧思郁结，所愿不遂，肝脾气逆，以致经络阻塞，结果成核"。

(一)心理—社会致病因素

1. 生活事件和不良情绪

心理—社会因素对恶性肿瘤的致病作用，目前认为主要是消极情绪抑制机体的免疫功能，削弱免疫监视作用，致使突变的细胞不能及时被消除而发展成为恶性肿瘤。社会心理因素造成的紧张刺激所引起的不良情绪反应，常是导致恶性肿瘤的重要因素。如家庭不幸、工作与学习过度紧张、人际关系不协调等生活事件，及抑郁、失望、难于解脱的悲哀等情绪等能促进恶性肿瘤的发生。临床发现：癌症发生前，患者大都有极度伤心的事件。在各类生活事件中，以人际关系、意外事件和幼年时期的经历较为突出。

心理—社会因素对恶性肿瘤的致病作用，目前认为主要是消极情绪抑制机体的免疫功能，削弱免疫监视作用，致使突变的细胞不能及时被消除而发展成为恶性肿瘤。

2. 人格特征

对癌症患者个性的研究认为：那些谨小慎微、忧虑重重、惯于压抑愤怒、克制情感的人，一旦遭受重大精神创伤与生活磨难，比较容易罹患癌症。长时间心理压力，积忧过度，特别是高忧郁患者，在大量临床实践中证明：那些已经患上癌症的患者其心理状态明显地影响着癌症的发展与预后。但这些人格特点是否是恶性肿瘤患者的特异人格类型，仍有待进一步研究证实。

3. 生活方式

医学界还提出，长期不健康的生活方式是引起疾病的主要原因。不健康的生活方式包括不科学、不合理的膳食（食用腌制食物过量、过咸），吸烟、酗酒，室内有毒有害气体污染，药物、激素长期对身体的刺激等等。如吸烟与冠心病和癌症的死亡率增高有关。吸烟者比非吸烟者的死亡率高70%，又如酗酒，易引发肝硬化和各种癌症。吸烟和饮酒与肺心病、肺癌和消化道癌症有显著相关性。孤僻少言、消极离群的性格与自杀行为有关联，也与恶性肿瘤发病有关。

（二）恶性肿瘤的心理治疗

心理社会因素与肿瘤的关系表现在两个方面：一是成为癌症的病因之一，二是影响癌症患者的存活时间与预后。毫无疑问，重视心理社会因素有助于癌症的预防，针对恶性肿瘤患者，首先应采取有效的保守治疗，但大多数是对症治疗，需要持久的疗效，减少复发，则应请临床医师会诊，配合心理治疗和药物治疗，护理人员也可做一般性支持治疗和社会支持。

1. 增强自我抗病意志

对恶性肿瘤患者要加强心理健康教育，强化其生存意识，加强信心与期望、消除紧张。医务人员应对恶性肿瘤患者加强心理健康教育，强化其生存意识，在心理上给予支持，增强其自我抗病能力，引导患者对心理社会的刺激作出正确的评价，并帮助患者主动做出心理调适。

2. 行为转变

在行为上，一方面医务工作者及家属应注意主动热情与患者进行交流，帮助其克服消极、失落、自卑心理，减轻其心理压力；另一方面，帮助或引导患者进行一些行为训练，如气功、生物反馈法等，调动机体抗病能力，达到带病延长生命的目的。

本章小结

本章简单阐述了护理心理学中有关心身疾病的概念、心身疾病的致病因素等。了解到心身疾病是生物、心理和社会多种因素相互作用的产物，心身疾病对人类健康造成了严重威胁。而心理社会致病因素有诸如生活改变、性格特点、行为类型、生活方式、习惯等。我们要提高认识，采取不同方法，从社会不同方面入手，积极预防心身疾病。从个体的生物遗传特性、生存环境、生活习性、认知评价、对心理社会因素刺激的反应性和适应性等方面进行调节，进行有效的控制和消除心身疾病负性因素的影响，维护和促进人们的心身健康。

案例分析 6－1

某企业部门主管，女性，平时不拘言笑，生活自律，但性情急躁，易激动，工作认真，争强好胜，业绩优秀。半年前单位人事调动平调另一部门负责工作，上任不久，常因小事上火，发脾气。3 天前因心前区疼痛入院，诊断为冠心病。

在对该患者的护理中，护士有如下行为：

(1)护士甲：用自己的热情和微笑经常与患者聊天，希望能让患者心情开朗、平和。

(2)护士乙：凭借丰富的临床经验，引用人生哲理劝慰患者，用“人生有起落，事业有高低，有时要让自己放松放松心情”等话语，注重开导患者思想。

(3)护士丙：与患者常沟通，让其了解冠心病的起因、发展、变化及预后。想让患者从观念上改变，进而影响其行为、个性的变化。

提问：

该患者病前的人格类型是何种类型？其发病的明显原因是什么？患者的情绪反应属于哪一种？对患者应采取哪些干预措施？

思考题

1. 解释心身疾病的概念及特点。
2. 试述心身疾病的诊断、治疗和预防要点。
3. 简述常见心身疾病的病因及心理治疗。

第七章　心理障碍与不良行为

学习目标

1. **知识目标**　掌握心理障碍、神经症、癔症、人格障碍、性心理障碍的概念；掌握各种心理障碍的特点及临床表现；熟悉心理障碍的分类；了解常见不良行为及其特点。

2. **技能目标**　熟练运用正常和异常心理的判断标准。

3. **情感目标**　了解心理护理对心理障碍与不良行为的重要性。

第一节　心理障碍概述

一、心理障碍的概念

心理障碍（mental disorders）又称精神障碍或变态心理，是一类具有诊断意义的精神方面的问题，特征为认知、情绪、行为等方面的改变，可伴有痛苦体验和/或功能损害。例如抑郁症患者有明显病态的抑郁体验。这些认知、情绪、行为的改变使得患者感到痛苦，功能受损或增加患者死亡、残疾等的危险性。

心理障碍的发生常常是心理、社会、生物、药物等多种因素相互作用的结果。正常人在某种特殊情况下可有各种反常的行为表现。个体有异常行为只能说明具有心理障碍的可能性，只有当异常行为严重影响到个体社会功能时才能初步判断其有心理障碍。

心理障碍的表现是多种多样的，心理障碍的核心部分是失去现实检验能力、有明显幻觉妄想的精神病性障碍，外围是一些神经症性疾病，如焦虑恐惧，再外围可能是一些人格、适应不良等问题。

二、正常和异常心理的判断标准

心理有正常和异常之分，因此在正常和异常之间必然存在一种界限，这是确定无疑的。但是，心理正常却没有一个固定不变的绝对标准，客观环境、主观经验、心理状态、人际关系和社会文化等许多因素也对异常心理活动的表现有一定影响，故心理正常和异常的界限又是不能绝对确定的。因为心理健康与心理障碍并非对立的两极，而是一个移行谱。两者之间的差别往往是相对的。因此，判断一个人的心理是否正常，唯一的办法就是将其心理状态与行为表现放在当时的客观环境、社会文化背景中加以考察，通过与社会认可的行为常模加以比较，并与本人平时较为稳定的习惯化了的心理状态和人格特点加以比较。临床实践中我们通常采用以下几个标准来判断是否存在异常心理现象。

（一）经验标准

经验标准包含观察者和患者两方面的经验。

1. 观察者的主观体验

如观察者根据自己的经验对被观察个体作出心理正常还是异常的判断。当然这种判断具有很大的主观性，其标准也因观察者的不同而存在差异，但由于接受过专业教育以及通过临床实践经验的积累，观察者们也形成了大致相近的判断标准，故对大多数异常心理仍可取得一致的看法，但对少数患者的判断可能有分歧，甚至截然相反。

2. 患者的主观体验

如患者自己觉得有焦虑、抑郁或没有明显原因的不舒适感，或自己不能适当地控制自己的情绪或行为时，主动寻求他人的支持和帮助，或在心理医生的帮助下能明了自己确实存在问题，其特点是有主观的“自知之明”。但是，在某些情况下没有这种不舒适感反而可能表示有更严重的心理障碍，如亲人丧亡或因学业不及格而退学时，如果一点没有悲伤或忧郁的情绪反应，也需考虑其心理异常。

（二）统计学标准

统计学标准的基础是进行大样本的取样、实施测验、取得结果后进行统计学处理。在普通人群中，对个体的心理特征进行测量的结果常常显示常态分布，居中的大多数人属于心理正常，而远离中间的两端被视为异常。因此判定一个人的心理行为正常或异常，应以其心理特征偏离常模的程度来决定。虽然心理障碍是相对的，但它是一个连续的变量。偏离常模的程度越大，则越不正常。统计学标准提供了心理特征的数量资料，比较客观，消除了人的主观影响，操作简便易行，也便于比较。但这种标准也存在一些明显的缺陷，比如，智力超常或有非凡创造力的人在人群中是极少数，但很少被人认为是病态。再者，有些心理特征和行为也不一定成常态分布，而且心理测量的内容同样受社会文化的制约。所以，统计学标准也不是普遍适用的。

（三）医学标准

又称病因学标准。它是将心理障碍与躯体疾病同样看待，认为心理障碍的患者脑部都应当有相应的病理变化的存在。如果找到与一个人的心理现象或行为表现相对应的病理解剖或病理生理变化，则可以判定此人有心理障碍或精神疾病，患者的异常心理和行为表现被视为疾病的症状，产生原因则是脑功能障碍。这一标准被临床医师所广泛采用，准确来说是医学模式在心理障碍研究当中的应用。

坚持这种观点的学者认为，虽然目前有些心理障碍尚未发现明确的脑部病理变化，但随着医疗技术的发展，将来会在更细微的水平上发现病理变化，这种病理变化才是心理正常与异常的可靠划分标准。医学标准非常重视物理化学检查、心理生理测定以及其他的新技术方法，客观检查结果是这种标准的衡量尺度。医学标准虽然比较客观，但医学标准也并不完全令人满意，由于目前人类对脑的认识还处于初级阶段，很多心理过程的中枢机制尚未明确，许多心理障碍尚未找到具有诊断意义的脑器质性或功能性改变。因此，对于大多数心理障碍而言，应用这种标准是受到限制的。

（四）社会适应标准

这是以社会常模为标准来衡量人的心理行为。在正常情况下，个体总能够按照社会要求和伦理道德规范行事，其心理行为符合社会标准。如果由于某种原因使得个体心理行为与社会认可的方式相悖，则认为此人心理是异常的。这里正常或异常主要是与社会常模比较而言。必须说明，拿社会适应标准来判断心理行为是否异常，应考虑国家、地域、民族、风俗、文化背景、宗教信仰等方面的影响，不能一概而论。因为同一心理行为，所处社会环境不一样，其评价结论也不尽相同。

可见，上述每一种标准都有其根据，对于判断心理正常或异常都有一定的使用价值，但又都不能单独用来解决全部问题。故应互相补充，并通过大量的临床实践，对各种心理现象进行科学分析，才能判断个体是否有心理障碍。

三、心理障碍的分类

由于大部分心理障碍缺乏统一的、客观的诊断指标，心理障碍在表现上程度不一，诊断者的主观因素对心理障碍的判断影响很大。各个相关领域对心理障碍的分类如下。

（一）变态心理学分类

1. 心理过程障碍

主要包括：①感知觉障碍；②注意与记忆障碍；③思维障碍；④情感障碍；⑤意志行为障碍；⑥意识障碍；⑦智能障碍。

2. 人格障碍

主要包括：①偏执型人格障碍；②分裂型人格障碍；③反社会型人格障碍；④攻击型人格障碍；⑤表演型人格障碍；⑥强迫型人格障碍；⑦焦虑型人格障碍；⑧依赖型人格障碍。

3. 性变态

(二)临床医学分类

1. 神经症

主要包括：①恐怖性神经症；②焦虑性神经症；③强迫性神经症；④疑病性神经症；⑤神经衰弱等。

2. 心身疾病

3. 人格障碍

4. 精神病

主要包括：①精神分裂症；②情感性精神障碍等。

(三)医学心理学分类

1. 轻度心理障碍

与精神病学分类中的神经症相对应。

2. 严重心理障碍

与精神病学分类中的精神分裂症等重度精神疾病相对应。

3. 心身疾病时的心理障碍

4. 大脑及躯体疾患时的心理障碍

5. 行为问题和人格障碍

6. 特殊条件下产生的心理障碍，包括药物、催眠、航空等

知识拓展 7-1

精神科护理特点：人道性与开放性、自觉性与主动性、理智性与安全性。

精神科护理的道德要求：尊重患者、恪守慎独、环境温馨、正直无私、保证安全。

(四)精神病学分类

(1)美国精神医院学会编写的《精神障碍诊断与统计手册》第四版(DSM-Ⅳ)分类：①通常在儿童和少年期首次诊断的障碍；②谵妄、痴呆、遗忘及其他认知障碍；③由躯体情况引起、未在他处提及的精神障碍；④与成瘾物质使用有关的障碍；⑤精神分裂症及其他精神病性障碍；⑥心境障碍；⑦焦虑障碍；⑧躯体形式障碍；⑨做作性障碍；⑩分离性障碍；⑪性及性身份障碍；⑫进食障碍；⑬睡眠障碍；⑭未在他处分类的冲动控制障碍；⑮适应障碍。

(2)中华医学会精神科分会制定的《中国精神疾病分类与诊断标准(第三版)》(CCMD-3)分类：①器质性精神障碍；②精神活性物质所致精神障碍或非成瘾物质所致精神障碍；③精神分裂症(分裂样)和其他精神病性障碍；④情感性

精神障碍(心境障碍);⑤癔症、严重应激障碍和适应障碍、神经症;⑥心理因素相关生理障碍;⑦人格障碍、习惯与冲动控制障碍和性心理障碍;⑧精神发育迟滞与童年和少年期心理发育障碍;⑨童年和少年期的多动障碍、品性障碍和情绪障碍;⑩其他精神障碍和心理卫生情况。

(3)世界卫生组织颁布的《疾病及有关健康问题的国际分类》(ICD-10)分类:①器质性,包括症状性精神障碍;②使用精神活性物质所致的精神和行为障碍;③精神分裂症、分裂型障碍和妄想性障碍;④心境障碍;⑤神经症性、应激相关的及躯体形式障碍;⑥伴有生理紊乱及躯体因素的行为综合征;⑦成人人格与行为障碍;⑧精神发育迟滞;⑨心理发育障碍;⑩通常起病于童年与少年期的行为与情绪障碍。

第二节　神经症及癔症

一、概述

神经症(neurosis),又称神经官能症,苏格兰医生 William Cullen 于1769年首次提出这一术语。神经症是一种精神障碍,主要表现为持久的心理冲突,患者觉察到或体验到这种冲突并因之而深感痛苦且妨碍心理功能或社会功能,但没有任何可证实的器质性病理基础。

上述定义包含神经症5个方面的特点:

1. 意识的心理冲突

神经症患者觉察到他处于一种无力自拔的自相矛盾的心理状态,其典型体验是患者感到不能控制他自认应该加以控制的心理活动,如焦虑、持续的紧张心情、恐惧、烦恼、易激惹、自认毫无意义的胡思乱想、强迫观念等。通俗地说,患者总是自己跟自己过不去,自己为难自己,自己折磨自己。患者对症状的事实方面有自知力。

2. 精神痛苦

神经症患者精神感到很痛苦,因此往往主动就医或求助于心理治疗者或心理咨询者。神经症患者普遍而突出的表现之一就是喜欢诉苦。

3. 持久性

神经症是一种持久的精神障碍,不同于各种短暂的精神病症。

4. 作为一种精神障碍,神经症妨碍着患者的心理功能或社会功能

神经症性心理冲突是破坏性的,而健康的心理冲突却是建设性的。

5. 没有任何器质性病变作为基础

各种神经症的症状均可见于感染、中毒、物质依赖、代谢或内分泌障碍及脑

器质性疾病等多种躯体疾病之中，尤其在疾病的早期和恢复期最为常见，此时不能诊断为神经症，而只能诊断为“神经症样综合征”。由此可见，神经症的症状的产生必须是“功能性的”，然而，绝对的功能性的症状是不存在的，异常的精神活动必须有异常的物质活动为基础。因此，此处的“功能性”变化是指，就目前的科学技术水平还未能发现肯定的、相应的病理学和组织形态学变化。可以预料，随着科研水平的提高，现在的所谓“功能性精神障碍”，如神经症、精神分裂症等疾病都会找到器质性病因学证据。

患者对该病有相当的自知力，并且现实检验能力没有损害，这表现在患者通常不把病态主观体验和幻想跟外在现实混淆起来。行为可以大受影响，但通常仍保持在社会所能接受的限度之内，人格也没有瓦解。主要表现有过分焦虑、恐惧症、强迫症状等。

需要说明的是，伴随于躯体疾病或其他精神疾病所出现的各种神经症症状不能诊断为神经症。癔症一病，以往属于神经症的一种类型，但新近的中国精神疾病分类与诊断标准第三版（CCMD－3）已将癔症从神经症中分离出来，单列一病。

二、神经症及癔症的临床表现

（一）神经衰弱

神经衰弱（neurasthenia）是一种以脑和躯体功能衰弱为主的神经症。以精神易兴奋却又易疲劳为主要特征，常伴有紧张、烦恼、易激惹等情绪症状及肌肉紧张性疼痛、睡眠障碍等生理功能紊乱症状。这些症状不能归因于脑、躯体疾病及其他精神疾病。常缓慢起病，病程迁延波动。病前多有持久的情绪紧张和精神压力。

多数患者缓慢起病，病程波动。如及时消除病因并给予适当治疗，大多可在半年至2年内缓解。一般认为，起病较急，病前诱因明显、病程较短、治疗适当、无异常人格素质特征者预后较好。

【临床表现】

1.与精神易兴奋相联系的精神易疲劳

精神易兴奋主要体现在联想与回忆增多，思维内容杂乱无意义，使人感到苦恼；注意力不集中，易受无关刺激的干扰；感觉阈值降低，对外界的声光等刺激反应敏感，情绪易激惹。

易疲劳是神经衰弱患者的主要特征，以精神疲劳为主，常伴有情绪症状，可伴有或不伴有躯体疲劳。作为神经衰弱的症状，不仅是容易疲劳，而且疲劳使患者特别难受，休息和睡眠也不能消除它。神经衰弱的疲劳具有弥散性，患者几乎干什么都觉得累，然而不伴有欲望和动机的减退，相反患者有抱负有追求，不甘心混日子，这与抑郁症是不同的。

2. 情绪障碍

主要表现为烦恼、易激惹和心情紧张。这些情绪在健康人中也可见到，一般认为这些情绪症状必须具备以下特点才算病态：①患者感到痛苦或影响社会功能而求助；②患者感到难以自控；③情绪的强度及持续时间与生活事件或处境不相称。焦虑、抑郁情绪在神经衰弱的患者中一般程度较轻，不持久，有些患者可以完全没有抑郁情绪。持续的心情紧张而不能使自己松弛，是很难受的，往往伴有头痛、全身酸痛、疲劳感、失眠和脑力活动效率下降等症状。

3. 心理生理症状

神经衰弱患者常常有大量的躯体不适症状，经各种检查找不到病理性改变的证据。这些症状实际上是一种生理功能紊乱的表现，多与患者的心理状态有关。最常见的有睡眠障碍、头部不适感、个别内脏功能的轻度或中度障碍。睡眠障碍的主要形式是失眠。失眠是一种睡眠的质和/或量令人不满意的情况，且持续相当长一段时间。神经衰弱的头部不适感主要是紧张性头痛。患者的典型诉述是持续的头痛和头昏，头顶有重压感，头上像箍了一个箍似的紧束感，后颈部发僵发硬等。内脏功能障碍通常只限于个别的器官。如果症状很多，几乎遍及各处，则应考虑焦虑症、抑郁症和疑病症的可能。神经衰弱最常见的症状，首推消化系统和性功能障碍，心血管和呼吸功能障碍也不少见。

（二）焦虑症

焦虑症(anxiety neurosis)是一种以焦虑情绪为主的神经症，以广泛和持续性焦虑或反复发作的惊恐不安为主要特征，常伴有自主神经紊乱、肌肉紧张与运动性不安，临床分为广泛性焦虑障碍与惊恐障碍两种主要形式。

【临床表现】

1. 焦虑症状包括三个方面

①与处境不相称的痛苦情绪体验，典型形式为没有确定的客观对象和具体而固定的观念内容的提心吊胆和恐惧。②精神运动性不安。坐立不安，来回走动，甚至奔跑喊叫，也可表现为不自主的震颤或发抖。③伴有身体不适感的植物神经功能障碍。如出汗、口干、呼吸困难、心悸、恶心呕吐、尿急、尿频、全身无力感等。

2. 各型焦虑症表现

(1)广泛性焦虑障碍：又称慢性焦虑症，是焦虑症最常见的表现形式，占焦虑症的57%。常缓慢起病，以经常或持续存在的焦虑为主要临床相。具有以下表现：①精神焦虑。精神上的过度担心是焦虑症状的核心。表现为对未来可能发生的、难以预料的某种危险或不幸事件的经常担心。患者常有恐慌的预感，终日忧心忡忡、心烦意乱、坐卧不安，有大祸临头之感。②躯体焦虑。表现为运动不安与多种躯体症状。运动不安可表现搓手顿足，不能静坐，不停地来回走动，无目的的小动作增多等。有的患者表现舌、唇、指肌等细小关节震颤或肢体震颤。躯体症状方面，胸骨后的压迫感是焦虑的一个常见表现，常伴有气短。肌肉紧张：表现为主观上的一组或多组肌肉不舒服的紧张感，严重时有肌肉酸痛，多见于胸部、颈部及肩背部肌肉，紧张性头痛也很常见。自主神经功能紊乱方面，表现为心动过速、皮肤潮红或苍白，口干，便秘或腹泻，出汗，尿频等症状。有的患者可出现早泄、阳痿、月经不调等症状。③觉醒度提高。表现为过分的警觉，对外界刺激敏感，易于出现惊跳反应；注意力难于集中，易受他人干扰；难以入眠、睡中易惊醒；情绪易激惹；感觉过敏，有的患者能体会到自身肌肉的跳动、血管的搏动、胃肠道的蠕动等。④自主神经症状。以交感神经系统活动过度为主，如口干、上腹部不适、恶心、吞咽困难、胀气、肠鸣、腹泻、胸闷、呼吸困难或呼吸紧迫、心悸、尿频等。

(2)惊恐障碍：又称急性焦虑障碍，据统计约占焦虑症的41.3%，故并不少见。其特点是发作的不可预测性和突然性，反应程度强烈，患者常体会到濒临灾难性结局的害怕和恐惧，而终止亦迅速。患者常在无特殊的恐惧性处境时，突然感到一种突如其来的惊恐体验，伴濒死感或失控感以及严重的自主神经功能紊乱症状。患者好像觉得死亡将至、灾难将至，或奔走、惊叫、四处呼救，伴胸闷、心动过速、心跳不规则、呼吸困难或过度换气、头痛、头昏、眩晕、四肢麻木和感觉异常、出汗、肉跳、全身发抖或全身无力等自主神经症状。惊恐发作通常起病急骤，终止也迅速，历时很短，一般5~10分钟，很少超过1个小时，可自行缓解，或以哈欠、排尿、进入睡眠后结束发作，发作间歇期表现正常，但不久又可突然再发。60%的患者由于担心发病时得不到帮助而产生回避行为，如不敢单独出门，不敢到人多热闹的场所，发展为场所恐惧症。惊恐发作常伴有抑郁症状，使这类患者自杀倾向增加，故应引起医务人员重视。

(三)恐惧症

恐惧症(phobia)又称恐怖性神经症。是一种以过分和不切实际的惧怕外界某一客体或情境为主要临床表现的神经症。患者明知这种恐惧反应是过分的、不合理的，但在相同场合下仍反复出现，难以控制。恐惧发作时常常伴有明显的焦虑和自主神经紊乱症状。患者极力回避恐惧的客体或情境，或是带着畏惧去忍受，因而影响其正常生活。

【临床表现】

常见的恐惧症有以下三大类。

1. 聚会恐惧症

又称广场恐惧症、旷野恐惧症等。女性多于男性。主要表现为对某些特定环境的恐惧，如高处、广场、密闭的环境和拥挤的公共场所等。患者害怕离家或独处，害怕进入商店、剧场、车站或乘坐公交车等，因为患者担心在这些场所昏倒或失去控制，得不到帮助或无法迅速离开，因而回避这些环境，甚至根本不敢跨出家门。他们对亲属的依赖日增，常导致家庭矛盾。

2. 社交恐惧症

国内临床上见到的恐惧症中，以社交恐惧症最为常见。多起病于青春期，只有少数起病于20岁以后。女性明显多于男性，常无明显诱因突然起病。主要特点是害怕被他人注意或注视，一旦发现别人注意自己就不自然，脸红、不敢抬头、不敢与人对视，甚至觉得无地自容，因而拒绝参加聚会，不敢在公共场合演讲，开会不敢坐在前排。常见的恐惧对象是异性、严厉的上司和未婚夫(妻)的父母亲等，也可以是熟人，甚至是自己的亲属、配偶。与场所恐惧不同，他们的目的是回避人，而不是担心无法离开。

3. 单纯恐惧症

患者对某一具体的物件、动物等有一种不合理的恐惧。最常见的为对某种动物或昆虫的恐惧，如蛇、狗、猫、鼠、鸟、蜘蛛、青蛙、毛毛虫等，有些患者害怕鲜血或尖锐锋利的物品，还有些对自然现象产生恐惧，如黑暗、风、雷电等。单一恐惧症的症状较恒定，多只限于某一特殊对象。但在部分患者却可能在消除了对某一物体的恐惧之后，又出现新的恐惧对象。单一恐惧症常起始于童年，以女性多见。

(四)强迫症

强迫症(obsessive-compulsive disorder)是以强迫症状为主要临床相的一类神经症。强迫症状的典型形式具有三个缺一不可的特征：①患者体验到思想或内在驱使是他自己的，是他主观活动的产物，但他有受强迫的体验；②主观上感到必须加以意识的抵抗，这种反强迫与自我强迫是同时出现的；③有症状自知力，即患者感到这是不正常的，甚至是病态的，至少患者希望能消除强迫症。自我强迫和自我反强迫是神经症性心理冲突的典型和尖锐的形式，也是患者精神痛苦的根本所在。可以认为，强迫症患者过于不接受自己，甚至苛求自己，这才是导致自我强迫与自我反强迫的尖锐冲突。

部分患者能在一年内缓解。病情超过一年者通常是持续波动的病程，可达数年。症状严重或伴有强迫人格特征及持续遭遇较多负性生活事件的患者预后较差。

【临床表现】

多在无明显诱因下缓慢起病。其基本症状为强迫观念、强迫情绪、强迫行为。可以一种为主，也可为几种症状兼而有之。常见的表现形式如下：

1. 强迫观念

(1)强迫性思维：患者脑中常反复地想一些词或短句，而这些词或句子常是患者所厌恶的。如一个笃信宗教的人，脑中反复想着一些淫秽或渎神的词句。

(2)强迫性穷思竭虑：患者可以在一段相当长的时间里老是固定在某一件事情或某一个问题上，也可以"碰到什么思考什么"。这种患者诉苦"脑子老是不闲着"，其实痛苦并非来自思考本身，而是患者非想不可，又极力要控制自己别想它，以致伴随着紧张和焦虑。

(3)强迫性怀疑：患者对自己所做过的事的可靠性表示怀疑，需要反复检查、核对。如门窗是否关好，钱物是否点清等，严重者真实感发生障碍，刚说过一句话或做的事，总怀疑自己是不是确实说过或做过，总怀疑自己说错了或做错了。

(4)对立观念：患者脑子里出现一个观念或看到一句话，便不由自主地联想起另一个观念或词句，而大多是对立性质的，此时叫强迫性对立思维。如别人说"好人"他便想到"坏蛋"；想起"欢迎"，马上就联想到"批判"、"痛斥"等。

(5)强迫回忆：患者意识中不由自主地反复呈现出经历过的事情，明知没有必要却无法摆脱，常引起患者恐惧和焦虑。

(6)强迫意向：患者体会到一种强烈的内在冲动要去做某种违背自己意愿的事情，但一般不会转变为行动，因患者知道这种冲动是非理性的、荒谬的，故努力克制，但内心冲动无法摆脱。如一女性患者不敢抱着孩子靠近阳台，只要靠近就有一种冲动要把孩子扔下去。

2. 强迫行为

(1)强迫检查：多继发于强迫怀疑，为减轻强迫怀疑引起的焦虑而采取的措施。常表现为反复检查门窗、煤气是否关好、账目是否搞错等，严重者检查数十遍还不放心。

(2)强迫洗涤：患者为了消除被污染的担心而反复洗手、洗衣物、抹桌子等。患者不但自己洗，有时还要求别人也帮助洗，以缓解焦虑。往往花费大量的精力和时间，自知没有必要，但控制不住。

(3)强迫性仪式动作：这是一种反复出现的动作。通常是为了对抗某种强迫观念所引起的焦虑而逐渐发展起来的。病初强迫行为总是简单的，以后简单的动作已不足以缓解焦虑，于是增添新的内容。如一位学生开始出现强迫观念时便摇头对抗，果然有效，但好景不长，摇头不能抵抗强迫观念，于是就增加一项手拍桌子的动作，此法开始有效，但效力逐渐下降，于是患者又增加一项跺脚的动作以加强对抗作用。久而久之，患者即发展了一套复杂的仪式化程序：先摇几下头，接着拍几下桌子，然后跺脚……

(4)强迫询问：强迫症患者常常不相信自己，为了消除疑虑或穷思竭虑给自己带来的焦虑，常反复询问他人(尤其是家人)，以获得解释与保证。

3. 强迫情绪

表现为患者担心在接触某些事物或某种特殊环境中控制不住自己的情绪，做出不理智的甚至违法的行为。如害怕自己失控，担心自己会伤害别人。

（五）疑病神经症

疑病神经症是一种以持久的担心或相信各种躯体症状的优势观念为特征的神经症。患者因这些症状反复就医，各种医学检查阴性和医生的解释均不能打消其疑虑。即使有时患者确实存在某种躯体障碍，但不能解释症状的性质、程度或患者的痛苦与先占观念。这些躯体症状被认为是心理冲突和个性倾向所致，但对患者来说，即使症状与应激性生活事件或心理冲突密切相关，他们也拒绝探讨心理病因的可能。患者常伴有焦虑或抑郁情绪。

这类患者最初多就诊于内、外各科，精神科医生所遇到的往往是具有多年就诊经历、大量临床检查资料、用过多种药物甚至外科手术后效果不佳的病例。由于目前通科医生对此类患者的识别率较低，故常常造成对此类疾病诊断和治疗的延误，并由此造成巨大的医药资源浪费。因此，提高当代各科医生对躯体形式障碍的识别能力无疑具有重要的现实意义。

疑病神经症躯体形式障碍包括躯体化障碍、未分化的躯体形式障碍、疑病障碍、躯体形式的自主功能紊乱、躯体形式的疼痛障碍等多种形式。本病女性多见，起病年龄多在30岁以前。由于各国诊断标准的不同，缺乏可比较的流行病学资料。

有关躯体形式障碍的预后，少有系统的观察报告。一般认为，有明显精神诱发因素、急性起病者预后良好。若起病缓慢、病程持续2年以上者，预后较差。

【临床表现】

疑病神经症大体可以分为三种症状：对健康的过度焦虑，对身体的过分注意和感觉过敏，疑病观念（妄想除外）。这三者各有不同的表现，三者之间互相影响，可有各种不同的过渡和混合形式。

1. 对健康的过度焦虑

疑病症的特征在于患者纠缠于身体健康和疾病本身。患者并非不知道对病过度焦虑和着急害怕对健康不利，却苦于无法解脱。这种患者可以接受医生的解释，但照例打消一个顾虑后又产生另外的顾虑，或者，患者自称明白道理但却控制不住自己。

2. 对身体的过分注意和感觉过敏

对身体的过分注意表现不一。有人经常注意数脉搏，有人特别注意消化功能等。患者对外界的兴趣似乎都转移集中于内感受器和本体感受器的信息，与感觉过敏似乎是同一症状的两个侧面。

3. 疑病观念

患者确信自己患有实际上并不存在的某种疾病，尽管理由不充分，但绝不是毫无根据，患者的推理也没有明显荒谬的地方。这种患者完全不接受医生的生物医学解释。患者会反复就诊和做相关的检查，力图用客观检查证实他的判断和信念。

（六）癔症

癔症（hysteria）又称歇斯底里，系由于明显的心理因素，如生活事件、内心冲突或强烈的情绪体验、暗示或自我暗示等作用于易感个体引起的一组病症。病前性格特征与其发生、症状和病程有相对密切关系。临床主要表现为癔症性精神障碍（又称分离症状）和癔症性躯体障碍（又称转换症状）两大类症状，而这些症状没有可以证实的器质性病变为基础。症状具有做作、夸大或富有情感色彩等特点，有时可由暗示诱发，也可由暗示而消失，有反复发作的倾向。

癔症是精神病学诊断术语中最为古老的病名之一，而有关其发病机制和疾病归属也一直争论不休。现今虽然大多数学者认为癔症是社会心理因素与个体易感素质共同作用所致，但对其发病机制尚无公认的结论。近年来把癔症划出神经症的意见已占大多数，但为什么要划出去，划到哪里，除了理论上的争辩外，尚缺少实验研究的证据。尽管如此，新近的 CCMD－3 还是将癔症从神经症中分离出来，单列一病。

一般认为癔症的预后较好，60%～80%的患者可在一年内自发缓解。

【临床表现】

多在精神因素的促发下急性起病，并迅速发展到严重阶段。临床表现复杂多样，变化多端，有人把癔症患者喻为“疾病模仿家”。归纳起来可分为下述三类。

1. 癔症性精神障碍

又称分离性障碍，是指对过去经历与当今环境和自我身份的认知部分或完全不相符合，是癔症较常见的表现形式。主要表现以下几种：

（1）意识障碍。癔症患者的意识障碍包括周围环境意识和自我意识障碍。对周围环境的意识障碍又称意识改变状态，主要指意识范围的狭窄，以朦胧状态或昏睡较多见，严重者可出现癔症性木僵，也有的患者表现为癔症性神游。自我意识障碍又称癔症性身份障碍，包括交替人格、双重人格、多重人格等，也较常见。

（2）情感爆发。是癔症发作的常见表现，患者表现为在精神刺激之后突然发作，时哭时笑、捶胸顿足、呼天抢地、吵闹不安，有的自伤、伤人、毁物，有明显的发泄情绪的特征。在人多时，可表现得更明显，内容更丰富。历时数十分钟，可自行缓解，多伴有选择性遗忘。

（3）癔症性痴呆。为假性痴呆的一种。表现为对简单的问题给予近似回答者，称 Ganser 综合征；表现为明显的幼稚行为时称童样痴呆。

（4）癔症性遗忘。又称阶段性遗忘或选择性遗忘，其遗忘往往能达到回避的目的。表现为遗忘了某阶段的经历或某一性质的事件，而那一段事情往往与精神创伤有关。

（5）癔症性精神病。为癔症性精神障碍最严重的表现形式。通常在有意识蒙胧或漫游症的背景下出现行为紊乱、思维联想障碍或片断的幻觉妄想以及人格解体症状，发作时间较上述各种类型长，但一般不超过3周，缓解后无遗留症状。

(6)身份识别障碍。患者有时在不同时间以不同身份出现。此时患者言谈举止完全变成另外一个人，而原本的身份则被忘记。这种一反常态，变成另外一个人的表现也称双重人格。同一患者先后表现两种以上的身份则称多重人格。中国农村认为鬼神附体的所谓“走阴间”——患者以死去的人的口气说话，也属身份识别障碍。

2. 癔症性躯体障碍

又称转换性障碍，是指精神刺激引起的情绪反应以躯体症状的形式表现出来。其特点是多种检查均不能发现神经系统和内脏器官有相应的器质性损害。

(1)运动障碍。较常见为痉挛发作、局部肌肉抽动或阵挛、肢体瘫痪、行走不能等。其中痉挛发作与癫痫大发作十分相似，但无口舌咬伤、跌伤及大、小便失禁，持续时间也较长，抽动幅度大，多发生于有人在场时。局部肌肉抽动和肌阵挛与癫痫局部发作或舞蹈症十分相似，两者区别主要靠脑电图与临床观察。癔症性肢体瘫痪可表现为单瘫、截瘫或偏瘫，伴有肌张力增强或弛缓，无神经系统损害的体征，但病程持久者可有废用性肌萎缩。部分患者可出现言语运动障碍，表现为失音、缄默等。

(2)感觉障碍。包括感觉过敏、感觉缺失(局部或全身的感觉缺失，缺失范围与神经分布不一致)、感觉异常(如咽部梗阻感、异物感，又称癔症球；头部紧箍感，心因性疼痛等)、癔症性失明与管视、癔症性失聪等。

3. 癔症的特殊表现形式

流行性癔症或称癔症的集体发作是癔症的特殊形式。多发生在共同生活、经历和观念基本相似的人群中。起初为一人发病，周围目睹者受到感应，在暗示和自我暗示下相继出现类似症状，短时内爆发流行。这种发作一般历时短暂，女性较多见。如《北京日报》2010年5月曾报道陇西学生“集体癔症”事件。其他还有赔偿性神经症、职业性神经症等，有人认为也属于癔症的特殊表现形式。

三、神经症的治疗

心理治疗与药物治疗的联用是治疗神经症的最佳办法。一般来说，药物治疗对于控制神经症的症状是有效的，但由于神经症的发生与心理社会应激因素、个性特征有密切关系，因此病程常迁延波动，可因生活事件的出现而反复发作。因此成功的心理治疗可能更重要，不但可以缓解症状，还有可能根治部分患者。

(一)心理治疗

在神经症的各种治疗措施中，心理治疗有着十分重要的地位，神经症患者的人格特征和所遭受的社会心理因素，对神经症的产生、发展和预后都有着重要的影响。对于易感素质和人格类型的矫正，使患者恢复与社会环境的协调，都是药物难以解决的，而必须依靠心理治疗。目前，我国在神经症治疗中较常用的心理治疗方法包括：①森田疗法；②钟氏认知领悟心理疗法；③认知疗法；④松弛训练；⑤行为疗法；⑥暗示与催眠疗法；⑦支持性心理治疗等。

心理治疗方法的选择取决于患者的人格特征、疾病类型以及治疗者对某种心理治疗方法的熟练程度与经验。具体的心理治疗方法见本书心理治疗章节。

（二）药物治疗

治疗神经症的药物种类较多，如抗焦虑药、抗抑郁药等。药物治疗系对症治疗，可针对患者的症状选药。药物治疗的优点是控制靶症状，起效较快，尤其是早期，与心理治疗合用，有助于缓解症状，提高患者对治疗的信心，促进心理治疗的效果与患者的遵医行为。临床常用治疗药物包括：

1. 苯二氮卓类

如硝西泮、地西泮、阿普唑仑等。

2. 三环类抗抑郁药

如来替林、丙咪嗪等。

3. 四环类抗抑郁药

如马普替林。

4. 选择性 5 - 羟色胺再摄取抑制药

如氟西汀、帕罗西汀、舍曲林等。

5. β - 受体阻滞药

如普萘洛尔等。

应该注意的是，用药前一定要向患者说明所用药物的起效时间及治疗过程中可能出现的副作用，使其有充分的心理准备，以增加治疗的依从性。否则许多神经症患者可能因求效心切或因过于敏感、焦虑、疑病的性格特征而中断、放弃治疗或频繁变更治疗方案。

第三节　人格障碍

一、概述

人格障碍（personality disorder）指人格特征明显偏离正常，使患者形成了一贯的反映个人生活风格和人际关系的异常行为模式。这种模式显著偏离特定的文化背景和一般认知方式（尤其在待人接物方面），明显影响其社会功能与职业功能，造成对社会环境的适应不良，患者为此感到痛苦，并已具有临床意义。患者虽无智能障碍，但适应不良的行为模式难以纠正，仅少数患者在成年后程度上可有改善。通常开始于童年期或青少年期，并长期持续发展至成年或终生。

二、人格障碍的诊断标准

1. 症状标准

个人的内心体验与行为特征在整体上与其文化所期望和所接受的范围明显偏离，这种偏离是广泛、稳定和长期的，并至少有下列1项：①认知(感知，及解释人和事物，由此形成对自我及他人的态度和形象的方式)的异常偏离；②情感(范围、强度及适当的情感唤起和反应)；③控制冲动及对满足个人需要的异常偏离；④人际关系的异常偏离。

2. 严重标准

特殊行为模式的异常偏离，使患者或其他人(如亲属)感到痛苦或社会适应不良。

3. 病程标准

开始于童年、青少年期，现年18岁以上，至少已持续2年。

三、常见的人格障碍

1. 偏执性人格障碍(paranoid personality disorder)

以猜疑和偏执为特点，始于成年早期，男性多于女性。符合人格障碍的诊断标准并至少有下列3项：①对挫折和遭遇过度敏感；②对侮辱和伤害不能宽容，长期耿耿于怀；③多疑，容易将友好行为误解为敌意或轻视；④明显超过实际情况所需的个人全力执意追求；⑤易有病理性妒忌，过分怀疑恋人有新欢或不忠，但不是妄想；⑥过分自负和自我中心的倾向，总感觉受压制、被迫害；⑦具有将其周围或外界事件解释为“阴谋”等的非现实性优势观念，因此过分警惕和抱有敌意。

2. 分裂性人格障碍(schizoid personality disorder)

以观念、行为和外貌装饰的奇特、情感冷漠，及人际关系明显缺陷为特点。男性略多于女性。符合人格障碍的诊断标准并至少有下列3项：①性格明显内向，与家庭和社会疏远，基本不与人主动交往，缺少朋友；②表情呆板，情感冷淡，甚至不通人情；③对赞扬和批评反应差或无动于衷；④缺乏愉快感；⑤缺乏亲密、信任的人际关系；⑥在遵循社会规范方面存在困难，导致行为怪异；⑦对与他人之间的性活动不感兴趣(考虑年龄)。

3. 反社会性人格障碍(antisocial personality disorder)

以行为不符合社会规范，经常违法乱纪，对人冷酷无情为特点，男性多于女性。本组患者往往在童年或少年期就出现品性问题。成年后习性不改。

4. 冲动性人格障碍(aggressivity personality disorder)

又称攻击型人格障碍，以情感爆发，伴明显行为冲动为特征，男性明显多于女性。符合人格障碍的诊断标准并至少有下列3项：①易与他人发生争吵和冲突，特别在冲动行为受阻或受到批评时；②有突发的愤怒和暴力倾向，对导致的冲动行为不能自控；③对事物的计划和预见能力明显受损；④不能坚持任何没有即刻奖励的行为；⑤不稳定的和反复无常的心境；⑥自我形象、目的及内在偏好的紊乱和不确定；⑦容易产生人际关系的紧张或不稳定，时常导致情感危机；⑧经常出现自杀、自伤行为。

5. 表演性人格障碍(hysterical personality disorder)

又称癔症性人格障碍，以过分的感情用事或夸张言行吸引他人的注意为特点。包括：情绪反应浓厚而强烈，变化迅速；喜欢做夸张状，引人注意；富暗示性和依赖性；以自我为中心，对人情感肤浅、表面化、不真诚，以致难以与周围保持正常的社会联系；往往把想象当做现实等。

6. 强迫性人格障碍(compulsive personality disorder)

以过分的谨小慎微、严格要求与完美主义，及内心的不安全感为特征。男性患者多于女性2倍，约70%强迫症患者有强迫性人格障碍。

7. 焦虑性人格障碍(anxious personality disorder)

以一贯感到紧张、提心吊胆、不安全及自卑为特征。总是需要被人喜欢和接纳，对拒绝和批评过分敏感，伴有受限制的依恋，因习惯性地夸大日常处境中的潜在危险，而有回避某些活动的倾向。

8. 依赖性人格障碍

符合人格障碍的诊断标准并至少有下列3项：①要求或让他人为自己生活的重要方面承担责任；②将自己的需要附属于所依赖的人，过分地服从他人的意志；③不愿意对所依赖的人提出即使是合理的要求；④感到自己无助、无能或缺乏精力；⑤沉湎于被遗忘的恐惧之中，不断要求别人对此提出保证，独处时感到很难受；⑥当与他人的亲密关系结束时，有被毁灭和无助的体验；⑦经常把责任推给别人，以应对逆境。

四、人格障碍的心理干预

人格障碍多从幼年就开始形成，异常人格一旦形成，不易纠正，所以强调预防特别重要，需要重视妊娠期心理卫生、幼儿期和学龄儿童的心理卫生和教育。及时发现和纠正不良行为。一旦确定为人格异常，应着力建立一个和谐、友爱、融洽、互助的心理和社会环境，不歧视他们，应热情关怀、帮助他们，指导其尊重他人及自己。

药物治疗对人格障碍的某些症状有一定的疗效。心理治疗效果有限，但医生应通过建立良好的信任关系，帮助患者认识和分析自己的人格缺陷，强调性格是可以改变的，鼓励他们寻找有效的途径改造自己的性格及人际关系。同时通过团体心理治疗的干预方式，为患者创造一种良好的学习、生活和工作环境。自我控制疗法及自我松弛训练的合理应用对人格障碍有一定的疗效。

第四节　性心理障碍

一、性心理障碍概述

性心理障碍，又称性变态，是指性冲动障碍和性对象的歪曲，即寻求性欲满足的对象与性行为的方式与常人不同，或有变换自身性别的强烈愿望，违反社会习俗而获得性欲满足的行为。目前性变态的概念包含了以下三方面。第一，不符合社会认可的正常行为标准。但不同的社会和历史的不同时期这种标准并不相同。例如，同性恋在我国认为违反习俗，是一种性变态，但在欧美、阿拉伯国家的某些地区同性恋却是合法的。第二，其行为对他人可能造成伤害，如诱奸儿童和严重施虐狂。第三，本人体验到痛苦，这种痛苦与其生活的社会态度有关，其性欲冲动与其道德标准之间发生了冲突或认识到对他人带来了痛苦。

性变态由于其行为违反社会习俗，常引起法律问题。对其责任问题看法尚不一致。但认为他们是性行为偏离正常，并非精神病性障碍，因此，一般认为不能完全免除其责任能力。另一方面，性变态可能存在生物化学或心理因素，引起性心理发展偏离正常，采用适当的医药措施和心理治疗，对矫正性行为偏常可能是有益的。

二、性心理障碍的常见类型

1. 性身份障碍

持久和强烈地因自己是本来的性别而感到痛苦，渴望自己是异性(并非因看到任何文化或社会方面的好处，而希望成为异性)或坚持自己是异性，并至少有下列1项：①固执地表明厌恶本身性别装束，并坚持穿异性装束；②固执地否定本身性别解剖结构。上述障碍至少已持续6个月。性身份障碍中有一种类型是易性症，是对自身性别的认定与解剖生理上的性别特征呈逆反心理，持续存在厌恶和改变本身性别的解剖生理特征以达到转换性别的强烈愿望，并要求变换为异性的解剖生理特征(如使用手术或异性激素)，转换性别的认同至少2年。其性爱倾向为纯粹同性恋。已排除其他精神疾病所致的类似表现，无生殖器解剖生理畸变与内分泌异常。

2. 性偏好障碍

①恋物症。指在强烈的性欲望与性兴奋的驱使下，反复收集异性使用的物品，几乎仅见于男性；②露阴症。反复在陌生异性面前暴露自己的生殖器，以满

足引起性兴奋的强烈欲望，几乎仅见于男性；③摩擦症。男性患者在拥挤场合或乘对方不备之际，伺机以身体某一部分摩擦和触摸女性身体的某一部分，以达到性兴奋的目的；④性施虐与性受虐症。以向性爱对象施加虐待或接受对方虐待，作为性兴奋的主要行为。

3. 性指向障碍

指起源于各种性发育和性定向的障碍，从性爱本身来说不一定异常。但某些人的性发育和性定向可伴发心理障碍，如个人不希望如此或犹豫不决，为此感到焦虑、抑郁，及内心痛苦，有的试图寻求治疗加以改变。常见的类型有：①同性恋。在正常生活条件下，从少年时期就开始对同性成员持续表现性爱倾向，包括思想、感情，及性爱行为。②双性恋。在正常生活条件下，从少年时期就开始对同性和异性两种成员均持续表现性爱的迷恋倾向，包括思想、感情，及性爱行为，难以建立和维持与异性成员的家庭关系。

三、性心理障碍的心理干预

性心理障碍患者是通过异常的性行为获得快感，所以很少积极主动求医。多在亲人或行为被揭露后才就诊。

性心理障碍的治疗主要是心理治疗。最常用的是行为疗法中的厌恶疗法，即当变态性想法或性冲动出现时，立即同时给予厌恶性刺激。也可以配合药物治疗。对于轻度违法的性变态患者，可以由司法机关给予适度的处罚以起到遏止作用。对于易性症患者主要进行心理治疗，应尽量避免使用手术。

第五节　不良行为

成瘾综合征是指反复使用某种精神活性物质导致躯体或心理方面对某种物质的强烈渴求与耐受性。这种渴求导致的行为已极大地优先其他重要活动。常表现为患者对使用物质的开始、结束或剂量的控制能力下降，并且明知该物质有害，但仍应用，主观希望停用或减少使用，但总是失败，减少或停用后出现戒断症状。成瘾综合征能导致社会功能受损，常见的类型如下。

一、酒精成瘾

(一)概念

酒精成瘾(alcohol addiction)又称酒精依赖。指个体在生理上或心理上强烈依赖酒精的状况，非酒精不足以使心理或生理维持平衡。饮酒带给人们一时的欢愉和轻松，同时也带来了一系列影响大的社会问题和医学问题。我国资料表明，酒精中毒所致精神障碍的患病率有千分之0.18。酗酒还造成身心受损、交通事故、家庭破裂、失业、犯罪等等一系列的社会问题。为此，WHO已经专门成立了酒精问题国际委员会。

（二）酒精成瘾的原因

1. 生物学因素

研究表明，酒精成瘾的个体存在着遗传的易感性，男性较女性更为明显。酗酒还与焦虑症和抑郁症有关。

2. 心理学因素

随着社会竞争的增强，人们生活节奏加快，来自社会、就业、工作、家庭等方面的压力明显增大，有些人往往以酗酒的方式来排解心中的不快，暂时性的逃避社会责任。

3. 社会学因素

社会因素是酒瘾产生的诱因。不同的国家、不同的民族，酒瘾的流行情况有所不同。如爱尔兰人酒精中毒患病率相对较高。社会文化对饮酒习惯及频率也有影响，西方人喝酒就像我们喝茶一样，已经形成一种习惯和爱好。中国人热情好客，很多地方的人接待来宾也必定以酒待客，而且喝得越多越高兴。其结果是不醉不归。政府对于酒的生产、销售、价格控制等方面的政策对酒滥用问题有一定影响作用。此外，广告业、电视剧的发展，对嗜酒行为也有很大的影响。

（三）干预措施

长期嗜酒的危害众所周知，现代医学认为酒精中毒是一种慢性脑疾病，如不及时戒断会对自身健康造成很大的影响，甚至导致死亡。对酒精成瘾的干预主要是促使酒精成瘾者戒酒。

1. 药物治疗

可采用脱酒疗法，也就是用某一种替代药让机体减轻或消除戒断期间的不适感和痛苦。常用药物有美沙酮、戒酒硫等。

2. 心理治疗

（1）认知疗法：通过改变嗜酒者的思维，改变对酒的信念、依赖和期待或者增强自我控制能力。

（2）行为矫正：运用各种行为矫正技术如厌恶疗法、强化疗法、消除疗法等，厌恶疗法常用吐根碱、阿朴吗啡和琥珀胆碱等厌恶药物。还有想象厌恶疗法。

二、药物成瘾

（一）概念

药物成瘾（drug addiction）又称药物依赖。指由于用药而产生了对这种药物的心理依赖性（精神依赖），存在反复用药的强烈意愿，并在用药后有满足感或能免除无药的不适。常见的致依赖药物有鸦片、可卡因、大麻类、致幻药及中枢兴奋药等。

戒断反应是一种严重的和具有潜在致命危险的身心损害，是指在机体已形成躯体依赖，对药物产生耐受的基础上，突然中断或减小药量后，身体出现的一系列从轻度到有严重致命危险的不适反应。戒断反应也是很多吸毒者最终难以戒掉毒瘾的重要原因。

（二）易成瘾药物的分类

常见的易成瘾药物有以下几类：

(1)阿片类药物。这类药物中使用最多的是海洛因类，其次是鸦片、吗啡。另外用于戒毒的药物如美沙酮等也可以成瘾。

(2)大麻类药物。常见的有印度大麻、北美大麻。

(3)可卡因类药物。

(4)苯丙胺类药物。

(5)镇静催眠和抗焦虑类药物。包括巴比妥类和苯二氮卓类药物。

(6)致幻剂类。如麦角二酰胺及其制剂、南美仙人掌毒碱等。

（三）干预措施

1. 脱瘾阶段

也称治疗的第一阶段，这一阶段主要是动员药物成瘾个体积极地接受戒毒治疗，使之摆脱毒瘾影响下的生理和心理的成瘾状态，最终达到摆脱毒品的目的。脱瘾阶段有以下三种情况：

(1)对毒品精神依赖：成瘾个体对药物的渴求。所有成瘾药物均有精神依赖的特点。此时成瘾个体强烈地渴求毒品，虽然意识对自己身体、精神和家庭、社会的危害，仍不择手段地得到毒品。药物戒断后精神依赖可持久存在，其最终的消除需要成瘾个体有非常坚韧的毅力、良好的社会支持以及一定的心理治疗和行为训练疗法。

(2)躯体依赖：是指反复服用药物使中枢神经系统发生了某种生理、生化变化，以致需要药物持续地存在于体内，如果停药会出现戒断综合征。对药物戒断过程中出现严重躯体戒断症状可用相关药物作对症处理。

(3)耐药性：指重复使用某种药物后，其药效逐渐减低，如果需要取得与用药初期的药效，必须增加药物剂量。为避免耐药性的发生，应采用短期用药和及时替换的方法。因严重耐药性而致不能停药时，可用认知疗法予以纠正。

2. 康复阶段

又称治疗的中期过渡阶段，这一阶段治疗的目的在于巩固治疗的疗效，以期最终走向社会。可采用支持性心理治疗、认知行为治疗，在给予情感上的支持、树立自信心的基础上，帮助成瘾者改变认知结构，使成瘾的病态生活方式发生转变。

3. 后续照管阶段

又称随访阶段，主要的目的是对治疗康复后的人员进行随访指导，巩固疗效。

三、网络成瘾

（一）概念

“网络成瘾”也名“网络上瘾综合征”(internet addiction disorder, IAD)或“病理性互联网使用”(pathological internet use, PIU)。“网络成瘾”这一概念是美国纽约市精神病学家Goldberg博士于1994年在一个学术会议上最早提出的。网络成瘾是随着电脑的普及、网络技术高速发展而出现的一种新的行为成瘾现象。它是指在人与电脑交往的过程当中产生的对网络的特殊嗜好，具体表现为成瘾者毫无节制地沉溺于网上的各种活动，如上网聊天、浏览网页、听歌、看电影、玩游戏等等，并由此而产生的心理和生理依赖的现象。

（二）网络成瘾的影响因素

网络成瘾是多因素综合作用的结果，常见的影响因素如下：

1. 生活事件

生活事件就是生活中面临的各种问题，是造成心理应激并可能进而损伤躯体健康的主要刺激物即应激源。网络本身具有很大的吸引力。网络空间是一种精神文化空间，它使现实与虚拟、人工经验与真实世界之间的界限变得模糊起来。互联网对个体的影响取决于网络空间这一特殊虚拟情境的特征。其他生活事件如适应问题、人际问题、学业问题、感情问题以及重要丧失等对上网成瘾造成影响。

2. 个性与情绪

根据网络成瘾的有关研究，个性心理因素是影响大学生网络成瘾的最主要因素。很多研究者认为一些与抑郁相关的人格特征，如低自尊、缺乏动机、寻求外界认可、害怕被拒绝等可能是促成网络成瘾发生的原因。可以说，网络成瘾与个体心理因素是相互作用、相互影响的，且是一个恶性循环。

3. 主体动机

网络使用具有交互性、匿名性、便捷性及逃避性，从而网上行为异于现实生活的行为。在网上可获得社会支持，通过访问色情网站、性幻想、虚拟性爱等方式满足性欲，创造虚拟人物角色，获得权力和认同感，使某些被压制或潜意识的个性释放，正是因网民的心理、社会需要产生对网络的期待，需要得到满足和产生愉快的体验，导致了网络的病理性使用。

4. 成长环境

网络行为对促进个体的主观社会支持感受有帮助，也有研究者认为经常性的网络使用确实会降低使用者的社会交往和减少使用者的主观支持感受。家庭环境教育、学校教育和人际关系都对网络成瘾造成影响。

5. 应对方式

应对是个体对生活事件以及因生活事件而出现的自身不平稳状态所采取的认知和行为措施。有研究表明网络成瘾者适应能力较差。

6. 认知因素

包括对网络的认识和对自身的认识。对网络的评价是指个体对网络的性质、程度和可能的危害情况的觉察。对自身的评价也影响着网络成瘾的发生。对网络成瘾可能造成影响的因素有很多，有些是直接影响，有些是间接影响，且各影响因素之间也有密不可分的联系。

(三)网络成瘾的诊断

国内使用较多，比较公认的诊断标准是由 Young 所制定的。以下问卷包括 8 个条目，满足其中 5 个就可以判定为网络成瘾：

(1)你是否沉溺于互联网？

(2)你是否需要通过逐次增加上网时间以获得满足感？

(3)你是否经常不能抵制上网的诱惑和很难下网？

(4)停止使用互联网时你是否会产生消极的情绪体验和不良的生理反应？

(5)每次上网实际所花的时间是否都比原定时间要长？

(6)上网是否已经对你的人际关系、工作、教育和职业造成负面影响？

(7)你是否对家人朋友和心理咨询人员隐瞒了上网的真实时间和费用？

(8)你是否将上网作为逃避问题和排遣消极情绪的一种方式？

(四)干预措施

目前，国内外对网络成瘾的治疗还没有形成统一的治疗模式。我国基本上是以心理治疗和药物治疗为主治疗网络成瘾。

网络成瘾常用的心理治疗方法有认知疗法、催眠疗法、团体心理干预等。可以看出，随着对网络成瘾研究的不断深入，网络成瘾治疗呈现出多元化、多学科化和综合化的趋势。

本章小结

本章介绍了心理障碍的概念、判断标准、分类以及常见的心理障碍的临床表现及处理。现代社会，心理障碍的发病率居高不下，综合医院的躯体疾病的患者很多都同时患有心理障碍，护士在护理临床过程中如果掌握了这些心理障碍的基本知识，对于患者的身体和心理护理能更有针对性。

案例分析 7－1

小刘，女，19 岁，大专二年级学生，即将面临实习。

患者自述：我很痛苦，感觉心理不正常了，自从这个学期开学来时丢失了钱包和身份证之后，晚上睡不着，经常做恶梦，最近三个月以来，每天都像失了魂似的，上自习看书，一会就看不下去了，总是想自己的钱有没有放好，经常翻看自己的包，想控制，但怎么也控制不住。然后就一发不可收拾，注意力不能集中，经常胡思乱想，想得心里又非常痛苦，严重影响了我的学习和生活。

更让我苦恼的是，我最近一个月来，不断地重复一些行为，如反复洗手，总感觉手上有脏东西没有洗干净；洗衣服比别人多用一倍时间，并且不断地反复洗涤，怕洗不干净；锁门也是如此，自己把门锁上了，还得回来看看，怕没有锁好；吃饭前又反复地洗刷饭盆，总怕不干净。我的这些行为也影响了其他同学。我也不想这样，想控制，但怎么也控制不住。我痛苦极了。希望你能帮帮我，你说我该怎么办呢？

相关资料：该生为独生女，家住市区，从小父母就对她要求很严，尤其是母亲脾气不好，但对其期望很高，总是期望自己的孩子能比别人强，一犯错误就严厉斥责。该生从小性格内向，胆小，做事严谨，小心，务求十全十美。

提问：

该患者属于哪种心理问题？症状有哪些？该种心理障碍有什么特点？

思考题

1. 心理障碍的概念是什么？
2. 试述正常心理和异常心理的判断标准。
3. 简述神经症的分类、临床表现。
4. 列举常见不良行为。

第八章　临床心理评估

学习目标

1. **知识目标**　掌握临床心理评估和心理测验的概念；熟悉心理评估的方法和要求；了解心理评估的一般过程、心理测验分类。

2. **技能目标**　熟练运用常用临床心理测验及评定量表。

3. **情感目标**　了解心理测验的要求。

临床中，要了解患者的心理状态，要描述患者的心理表现，要对患者进行正确的心理诊断和心理治疗，要判断治疗护理的效果，要预测预后等等，都要对患者进行临床心理评估。

第一节　临床心理评估概述

心理评估贯穿于心理治疗的始终，作为护士，临床心理评估在护理评估中起着重要的作用，了解心理评估的过程、方法和基本要求有利于进行临床心理评估。

一、心理评估的概念

（一）心理评估的概念

心理评估（psychological assessment）是根据心理学的理论和方法对个体的心理品质及状况进行全面、深入的客观描述的过程。即运用各种心理方法，如观察法、访谈法、心理测量法等，围绕解决某一心理问题所做的综合评价过程。在心理评估中，理解所拟评估的心理现象的本质是非常重要的。

（二）临床心理评估

心理评估如果为临床医学目的所用，称为临床心理评估（clinical psychological assessment）。临床心理评估从生理、心理和社会诸方面了解个体或群体心理卫生状况，为开展心理卫生工作提供了大量的系统性科学依据，使心理卫生临床实践和科学研究更具科学性，是具有心理学、医学、护理学、社会学等综合知识技能的科学评估技术。

临床心理评估贯穿医疗护理工作的始终，从护理角度来说，临床心理评估可作为医学研究的手段；可为心理诊断或护理诊断提供参考；可为观察病情的程度、治疗效果及其预后提供依据；可为评定护理质量提供依据；可为司法鉴定提供依据。

（三）临床心理评估的主要内容

根据心理评估需要可对以下一项或多项内容进行评估。

(1)描述个体或人群有关疾病的特征，主要是从疾病的行为表现或精神病理学水平进行评估，以便协助临床诊断分类，作为科研患者分组标准，寻找各类疾病的特征性表现。

(2)描述个体或人群的健康状况，全面地从生理、心理、社会等方面对构成健康的诸要素进行评估，为研究增进各种人群的健康机制和方法提供依据。

(3)对日常健康行为习惯和日常功能有效水平进行评估。

(4)对疾病发展中的心理过程，包括认知、行为、社会、情感等心理过程进行评估。

(5)对心理社会因素在疾病自然愈合过程中的作用进行评估。

(6)对个体对各种不同应激刺激的反应性质和程度进行评估。

(7)对疾病康复过程中的各种治疗方法的效果及其与心理社会影响因素的相互作用进行评估。

(8)对生活方式对防治疾病和增进健康的影响进行评估。

(9)对个体或人群的社会经济状况对健康的影响进行评估。

(10)对各种生态学有害因素对健康的影响，如噪音、环境污染、建筑风格等自然环境因素进行评估；对人际关系、群体气氛、家庭结构关系、人口流动和城市化等社会环境因素进行评估。

(11)对卫生保健的有效性进行评估。

(12)对医嘱依从性对疾病和健康的影响进行评估。

二、心理评估的一般过程

心理评估不是随便谈话和聊天，它是按照预定的程序进行的特殊“观察思考”过程，有时还要根据量表进行有序测评。一般包括以下五个基本的阶段。

1. 确定评估目的

2. 明确要评估的内容和方法

3. 收集评估资料

(1)患者的基本情况：包括性别、年龄、职业、家庭及其生活的社会文化背景。了解基本情况有助于分析心理问题及其产生的社会背景。

(2)患者存在的心理问题：包括弄清当前究竟被什么心理问题所困扰，问题的严重程度如何，问题的持续时间多久，问题产生的原因是什么，本人对此是否有明确的意识。

4. 选择比较标准，了解一些特殊的心理因素

5. 进行心理结果描述与报告

根据收集到的资料，结合心理学的有关知识，对患者的问题进行分析和诊断，辨明患者问题的类型、性质和严重程度等，以便确立治疗护理目标，选择帮助的方法。

三、临床心理评估的方法

临床主要采用观察法、调查法、量表法(psychological test)和心理生理法等方法进行心理评估。

(一)观察法

观察法指对可观察的行为表现进行有目的有计划的观察和记录以便进行评估的方法。是指有目的、有计划地观察患者的表情、姿态、动作、语言、睡眠等心理行为表现，根据观察结果作出评定。属于定性或半定量的评估方法，是评估者获得信息的常用手段，是临床心理评估的常用方法。观察法根据观察条件可分为自然观察和标准情境观察法。自然观察法是在自然情景中观察行为表现；标准情境观察法是在特定情景中观察行为表现。

1. 观察法的特点

(1)观察法观察内容为亲眼所见，所获资料真实客观可靠。

(2)观察法近似科研中的“盲法”，被观察者可能并不清楚是被观察对象，行为真实。

(3)观察法适用对象广。观察法不一定需要被观察对象进行语言描述或逻辑思维，适用于各类人群。

(4)正确的观察分析与观察者的自身素质密切相关。被观察者的年龄、性格、教育程度、职业、民族习俗等都有差别，相同的事件表面表现可能不一样，如有些被观察者喜怒形于色；有些被观察者表面显轻松，内心却紧张；有些外表似稳定，内心却焦急。这些都要求观察者具备较全面的社会知识和良好的专业知识，才能正确理解被观察者的行为表现及意义。

2. 观察法的应用

(1)确定观察的内容。观察内容包括观察被观察者的行为举止和言谈举止，行为举止包括被观察者的仪表、身体状况、兴趣、爱好、各种情境下的应对行为等；言谈举止包括被观察者言谈时的身体姿态、面部表情、目光交流、人际交往风格等，一次观察很难全面评估观察对象的所有行为，实际观察中，应根据观察目的、观察方法及观察的不同阶段选择观察内容，并对每种准备观察的行为给予明确的定义，以便准确地观察和记录。

(2)确定观察的方法。观察时是先观察少数或单种行为，还是同时观察几种目标行为；是先进行综合观察，还是侧重少数行为的观察；是在自然环境中进行观察，还是在实验室情境中进行观察；可根据需要选择合适的观察方法。

(3)确定观察的时间。要根据需要确定观察期、观察次数、观察间隔时间和持续时间。

(4)观察资料的记录。要将观察内容进行详细系统的记录，常因观察方法不同而采用不同记录方式。一般而言，定式观察有固定的记录程序和方式，只要严格遵循即可，如按时间顺序制成简单的观察记录表，每次观察记录，或有规则地间隔同样时间进行观察记录；非定式观察常采用描述性记录方法，不仅要记录观察到的目标行为表现、频率，还要进行推理判断，如对一次观察内容中某些特殊事件进行记录，或根据评定量表的要求进行观察记录等。

(二)调查法

调查法(survey method)是通过访谈或问卷等方式获得资料，然后加以分析研究的方法。

1. 调查法的特点

(1)调查法有利于深入询问调查被调查者的某一特殊问题。

(2)调查法易产生"偏好效应"。访谈者容易受被访者初始表现的影响，信度、效度难以确定。

(3)调查法结果受多种因素的影响。如被调查者提供不准确信息，访谈双方语言不熟悉、民族习惯或文化背景有差异等都可能造成结果偏差。

(4)调查结果与调查技巧有关。如谈话技巧影响调查结果，识别躯体语言影响调查结果，调查表格设计的合理性影响调查结果等；另外，访谈时访问者最好具备听说理解不同方言的能力。

2. 调查法的应用

(1)调查评估的程序。先确定要调查评估的内容，一般包括：有关障碍问题、家庭背景、个人的心理历程等，然后根据评估人数的多少、评估内容的性质等确定采用何种调查法，调查后再根据所获信息整理分析。

(2)访谈法，是通过晤谈或座谈等方式进行有目的的面对面的对话方法。适用于人数较少的评估。按访谈方式分为非结构式访谈法和结构式访谈法，按访谈形式分为晤谈或访问、座谈、问卷法等。

①结构式访谈法是根据特定目的预先设定好结构程序进行访谈。主谈者按所需资料的要求以比较固定的方式和次序编制出会谈的提纲或问卷，并且主动发问，要求患者按问题回答。这种方法有助于系统地收集资料，可以有目的有重点地进行追问和检查，方法固定，节省时间，但方法比较刻板，查问过于主动，可能引起患者的反感或只能得到"是"与"否"的简单答案。

②非结构式会谈是主谈者与患者自由交谈，让患者自然而然地说出他想要说的话。这种方法可以使患者在谈话中较无戒心地说出真实心理，方法比较灵活，但需要的时间较多，由于没有一定的重点与方向，易出现顾此失彼，经验不足者难以把握。

③访问法或晤谈法(interview method)。是通过与被试者晤谈，了解其心理信息，同时观察其在晤谈时的行为反应，以补充验证所获得的资料，再进行描述或等级记录以供分析研究。晤谈法的效果取决于问题的性质和研究者本身的晤谈技巧。

④座谈法也是一种调查访问手段。座谈可以在较大范围内获取有关资料，以提供分析研究。例如糖尿病康复期的心理行为问题可以通过定期与家属座谈，获得有关心理社会因素资料并可以进行等级记录。

(3)问卷法(questionnaire method)。为了使调查不至于遗漏重要内容，常用问卷法。问卷法是设计调查表或问卷，列好等级答案，通过当面或邮寄供被调查者填写，再收集问卷对其内容逐条进行分析记录并进行等级研究的方法。例如调查住院患者对护理工作是否满意，哪些满意，哪些不满意，其等级程度如何，就可以用问卷法。问卷调查的质量决定于研究者事先对问题性质、内容、目的和要求的明确程度，也决定于问卷内容设计的技巧性以及被试者的合作程度。例如，问卷中的问题是否反映了所要研究问题的实质，设问的策略是否恰当，对回答的要求是否一致，结果是否便于统计处理以及内容是否会引起被调查者的顾虑等等。本法可用于人数较多的评估。

(三)量表法

量表法是采用标准的心理评估量表对患者的心理问题进行测量评估的方法。量表由一些经过严格选择、可以可靠地反映人的某些心理特点的问答题或操作任务组成。评定量表的发展是心理卫生研究方法中最重大的进展之一。在医学心理咨询工作中，应用评定量表可使研究结论具有客观性。

1. 量表法的特点

(1)操作程序固定，简单易行，便于比较。

(2)结果量化、标准化、客观化，具有可比性和可重复性，克服了过多的主观性。

(3)结果只反映特定情境下或一段时间内评估者的心理特征，使用局限。

(4)评估结果受被评估者的情绪、认知能力、动机及态度等因素影响。

2. 量表法的应用

量表法是心理评估中常用的方法，根据评估目的的不同有不同的量表，就其内容来说，有诊断量表和症状量表；就其评定方法而言，可以分为大体评定量表和症状评定量表，自评量表和他评量表等；根据对象年龄可分为成人用量表和儿童或老人用量表；根据病种分为抑郁量表、焦虑量表和躁狂量表。现在世界上常用症状量表有几十种，还有许多研究者根据自己的研究需要，不断编出新的量表。

（四）心理生理测量法

心理生理测量法（psycho-physiological measurement）是指测量个体对某种情境刺激的心理生理反应，这些反应由自主神经系统（ANS）所控制，包括心跳、血压、呼吸、皮肤电阻、肌电及皮肤电活动等，这些生理反应的变化提供了个体心理活动的重要信息。心理评估就可以根据这些生理变化来进行心理诊断、心理预测等。

四、对心理评估者的要求

从设计评估程序、选择测量工具到将评价信息反馈给患者，并根据评估结果提出解决问题的方案或建议，每个环节都要求评估者有深厚的心理学理论功底、丰富的临床经验和娴熟的技巧。

（一）要熟悉专业知识

心理评估者要有熟练的心理评估相关知识，具备心理学、病理心理学及健康和疾病关系的知识，接受评估、测量技术所必需的专门训练，具有与人交往的经验，能联系过去和现在，结合主观和客观，能够鉴别正常与异常的心理活动等，才能获取所需要的心理评估资料。

（二）要有良好的心理素质

心理评估者面对不同心理状态的患者，只有自己拥有正常的良好的心理素质，才能理智地评估患者的心理。

心理素质包括：

1.敏锐的观察能力

这是心理评估者的必需能力，是观察法对评估者的基本要求。要仔细观察其身体姿态、语言、副语言等，要善于捕捉被评估者细微的表情变化。

2.一定的智能水平

评估者需具有中等以上的智商，能正确分析评估内容，对被评估者做出准确判断。

3.自我认识能力

心理评估本身有很多主观的成分，要做到避免评估者的主观性造成结果偏差，必须做到客观对待。评估者首先能客观地看待自己、恰当地自我评价。因为正确认识自己是正确认识、评价他人的重要前提。

4. 自我调节能力

评估者要注意调节其角色行为，时常意识自己的角色模式、所处位置、环境，尤其是自己的感觉和反应。认识、评价自己给被评估者的整体印象及其可能对评估结果产生怎样的影响；还应学会自我控制，尤其在观察过程中不宜对与目标行为关联不大的特殊行为或突发事件产生兴趣。

5. 沟通能力

评估者应主动与人交往、具有沟通能力。不乐于与人交往者既不适合当护士，也不适合做心理评估；因缺乏沟通能力或技巧，很难使对方敞开心扉，获得所需评估结果。

（三）能建立良好的协调关系

心理评估者要与不同的人打交道，要注意与自己的年龄层次、文化和伦理背景不同的被评估者，合理探索和理解所观察的行为及产生原因，只有做到通情、接受和尊重被试者才能得到真实的全面的心理资料，评估者与患者建立良好的关系是会谈成功的关键。

（四）要有良好的职业道德

有健康的人格，乐于助人，对来访者能做到广泛的接纳性。做好以下“三要”是做好心理评估工作的前提。

（1）要严肃对待心理评估工作。

（2）要保护被试者的利益。

（3）要管理好心理评估的工具。

第二节 心理测验

心理学家常用心理测验来测量评估人们的某种行为，作为判断个体心理差异的工具。美国心理学家 Anastasi 认为，心理测验实际上就是行为样本的客观的、标准化的测量。心理测验与其他心理评估方法相比具有数量化、标准化、客观化等优点。

一、心理测验概述

（一）心理测验概念

心理测验是指在标准的情景下，对个人心理特征进行客观分析和描述的一种方法，是一种测量技术。

西方心理学家将心理测验溯源于我国的科举考试制度，公认为是世界上最早的心理测验的实践。心理测验的发源地是我国，现代心理测验却自西方传入我国。19 世纪 80 年代，英国著名的心理学家和生物学家、达尔文的表弟高尔顿首先倡导心理测验，他主要运用统计学方法来分析个别差异，首先提出了相关的概念，使心理测验在判定信度、效度和进行因素分析成为了可能。

(二)标准化心理测验的基本特征

1. 要有可以比较的常模(norm)或正常值

常模是指某种心理测验在某一人群中测查结果的标准数量，即提供了可以比较的标准。测验结果是否正确，很大程度上取决于常模样本的代表性。

常模的形式有多种，常用的有：

(1)均数。即常模的普通形式，标准化样本的平均值。

(2)标准分。由原始分转换而来，可避免原始分的意义有限、不具可比性等弊端。如某人数学测验得 15 分(最高分为 20 分)、词汇测验得 40 分(最高分为 80 分)，仅凭原始分无法判断哪项测验成绩更好，因二者测验分的全距不同、常模样本中的离散情况也不同，不具可比性。此外，不同年龄、不同群体被试者的原始分也不具可比性。因此要实现心理测验的基本目的，运用标准分是一种较好手段。标准分形式很多，其共同点均基于统计学的正态分布理论衍化而来，故采用标准分作为常模形式的基本条件是测验分数在常模样本中要呈正态分布。

(3)百分位。其优点是不需要统计学的概念便可理解，一般将成绩差的排列在下，好的排列在上，计算出常模样本分数的各百分位范围，将被试者的成绩与常模比较。若被试者成绩相当百分位为 25，说明其成绩相当标准化样本的第 25 位，即样本中 25% 的成绩在他之下(或一样)，75% 在他之上，以此类推。

(4)划界分。此类常模常用于筛选测验和临床评定量表。如教学用 100 分制，60 分划为及格界限；但入学考试的划界分常因考生人数和录取人数而定。神经心理测验中，将正常人与患者的测验成绩比较，设立划界分以判断有无脑损伤。

(5)比率(或商数)。此类常模形式较常用于发展量表和神经心理测验量表。

2. 要有信度(reliability)

信度是通过对测验分数测量误差的计算来估计。测验误差在编制测验和实施测验中均可以产生。包括内容抽样误差、时间抽样误差和评分者误差。误差的计算方法有分半信度、a 系数、正负本相关、重测信度、评分者之间一致性检验等。信度检验结果用信度系数表示，其数值在 -1 至 +1 之间，绝对值越接近 1.0 测验结果越可靠；绝对值越接近 0，表明误差越大，结果越不可靠。通常能力测验的信度要求 0.80 以上，人格测验的信度要求 0.70 以上。

(1)分半信度。将一套测验的各项目按难度排序，再按项目的奇、偶数序号分成两半，对其所测结果进行相关分析，用于评价内容抽样误差。

(2)a 系数。用于评价测验内容抽样误差和项目内容的异质性。

(3)正负本相关。有的测验同时编制成平行的正副本，将同组被试者的两套结果进行相关分析，也是评价测验内容误差的一种量数。

(4)重测信度。对同组被试者在两次不同时间做同一套测验所得结果进行相关分析，评价时间抽样误差。

(5)评分者一致性检验。用于评价不同评分者之间所产生的评分误差。

3. 要有效度(validity)

效度指测验结果的有效性或正确性，反映测量工具所能够测量欲测事物的真实程度。衡量某心理测验工具是否有效，需看其能否测查到欲测查内容，所测查内容达到何种程度，在多大程度达到测验编制目的，如智力测验，其效度检验表明其确实测得、测准了被试者智力水平，该测验的效度就好。效度检验也有多种方法。

(1)内容关联效度。用于系统评估测验项目反映所测量内容的程度，即测验项目与欲测内容的相符程度、测验的行为取样能否代表所测量的心理功能及程度，通常以专家评审的方法进行，该指标主要在设计测验项目时考虑。

(2)效标关联效度。用于检验所编制测验能否有效预测被试者在特定情境中的行为表现。其关键是合理选择效标，即测验结果与另一些标准比较。如智力测验常选用学业成绩作为效标，临床评定量表常选用临床诊断作为效标。

(3)结构关联效度。反映所编制测验依据理论的程度。如编制智力测验，必定依据智力理论，该测验所依据的智力理论程度，即用结构效度检验。因素分析是结构效度检验的最常用方法。

以上的3种效度是评估心理测验有效性最常用方法，临床应用心理测验时还应注意测验的增强效度。增强效度指某些测验与其他测验或检查方法联合应用，其准确性可大大提高。如将精神患者的临床资料及病史与MMPI的调查结果综合分析，可提高判断的准确性，表明MMPI在该场合有较好的增强效度。

4. 施测方法标准化

每种心理测验有相应的测量方法或标准，要严格根据该方法或量表来进行测验，尽量控制测量误差。控制测量误差的主要手段是使测验情境对所有人都相同，该控制手段即标准化。若测验非标准化，就无法得出客观、准确的结论，因此标准化心理测验使用范围更广。标准化即要求达到常模样本的标准化、实施和记分方法的标准化、测量学分析资料的标准化。如施测和记分的基本要求，即同一心理测验，每个被试应有相同的题目、时间、条件和记分方法。

(三)心理测验的应用

1. 在临床工作中的用途

经常用来测验患者的心理病理状态。内科、小儿科、神经科、精神科常用。

2. 在教育工作中的用途

常用来进行能力甄别、测定学生的潜能、指导学生、超常儿童的鉴别、教育法的评定等。

3. 在人才选拔工作中的应用

主要用于工业上机械化水平提高、飞行员招飞、运动员的选拔等。

4. 在咨询方面的作用

如学校、监狱、政府或私人诊所根据需要应用。

5. 在其他方面的作用

如用于专业资格证明的测验。

二、心理测验分类

心理测验种类繁多，近年美国出版的心理测验年鉴就介绍了1404种，但实际应用的并不是很多。根据不同的标准，可以将心理测验归纳为以下几种类型。

（一）按测验的功能分类

1. 智力测验

这类测验主要是测量个体的一般智力水平。如斯坦福—比奈智力量表、韦克斯勒智力量表等。

2. 能力测验

主要功能是测量个体某种特殊能力的倾向。如思维、记忆、绘画、音乐、手工技巧等能力。分为普通能力测验和特殊能力测验，比如高考中的各门课程的考试，就是一种普通能力测验；而如果你要参加飞行员的招生考试，要通过的就是特殊能力测验了。

3. 成就测验

主要功能是测量被试者某种学科或训练的成绩，了解其已经达到的水平。如有关的知识、理解、应用、综合、评价方面的测验，都属于这一类。

4. 人格测验

主要用于评价测量个体的情绪、兴趣、态度、动机、气质、性格等非认知结构的特点。大部分心理测验都属于这一类，常见的这类量表如EPQ、MMPI、16PF等等。

5. 职业测验

主要用于人员的选拔和职业的指导，可以是对能力的测验，也可以是对人格的测验。工厂里的招工，公司里的招聘，或者特殊的，如空姐、模特等的选拔测验，都属于这类测验。

（二）按测验材料的性质分类

1. 文字测验

所用测验材料是文字组成并要求用被试文字或语言回答。如MMPI、EPQ即是典型的文字测验。

2. 非文字测验

测验的材料多是以图片、实物、模型等直观事物组成。被试时以操作方式进行。如WAIS的操作测验。

(三)按照测验的方法分类

1. 问卷法

这类方法通常都是列举出一系列问题，每一问题陈述一种人的性格、思想、情感或行为，要求被试者判断所陈述的问题是否符合自己的情形，并做出选择性的回答。

2. 作业法

是要求被试者根据主试者指令进行实际操作的测验。如前述非文字测验。

3. 投射法

这类测验是向被试提供一个模糊的刺激物，诸如墨迹图形或图画，要求被试者自发地做出回答，以此投射出其人格特征或心理冲突。如罗夏墨迹测验、主题统觉测验。

(四)按测验的对象分类

1. 个别测验

是指在某一时间内只能测量一个被试者的测验。对被试者有更多的观察和控制的机会，尤其适合给那些不能使用文字，只能由主试者来记录他的反应的人，比如幼儿或文盲。

2. 团体测验

能够在同一时间内由一位主试者测量多个被试者的测验。在学校里的考试一般都是采取这种方式。

(五)按测验目的分类

1. 描述性测验

这类测验可以对你的能力、性格、兴趣或知识水平等加以描述，使你对自己有哪些特长或弱点有一个很好的了解。

2. 诊断性测验

这主要对你的某些行为问题进行诊断。在临床心理评估中，这类测验经常用到，对患者的病症做一个鉴别和诊断，看是属于外科还是内科，患了什么类型的病症。

3. 预示性测验

这种测验可以通过结果，也就是你的测验分数，预示你将来能有怎样的一个表现，或者你将来能达到一种什么样的水平。

三、心理测验要求

人的心理行为是很复杂的，难以直接测量而取得结果。因而心理测量就不像物理测量那样用直接测量的方式，而是采用间接的方式来进行的。这样的测量就必然会受到评估的主客观因素的影响。外界的某些无关因素，如外来的声音、房间的设施等，都会给测验结果带来影响。因此，在测验中必须消除内外的无关因素；同时为了使测验客观、准确，测验者必须经过专门的训练，全面熟悉测验的内容和方法，能严格按照测验程序实施测验。即使一个非常熟练的测验者，在测验时也必须注意以下几个问题。

（一）慎重选择测验量表

任何测验量表，都有其应用的目的、适用的范围，都有一定的信度和效度。我们在选用时，应当慎重考虑，认真取舍，不能“拉来黄牛当马骑”。有些测验者忽视对量表选择的重要意义，随便乱加使用，这是不对的。

（二）与被测验者建立协调关系

测验者与被测验者存在着一种特殊的关系。如果这种关系不太协调，就有可能出现两种影响测验的情况：一种是使被测验者对测验产生“阻抗”，不予合作；一种是被测验者出现“测验性焦虑”，使其测验分数达不到他应有的水平。只有在一个良好协调的关系中，被测验者才能最好地发挥他对测验的反应。

（三）控制实施测验的误差

在实施测验过程中，由于主观及客观因素的影响，可能会出现某种误差。为了使测验的结果准确，就必须尽量控制误差。所以，测验者在测验过程中的操作应严格根据测验的规定和要求实施，并善于稳定被测验者的情绪，掌握其他有关的注意点，让被测验者乐于把全部能力发挥出来，或把其他的特征表现出来。

（四）正确解释测验结果

每一个标准化的测验，常用分数来表示其结果，而测验的分数只是一个相对的数值。因此，一般地说，不应当把这种结果告诉被测验者或其家属和单位领导，而只是告诉他们对测验结果的解释。如测得 IQ 为 100 左右，并不把 IQ 的数值告诉他们，而只是向他们说明智力是一般的，和大多数人差不多。

（五）遵守测验的道德

任何工作都有必须遵守的道德规范，心理测验也如此。一个测验者决不能利用测验作为压制人的工具，也不能作为搞不正之风的手段。测验者应当保持公正的态度，特别要防止“目晕效应”，避免成见的影响。

（六）注意测验的保密

对测验的保密主要有两个方面：一方面对测验内容的保密。心理测验的内容，包括测验器材，是不可以向社会泄露的，也不可以随意让不够资格的人员使用，以免使测验失去控制，造成滥用。另一方面是对测验结果的保密。这是具有个人档案机密性的资料，是不应该随便让无关人员甚至当事人知道的。

任何测验人员都必须遵守上述原则，其目的是为了防止滥用测验，避免造成不良的社会影响和危害。

第三节 常用临床心理测验及评定量表

在心理评估中，应用心理测验时，必须具有标准化及量化的工具，才能评定人的行为及心理健康状况。心理测验量表是心理评估中必不可少的测试和进行量化比较的工具。现介绍几种常用的心理测验与心理评定量表。

一、智力测验

(一)智力测验概述

智力测验是有关人的普通心智功能的各种测验的总称，又称普通能力测验。编制这类测验的目的是为了综合评定人的智力水平。

智力测验有各种类型，如个人智力测验、团体智力测验、特殊人口(如婴幼儿、智力落后者、言语障碍者和身体残疾者等)用的测验以及学习能力测验等。智力测验多数以言语推理测验为主要内容，如对词汇、词的异同及类比等项目进行测量，另外还包括一些测量一般常识、数值推理、记忆以及感知技能与组织技能的项目。

1. 个人智力测验

早期编制的智力测验多采取个人测验的形式，这是单独评估心智功能的最好方法。目前国际上常用的个人智力测验主要有两种：斯坦福—比奈智力量表和韦克斯勒智力量表[韦氏智力测验(Wechsler adult intelligence scale)]。这两种测验在中国都有修订本。韦克斯勒量表还可用于诊断一定范围的心智失调。

2. 团体智力测验

团体智力测验多属于纸笔测验，内容包括文字推理、数字运演、普遍常识以及非文字推理等项目，一般适用于教育、工业和军队等部门，可较为迅速地获得有关被试心智功能的客观指标。

3. 特殊智力测验

特殊智力测验是为了适应特殊人口的需要而制定的，例如婴儿和学前儿童测验着重探讨发展问题，并倾向于强调感知能力的作用。弱智和文盲的智力测验也属此类。特殊智力测验通常包括非文字的项目，诸如画小人、图像分类、拼图、搭积木和解谜等。

4. 学习能力测验或学业能力测验

学习能力测验比普通智力测验的范围较窄，它们只测量那些影响学业成功的基本能力。同团体智力测验一样，它们也属于纸笔测验，并运用汇选式项目，其内容也与团体智力测验相似，包括词汇、数字、常识、非文字推理等，还有一些阅读理解的项目。

（二）韦氏智力测验

韦氏智力测验是美国 D. Wechsler 主持编制的系列智力测验量表，自第一套韦氏智力量表诞生以来，各类韦氏智力量表逐渐问世，是目前世界上应用最广泛的智力测验量表，是一个广受重视的评估方法，对心理评估和诊断产生了深远的影响，对于临床心理学和学校心理学领域有着杰出的贡献。不少研究结果均支持韦氏全面智商的概念，该量表的个别分部测验亦可测试某些独特能力。韦氏智测在中国的修订主要包括以下几套：中国修订韦氏成人智力量（WAIS－RC），韦氏儿童智力量表中国修（WISC－CR 北京版），中国韦氏儿童智力量表（C－WISC 长沙版），中国韦氏幼儿智力量表（C－WYCSI）。

1.韦氏智力测验分类

韦氏智力测验共有三套：成人、儿童和幼儿。

2.韦氏智力量表的主要功能

韦氏智力量表（Wechsler Intelligence Scale）的主要功能有：

（1）测验知识。韦克斯勒认为，智商越高的人，兴趣越广泛，好奇心越强，所以获得的知识就越多。故此测验主要测量人的知识广度、一般的学习及接受能力、对材料的记忆及对日常事物的认识能力。

（2）测验领悟力。此测验主要用于测量人的判断能力、运用实际知识解决新问题的能力。该测验对智力的 G 因素负荷较大，与知识测验相比，受文化教育影响小，但记分难以掌握。

（3）测验算术能力。此测验主要测量数学计算的推理能力及主动注意的能力。该能力随年龄而发展，故能考察智力的发展，同时对预测一个人未来心智能力很有价值。

（4）测验理解相似性能力。此测验设计用来测量逻辑思维能力、抽象思维能力与概括能力，是 G 因素的很好测量指标。

（5）测验数字广度。此测验主要测量人的注意力和短时记忆能力。临床研究表明，数字广度测验对智力较低者测的是短时记忆能力，但对智力较高者实际测量的是注意力，且得分未必会高。

（6）测验词汇理解力。本测验主要测量人的言语理解能力，与抽象概括能力有关，同时能在一定程度上了解其知识范围和文化背景。研究表明，它是测量智力 G 因素的最佳指标，可靠性很高。但其记分较麻烦，评分标准难掌握，实施时间也较长。

（7）测验数字符号理解力。该测验主要测量一般的学习能力、知觉辨别能力及灵活性以及动机强度等。该测验与工种、性别、性格和个人缺陷有关，不能很好地测量智力的 G 因素，但具有记分快、不受文化影响的特点。

(8)测验图画填充能力。此测验主要测量人的视觉辨认能力以及视觉记忆与视觉理解能力。填图测验有趣味性，能测量智力的G因素，但它易受个人经验、性别、生长环境的影响。

(9)测验木块图的辨认能力。该测验主要测量辨认空间关系的能力、视觉结构的分析和综合能力以及视觉—运动协调能力等。在临床上，该测验对于诊断知觉障碍、注意障碍、老年衰退具有很高的效度。

(10)测验图片排列能力。此测验主要测量被试者的分析综合能力、观察因果关系的能力、社会计划性、预期力和幽默感等。它也可以测量智力的G因素，可作为跨文化的测验。但此测验易受视觉敏锐性的影响。

(11)测验图形拼凑能力。此测验主要测量处理局部与整体关系的能力、概括思维能力、知觉组织能力以及辨别能力。在临床上，此测验可了解被试者的知觉类型、尝试错误方法所依赖的程度以及对错误反应的应对方法等。此测验与其他分测验相关较低，并对被试者的鉴别力不高。

3. 韦氏智力测试表使用注意事项

(1)操作

①在操作修订韦氏量表时，一定要按本量表的标准程序进行。这些程序在手册中均有规定，所以采用此量表的人员，一定要阅读手册。除非在临床应用时，因某些特殊情况，在不得已的情况下可进行适当变动。

②测试者必须受过进行个别和团体测验的训练，掌握本量表的测量技术(提问技术)。鼓励回答的技巧、书写回答格式、记分方法、记分标准、原始分(粗分)、换算标准分(量表分)的方法，计算智商的方法、对结果作解释等。

③测验材料有组织，以方便测验时取用，能得心应手，不致紊乱，不影响进行时间。测试者井井有条，被试者操作自由。

④测验时间要选择恰当，这是与被试者建立良好协调关系所必需的。被试者应在精力充沛、身体舒适、没有急事的时候来接受测验。

⑤测试者应努力取得被试者的合作，尽量使他们保持对测验的兴趣，用一些鼓励性语言往往是有效的。如："好""这不花您许多时间"等。

(2)测验的记分

本测验题一律为二级评分，即答对给1分，答错为0分。被试者在这个测验上的总得分就是他通过的题数，即测验的原始分数。本测验的量表分数是先将被试者的原始分数换算为相应的百分等级，再将百分等级转化为IQ分数。例如一个15岁城市儿童测得原始总分为55分，先查百分等级常模表得55分相应的百分等级为70，再查智商常模表得70百分等级的IQ为108。

(3)具体要求

①一般正常三年级以上的儿童与65岁以下成人均可团体测试，幼儿、智力低下者和不能自行书写的老年人则可个别施测。

②测验开始时先发给记录纸，要求填好姓名、性别、年龄等项。然后发测验图册，请被试者打开第一页(A1)说："看上面一张图，图下角缺一块，请你从下列的6块图片中选一块最合适的补上去。你找找看，哪一块补上去最好。"先让被试者尝试一下，最后将正确答案"4"号告诉大家，并请他们将数码"4"写在记录纸上与A、对应的空格里。个别施测者，由被试者指点出他确认的图形，由主试在记录纸上记录相应的号码。

③在被试都掌握了方法后，接着翻到下一页(A2)，并告诉大家以下每图都有缺少的一角，要求从下面的几个小块图中找到一个最合适的补上去，并把它的号码写到记录纸相应的空格内，"注意，A2的答案应是'5'。大家对一下有无选错、写错，错了可以改正"。稍停，"好，现在开始一页一页做下去。注意不要翻过了页，不要跳过去做，要对好题号写，不要写错位置"。

④"本测验限在40分钟内交卷，能做多少做多少。"说完，开始计时。测验进行到20分钟及30分钟时各报一次时间，请大家在刚完成的答案下画一记号"——"。测验时间满40分钟时，不管是否做完，一律交卷。

⑤幼儿及弱智者在个别施测中，当进行到C、D、E三单元时，每单元如连续3题不通过，则该单元不再往下测，未测项目都按不通过计，但A、AB、B三单元不管做对多少都必须做完。

二、人格测验

(一)人格测验概述

1.人格及人格测验概念

人格是指一个人比较稳定的心理活动特点的总和，它是一个人能否施展才能、有效完成工作的基础，人格缺陷会使其所拥有的才能和能力大打折扣。人格可以包括性格、兴趣、爱好、气质、价值观等等。人格是由多方面内容组成的，不可能通过一次测试或一种测试就把人的所有人格都了解清楚，要分别进行测试了解，才能准确、全面地了解一个人的整体人格。

人格测验是以测量个人的人格特征为目的，针对人格特点的标准化测量工具，根据人格理论，测验涉及人的心理状态、情感或行为等非智力方面的多个因素，通常包括对性格、情绪状态、人际关系、动机、兴趣和态度等方面对测试者的人格特征进行的测量。目前，人格测量已有几百种，但由于各国人格心理学家对人格构成分歧很大，没有一致的看法。目前，人格测验已经广泛应用于人才选拔、健康人格的培养、心理辅导等多个领域。

2. 人格测验的特征

人格测验用于人才选拔或评价，与其他方法相比较，具有以下三方面的特征：

(1) 人格测验不仅可以用于对在任人才进行工作绩效的考核、评价，而且更适合对人才的选拔过程，具有一定的预测性。它的记分比较客观，解释比较容易，可操作性强，因而在国内外人事选拔，尤其是中级以上管理人才的选拔中应用较多。

(2) 心理测验用于人才选拔，不仅可以反映人才的外在行为特征，对于人们不易观察到的内在特征(诸如情操、工作潜力、心理健康等)也可进行客观描述。

(3) 人格测验是以自陈为主，打破了以往在人事资料获取的方式上以“他评”为主的一贯的做法。当然，他评可以充分反映民意，但也增加了主观意识的参与作用。人格测验完全可以抛开其他方法中对参与评价人员的直接依赖性，主要诉诸被评价者个人和测量工具之间的“刺激—反应”的关系。这样可以有效地避免在人才选拔过程上人为的参与作用，同时也注定了一良好的心理测验工具制订的复杂性和作用的谨慎性。

3. 人格测验的方法

人格测验的分类方法各不相同，但通常可将其分为4个大类：①问卷类；②投射测验类；③境遇法；④其他类，如评定量表等。

(1) 问卷法，又称自陈量表。

问卷法是一种自我评定问卷。即对拟测量的人格特征编制若干测题(问句)，让被试者逐项回答，从其答案来衡量评价某项人格特征。问卷法不仅可以测量外显行为(如态度倾向、职业兴趣、同情心等)同时也可以测量自我对环境的感受(如欲望的压抑、内心冲突、工作动机等。问卷法的人格测验往往存在一个难题，即被试者是否坦率而真实地回答测题。在录用考核(或入学许可)中进行该类测验时，往往偏向好的一面，即选择社会所期望的答案，或把自己表现得更好的倾向。由于个人的行为随时间而有所改变，所以人格测验所测量的行为，比能力测验的稳定性差。

问卷法特点：结构明确，记分方便，广泛应用于心理咨询，教育等方面。

人格与命运问卷类包括：

①明尼苏达多项人格问卷(MMPI)；

②加利福尼亚心理调查表(CPI)；

③艾森克个性问卷(EPQ)；

④加利福尼亚人格测验；

⑤16项人格因素调查(16PF)；

⑥Jenkins 活动调查(JAS)；

⑦状态—特质焦虑问卷(STAI)；

⑧心境状态剖图(POMS)；

⑨ Millon 临床多轴问卷(MCMI)；

⑩人格研究调查表(PRF)；

⑪爱德华个人偏好调查(EPPS)；

⑫儿童人格问卷(PIC)；

⑬Mition 青少年人格问卷(MAPI)；

⑭Thurstone 气质量表；

⑮Guilford-Zimmermen 气质调查；

⑯Taylor-Johnson 气质分析(T－JTA)；

⑰Tennessee 自我概念量表(TSCS)；

⑱Piers-Harris 自我概念量表；

⑲Coopersmith 自我评估问卷(CSEI)；

⑳Jackson 人格问卷；

㉑Comrey 人格量表；

㉒Omnibus 人格问卷；

㉓NEO 人格问卷；

(2)投射法。

投射法指个人把自己的思想、态度、愿望、情绪或特征等，不自觉地反应于外界的事物或他人的一种心理作用。此种内心深层的反应，实为人类行为的基本动力，而这种基本动力的探测，有赖于投射技术的应用。投射评价理论认为，被试者对测验题材的解释，可以反映其心理功能。编制投射测验的心理学家认为，人类的日常反应，固然决定于当时的刺激或情境，但个人本身当时的心理状况，和他过去的经验以及对将来的期望等，对当时的知觉与反应的性质和方向都发生了很大作用。我们常将内心情感及感觉投射到环境里去，假定面对着空泛而无限制的刺激情境(测验题材)，个人可以自由想象或不自觉地对它作出种种反应，因而便会将一个人一些潜在深层动机和人格特性投射出来；由于每个人的经验不同，对刺激所知觉的内容不同，因此，所作的反应就不可能相同。所以分析反应的结果，可以提示一个人的人格形态和深层动机，这就是投射设计的基本原理。

投射法特点：有机会表达内心要求，让其情绪、愿望在不知不觉中投射出来：①测验材料无结构；②测查方法是间接的，受试不知测查目的；③回答自由；④按多个变量对回答作解释。投射测验有许多种形式，如自由联想测验(从一词或模糊形象联想出一词或一物)、构想测验(如依图讲故事)、填补测验(如填补一个未完成的句子)等。

知识拓展 8-1

洛夏测验(Rorschach test)又称"墨迹测验",由瑞士精神科医生 H. 洛夏(H. Rorschach)于 1921 年在《心理诊断学》一书中正式提出。是投射测验的重要代表。

洛夏测验的材料和实施方法:10 张纯灰至黑和浓淡不匀的彩色墨迹图(如右图)。每次呈现一张给受试,告诉他,在这些墨迹中看到像什么便说出来,一张可看出多个东西来。在看完 10 张图后,要与受试证实一下,他说出的每一个东西是指图的全图,或某一局部。并说明,何故使自己看它像某东西?在此测验中将前一个回答阶段称联想期,后一个阶段称询问期。这两个阶段与受试共同进行,以后便是主试来处理和分析回答结果了。

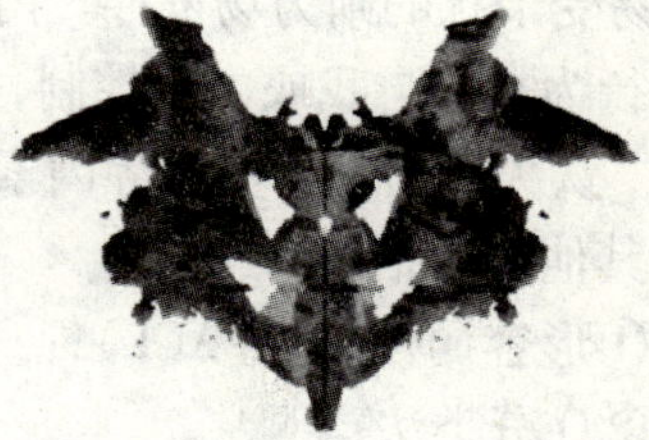

投射测验类包括:
①洛夏测验;
②主题统觉测验(TAT);
③儿童统觉测验(CAT);
④Holtzman 的墨迹技术;
⑤填句测验;
⑥画人测验(DAP);
⑦房子—树—人技术(HTP);
⑧Bender 视运动格式塔测验;

(3)境遇法。

境遇法是把被试者安置在那种要求他做出某些行动或反应的情境中，观察记录他的行为，并以此评定他所表现出的人格特征。例如，当一组学生进行班会活动时，观察他们彼此之间是怎样相互影响的，他们怎样提出自己的意见，这些意见又怎样为集体中其他成员所接受，谁是作为领袖而出现的，其他人怎样执行集体所分派的任务，以及其他有关的行为等。观察者可以按某些个性维度评定这些人的行为特点，诸如领导才能、社会能力、表情效应、支配和合作等等。

(4)其他类。

主要有词联想技术、形容词校核表(checklist)、态度测量、兴趣调查等，还有较晚发展的场独立和场依存测量、内外控测量等。校核表是一种相对简单的人格评估方法，它比人格问卷、评定量表更易编制。校核表可分为我报告的和观察者报告的两种，要求受试者圈出适合于评价自己或他人的词或短语。通常认为评定量表优于校核表，但不如人格问卷准确。态度测量、兴趣调查亦是人格评估的一部分。

态度量表（attitude scale）在设计和结构上与评定量表相似。所谓场独立和场依存测量主要反映个体知觉或认知能力特征，即从复杂的、易混淆的整体中区分部分的能力。那些不受干扰、较好解决问题的受试者属于场独立；而完成任务困难，易受干扰的则为场依存。内外控制感测量主要评价个体的认知态度，认为自己的行为是受自我或内部控制，或是受外部因素控制，认为可以自我控制的人为内控，认为行为主要受外界因素影响和决定的人为外控。

其他类包括：

①形容词校核表（ACL）；

②Q 分类法；

③Strong 兴趣问卷；

④Kuder 兴趣问卷；

⑤Rokeach's 价值调查；

⑥ROsenzweig 的逆境图片研究；

⑦Bern 性别角色问卷；

⑧镶嵌图形测验；

⑨Rotter 的 I－E（内外控制感）量表。

（5）常用量表介绍（表 8－1）。

表 8－1　常用量表介绍

量表名称	量表简介	适用方向
卡特尔 16 种人格因素测评软件（16PF）	从 16 种最基本的特征表现对个体的人格特点作出分析，还能评价个体的发展潜力。测验信度和效度均很好，适用于就业咨询，人才选拔，各种职业人格研究以及心理卫生调查研究	适用于就业咨询或人才选拔方面的人格分析
五态性格测评软件	依据中医气质学说阴阳分型之"五态人"划分而编制。各维度除有全国总体常模外，还有各大区总体常模以便于参考。测验适用于 18 岁至 60 岁成人，为测量人的气质特点提供客观的评价	适用于测查被试的气质类型
艾森克人格测评软件（EPQ）	EPQ 人格测试是英国心理学家艾森克编制的一个专用于人格测量的心理测验工具，由精神质、情绪稳定性、内外向和效度量表四个量表组成，对个性特质和心理健康都能较好的测查。特点是操作简便，易于评分。由于题目较少，因此时间成本小，能够比 MMPI 节省可观的时间成本，因而在临床心理学中的应用比 MMPI 还要普遍	适用于测试时间要求较短条件下的人格分析

续表 8－1

量表名称	量表简介	适用方向
中国青年人格测评软件(简称CPI)	是根据美国心理学家高夫(H. G. Goufh)所编制的“加利福尼亚心理测验表”修订而成的。主要面向青年，尤其适用于大中学生。作为国际上几种经典的人格测验之一，其信度与效度均受到了时间的考验。该量表的应用范围非常广泛，在教育心理方面，可用于对学院成就、创造性潜能的预测，并可以为专业选择提供指导；在管理心理方面可以用于对应聘者的管理潜能，工作效绩提供参考。在国外它被认为是一项在人员选拔方面有较大潜力的测验，本测验230道题	适用于人才选拔方面的人格分析
明尼苏达多项个性测评软件(MMPI)	由美国明尼苏达大学教授哈萨威和迈肯利编制。共有566个题目，设计的内容包括健康情况、婚姻关系、社会态度、情绪反应、运动失调、心身疾病和精神病问题等。这些题目被归为10个临床量表和3个效度量表。用于对被试的个体特点提供客观评价，适用于小学以上文化程度者	适用于进行较全面的人格分析
爱德华个人偏好测评软件(EPPS)	是以莫瑞的十五种人类需要理论为基础编制的，主要测量人类最重要的动机需求及相应的行为表现，其中包括成就、顺从、表现欲、求助、攻击性、秩序性、坚韧欲、探究欲和支配性等15种项目。适用于中学生及正常成人，也可扩大应用到中学生。通过该量表能够较快地了解到人的一般性格特点与需求特点，能对从事不同职业的人加以区分，还能对特定工作中的人员做出成功或失败的可能性的评估，本测验225道题	适用于个人需求方面的人格分析

（二）艾森克人格问卷

艾森克人格问卷（Eysenck personality questionnaire，EPQ）由英国 H. J. Eysenck 根据其人格3个维度的理论，1975年在其1952年和1964年两个版本基础上增加而成，EPQ由三个人格维度、一个效度量表组成，在国内外被广泛应用。EPQ成人问卷适用于测查16岁以上的成人，儿童问卷适用于7～15岁的儿童。国外EPQ儿童本有97项，成人本有101项。我国已有众多心理学工作者修订EPQ。龚耀先的成人、儿童修订本均为88项；陈仲庚成人修订本有85项；钱铭怡的成人修订本命名为“艾森克问卷简式量表中国版（EPQ－RSA）”，由48项、4个量表组成。

1. E 量表

即内—外向（Intraversion－Extraversion，E）维度：测查内向和外向人格特征。高分表示外向，具有热情，好交际，喜聚会，朋友多，不爱独立学习，爱开玩笑，随和乐观，易冲动，喜欢变化，渴望刺激和冒险等特征。低分表示内向，具有富于内省，好静，稳重，不喜欢刺激，不善言谈，不爱与人交往，朋友少，深思熟虑，谨慎严肃等特征。

2. N 量表

即神经质(neuroticism, N)维度：也可称作情绪性，测查情绪稳定性。高分反映焦虑的，担忧的，闷闷不乐的，情感过于激动，对所有刺激的反应都过于强烈，使之有时出现不理智行为。

3. P 量表

即精神质(psychoticism, P)维度：又称作倔强性。精神质并非暗指精神病，它在所有人身上都程度不同地存在，但个体若表现出较高程度的倔强性，则易发展成行为异常。高分可能具有孤独，缺乏情感和感情投入，不关心他人，残忍，不近人情，感觉迟钝，难以适应外部环境，好攻击，与他人不友好等特征。

4. L 量表

测谎(lie, L)分量表：主要测定被试者的掩饰、假托或自身的隐蔽性，也可测量某些稳定的人格功能，如社会性朴实、幼稚水平等。高分可提示被试者过分夸大自己的优点，企图给人好印象，但不排除被试者确有这些信念和生活准则。掩饰可从 L 与其他量表的关系中看出，当 L 得分高，若 L 与 N 相关也高，说明被试者的掩饰性高；若 L 与 N 相关低，则说明被试者掩饰性低。

每个维度除单独解释外，还可与其他维度相结合作解释。如 E 量表与 N 量表结合，以 E 为横轴，N 为纵轴，构成四相，艾森克认为其与气质体液学说的四种分型正好相符合(如图 8-1)，各型之间有移行型，因此以维度为直径，在四个象限画成一个圆，在圆上可排列出四个基本型的各个过渡型。

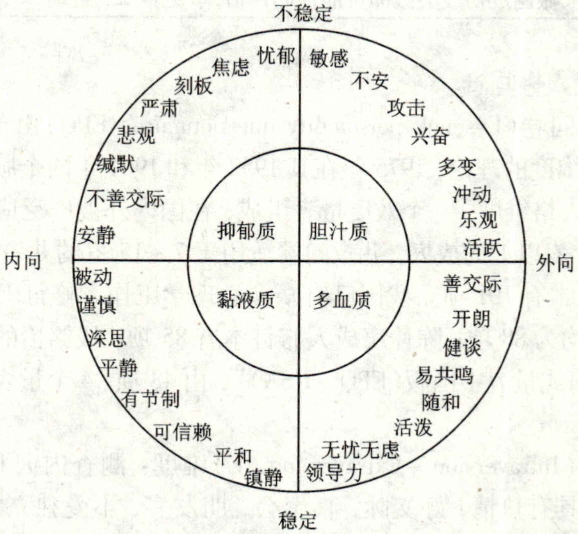

图 8-1　EPQ 纵 E,N 维度组成四基本型及其过渡型

EPQ 为自陈量表，实施方便，有时也可作团体测验，是我国临床应用最为广泛的人格测验。但其条目较少，反映的信息量也相对较少，故反映的人格特征类型有限。

(三)16PF 人格问卷

卡特尔 16 项人格因素问卷(16 personality factor questionnaire, 16PF)由卡特尔(R. B. Cattell)根据人格特质学说，采用因素分析方法编制而成。卡特尔认为 16 个根源特质是构成人格的内在基础因素，测量某人的 16 个根源特质即可知其人格特征(见表 8-2)。

表 8-2 16PF 的结构及其意义

因素	项目数	意义	
		低分者特征	高分者特征
乐群(A)	20	缄默孤独	乐群外向
聪慧(B)	9	迟钝、学识浅薄	聪慧、富有才识
稳定(C)	26	情绪激动	情绪稳定
恃强(E)	26	谦逊、顺从	好强、固执
兴奋(H)	26	严肃、审慎	轻松、兴奋
有恒(G)	20	权宜敷衍	有恒、负责
敢为(H)	26	畏惧退缩	冒险敢为
敏感(I)	20	理智、着重实际	敏感、感情用事
怀疑(L)	20	信赖、随和	怀疑、刚愎
幻想(M)	26	现实、合乎成规	幻想、狂放不羁
世故(N)	20	坦率、天真	精明能干、世故
忧虑(M)	26	安详、沉着、自信	忧郁、抑郁、烦恼
实验(Q1)	26	保守、服从、传统	自由、当机立断
独立(Q2)	20	信赖、随群附众	自立、当机立断
自律(Q3)	20	矛盾冲突、不明大体	知己知彼、自律严谨
紧张(Q4)	26	心平气和	紧张困扰、激动挣扎

16PF 多用于常人测试，可作为个体的婚姻、职业选择、个人发展咨询的参考，也可用于群体间的比较，在临床上作为心理疾病的诊断辅助工具。

三、心理评定量表

心理评定量表是对自己的主观感受和对他人行为的客观观察作出分级或量化评定的量表。评定量表分为自评量表和他评量表。心理评定量表内容一般较短，条目简单，回答方式采用是或否或等级(一般分 3、4 级，也有分 7、8 级)。此测验结果分析比较简便，对评定人的要求也低些，此测验的内容也不禁止公开。

(一)90项症状自评量表

90项症状自评量表(symptom checklist 90，SCL－90)又称为90项症状清单。由Derogatis编制(1973)。20世纪80年代引入我国。SCL－90具有容量大、反映症状丰富，较准确反映患者的自觉症状、病情变化及其严重程度等优点，使用范围很广泛。原主要用于衡量神经症、适应障碍等各科心身疾病患者的自觉症状及其严重程度，现在既是心理咨询门诊中应用最多的自评量表，也是国内开展成年群体心理卫生研究使用频率最高的一种心理测评工具(见表8－3)。

1.评定时间范围

评定"现在"或"最近一周内"被试者的情况和体会。

2.评定内容

由90个项目组成。从感觉、情感、思维、意识、行为直至生活习惯、人际关系、饮食睡眠等各个方面入手，可包含较广泛的精神症状学内容，可反映常见的心理症状。

3.评定标准

每个项目后按0～4(或1～5)5级选择来评分。

0＝从无：自觉并无该项症状(或问题)。

1＝轻度：自觉有该项症状，但对被试者并无实际影响，或只有轻微影响。

2＝中度：自觉有该项症状，对被试者有一定的影响。

3＝相当重：自觉常有该症状，对被试者有相当程度的影响。

4＝严重：自觉该症状的频度和强度都十分严重，对被试者影响严重。

这些"影响"既反映症状所致的痛苦和烦恼，又反映了所造成的心理社会功能的损害。

4.评定指标

包括单项分、总分、总均分、阳性项目数、阳性项目数、阴性症状均分和10个因子分。

(1)单项分：某一因子的项目评价分。

(2)总分：90个单项分相加之和。

(3)总均分：总分/90。

(4)阳性项目数：单项分≥1(或在1～5评分时≥2)的项目数。

(5)阴性项目数：单项分＝0(或在1～5评分时＝1)的项目数，即90－阳性项目数。说明被试者"无症状"的项目有多少。

(6)阳性症状均分：阳性项目总分/阳性项目数；也可以计算为(总分－阴性项目数)/阳性项目数。说明被试者在"有症状"项目中的平均得分，既自我感觉不佳的项目其严重程度究竟介于哪个范围。

(7)因子分：每一个因子反映出个体某方面症状痛苦情况，将各因子的项目评分相加得因子粗分，再将因子粗分除以因子项目数，即得到因子分。通过因子分可了解症状分布特点。包括10个因子分。

①躯体化：包括1、4、12、27、40、42、48、49、52、53、56、58，共12项，主要反映主观的身体不舒适感。

②强迫症状：包括3、9、10、28、38、45、46、51、55、65，共10项，主要反映强迫症状群。

③人际关系敏感：包括6、21、34、36、37、41、61、69、73，共9项，主要反映个人的不自在感和自卑感，尤其在与他人比较时更为突出。

④抑郁：包括5、14、15、20、22、26、29、30、31、32、54、71、79，共13项，主要反映与抑郁症状群相联系的广泛的概念。

⑤焦虑：包括2、17、23、33、39、57、72、78、80、86，共10项，主要反应明显与焦虑症状相联系的精神症状及体验。

⑥敌对：包括11、24、63、67、74、81，共6项，主要从思维、情感及行为3个方面来反映敌对表现。

⑦恐怖：包括13、25、47、50、70、75、82，共7项，主要反映恐惧症状。

⑧偏执：包括8、18、43、68、76、83，共6项。主要指关系妄想和猜疑等精神症状。

⑨精神病性：包括7、16、35、62、77、84、85、87、88、90，共10项，主要反映幻听、思维播散、被洞悉感和被控制感等精神分裂样症状。

⑩其他：包括19、44、59、60、64、66、89，共7项，未能归入上述因子，它们主要反映睡眠和饮食情况。在有些调查分析资料中，需要进行参考。

5. 根据总分、阳性项目数、因子分等评分结果情况，判定是否有阳性症状、心理障碍，或是否需进一步检查

一般地，总分超过160分，或阳性项目数超过43项，或任一因子分超过2分，可考虑筛选阳性，需进一步检查，因子分越高，反映症状越多，障碍越明显。

表8-3 90项症状自评量表(SCL-90)

症 状	从无 0	轻度 1	中度 2	相当重 3	严重 4
1. 头痛	□	□	□	□	□
2. 神经过敏，心中不踏实	□	□	□	□	□
3. 头脑中有不必要的想法或字句盘旋	□	□	□	□	□
4. 头昏或昏倒	□	□	□	□	□
5. 对异性的兴趣减退	□	□	□	□	□
6. 对旁人责备求全	□	□	□	□	□
7. 感到别人能控制您的思想	□	□	□	□	□
8. 责怪别人制造麻烦	□	□	□	□	□
9. 忘性大	□	□	□	□	□

续表 8－3

症状	从无 0	轻度 1	中度 2	相当重 3	严重 4
10. 注意自己的衣饰整齐及仪态的端正	□	□	□	□	□
11. 容易烦恼和激动	□	□	□	□	□
12. 胸痛	□	□	□	□	□
13. 害怕空旷的场所或街道	□	□	□	□	□
14. 感到自己的精力下降，活动减慢	□	□	□	□	□
15. 想结束自己的生命	□	□	□	□	□
16. 听到旁人听不到的声音	□	□	□	□	□
17. 发抖	□	□	□	□	□
18. 感到大多数人都不可信任	□	□	□	□	□
19. 胃口不好	□	□	□	□	□
20. 容易哭泣	□	□	□	□	□
21. 同异性相处时感到害羞不自在	□	□	□	□	□
22. 感到受骗、中了圈套或有人想抓住你	□	□	□	□	□
23. 无缘无故地突然感到害怕	□	□	□	□	□
24. 自己不能控制地大发脾气	□	□	□	□	□
25. 怕单独出门	□	□	□	□	□
26. 经常责怪自己	□	□	□	□	□
27. 腰痛	□	□	□	□	□
28. 感到难以完成任务	□	□	□	□	□
29. 感到孤独	□	□	□	□	□
30. 感到苦闷	□	□	□	□	□
31. 过分担忧	□	□	□	□	□
32. 对事物不感兴趣	□	□	□	□	□
33. 感到害怕	□	□	□	□	□
34. 您的感情容易受到伤害	□	□	□	□	□
35. 旁人能知道您私下想法	□	□	□	□	□
36. 感到别人不理解您	□	□	□	□	□
37. 感到人们对您不友好，不同情您	□	□	□	□	□
38. 做事必须做得很慢以保证做得正确	□	□	□	□	□
39. 心跳得很厉害	□	□	□	□	□
40. 恶心或胃部不舒服	□	□	□	□	□
41. 感到比不上他人	□	□	□	□	□
42. 肌肉酸痛	□	□	□	□	□
43. 感到有人在监视您、谈论您	□	□	□	□	□

续表 8-3

症状	从无 0	轻度 1	中度 2	相当重 3	严重 4
44. 难以入睡	□	□	□	□	□
45. 做事必须反复检查	□	□	□	□	□
46 难以做出决定	□	□	□	□	□
47. 怕乘电车、公共汽车、地铁或火车	□	□	□	□	□
48. 呼吸有困难	□	□	□	□	□
49. 一阵阵发冷或发热	□	□	□	□	□
50. 因为感到害怕而避开某些东西、场合或活动	□	□	□	□	□
51. 脑子变空了	□	□	□	□	□
52. 身体发麻或刺痛	□	□	□	□	□
53. 喉咙有梗塞感	□	□	□	□	□
54. 感到前途没有希望	□	□	□	□	□
55. 不能集中注意	□	□	□	□	□
56. 感到身边的某一部分软弱无力	□	□	□	□	□
57. 感到紧张或容易紧张	□	□	□	□	□
58. 感到手或脚发重	□	□	□	□	□
59. 想到死亡的事	□	□	□	□	□
60. 吃得太多	□	□	□	□	□
61. 当别人看着你或谈论您时感到不自在	□	□	□	□	□
62. 有一些不属于您自己的想法	□	□	□	□	□
63. 有想打人或伤害他人的冲动	□	□	□	□	□
64. 醒得太早	□	□	□	□	□
65. 必须反复洗手、点数目或触摸某些东西	□	□	□	□	□
66. 睡得不稳不深	□	□	□	□	□
67. 有想摔坏或破坏东西的冲动	□	□	□	□	□
68. 有一些别人没有的想法或念头	□	□	□	□	□
69. 感到对别人神经过敏	□	□	□	□	□
70. 在商店或电影院等人多的地方感到不自在	□	□	□	□	□
71. 感到任何事情都很困难	□	□	□	□	□
72. 一阵阵恐惧或惊恐	□	□	□	□	□
73. 感到在公共场合吃东西很不舒服	□	□	□	□	□
74. 经常与人争论	□	□	□	□	□
75. 单独一人时神经很紧张	□	□	□	□	□
76. 别人对您的成绩没做出恰当的评价	□	□	□	□	□
77. 即便和别人在一起也感到孤单	□	□	□	□	□

续表 8-3

症状	从无 0	轻度 1	中度 2	相当重 3	严重 4
78. 感到坐立不安心神不定	□	□	□	□	□
79. 感到自己没有什么价值	□	□	□	□	□
80. 感到别熟悉的东西变成陌生或不像是真的	□	□	□	□	□
81. 大叫或摔东西	□	□	□	□	□
82. 害怕会在公共场合昏倒	□	□	□	□	□
83. 感到别人想占您的便宜	□	□	□	□	□
84. 为一些有关"性"的想法而很苦恼	□	□	□	□	□
85. 认为应该因为自己的过错而受到惩罚	□	□	□	□	□
86. 感到要赶快把事情做完	□	□	□	□	□
87. 感到自己的身体有严重问题	□	□	□	□	□
88. 从未感到和他人很亲近	□	□	□	□	□
89. 从未感到自己有罪	□	□	□	□	□
90. 感到自己的脑子有毛病	□	□	□	□	□

(二)抑郁自评量表(SDS)

抑郁自评量表(self-rating depression scale, SDS)由 Zung 编制(1965)。因使用简便，应用颇广。适用于有抑郁症状的成人，也可用于流行病学调查(见表 8-4)。

1. 项目和评定标准

SDS 由 20 个与抑郁症状有关的项目组成。每个项目后有 1~4 的 4 组评分选择。

1=偶无：即从无或偶尔有该项症状。

2=有时：即有时有该项症状。

3=经常：即大部分时间有该项症状。

4=持续：绝大部分或全部时间有该项症状。

但项目 2、5、6、11、12、14、16、17、18、20 为反向评分(下文中有＊号者)，计 4~1 分。由被试者按量表说明进行自我评定，依次回答每个条目。

2. 计分与解释

将所有项目累计，即得到总粗分，再用总粗分乘以 1.25 后，取其整数部分，就得到标准总分。分数越高，反映抑郁程度越重。按照中国常模结果，SDS 标准分的分界值为 53 分，其中 53~62 分为轻度抑郁，63~72 分为中度抑郁，72 分以上为重度抑郁。

表 8-4 抑郁自评量表(SDS)

指导语：下面有 20 条文字，请仔细阅读每一条，把意思弄明白。然后根据您最近一星期的实际情况在每一条文字后的 4 个答案中选一个画勾或画圈。

症状	偶无	有时	经常	持续
1. 我觉得闷闷不乐，情绪很低沉	1	2	3	4
2. 我觉得一天之中早晨最好*	4	3	2	1
3. 我一阵阵哭出来或觉得想哭	1	2	3	4
4. 我晚上睡眠不好	1	2	3	4
5. 我吃得跟平常一样多*	4	3	2	1
6. 我与异性密切接触时和以往一样感到愉快*	4	3	2	1
7. 我发觉我的体重在下降	1	2	3	4
8. 我有便秘的苦恼	1	2	3	4
9. 我心跳比平时快	1	2	3	4
10. 我无缘无故地感到疲乏	1	2	3	4
11. 我的头脑跟平常一样清楚*	4	3	2	1
12. 我觉得经常做的事情并没有困难*	4	3	2	1
13. 我觉得不安而平静不下来	1	2	3	4
14. 我对将来抱有希望*	4	3	2	1
15. 我比平常容易生气激动	1	2	3	4
16. 我觉得做出决定是容易的*	4	3	2	1
17. 我觉得自已是个有用的人，有人需要我*	4	3	2	1
18. 我的生活过得很有意思*	4	3	2	1
19. 我认为我死了别人会生活得好些	1	2	3	4
20. 平常感兴趣的事我仍然照样感兴趣*	4	3	2	1

(三)焦虑自评量表(SAS)

焦虑自评量表(self-rating anxiety scale, SAS)由 Zung 编制于 1971 年。从量表的构造形式到具体的评定方法，都与抑郁自评量表(SDS)十分相似。可评定被试者有无焦虑症状及其严重程度。适用于有焦虑症状的成人，也可用于流行病学调查(见表 8-5)。

1. 项目和评定标准

SAS 由 20 个与焦虑症状有关的项目组成。每个项目后有 1~4 四组评分选择。

1 = 偶无：没有或很少时间有该症状。

2 = 有时：少部分时有该项症状。

3 = 经常：相当多时间有该项症状。

4 = 持续：绝大部分或全部时间有该项症状。

但项目5、9、13、17、19为反向评分(下文中有 * 号者)，计4~1分。由被试者按量表说明进行自我评定，依次回答每个条目。

2. 计分与解释

将所有项目累计，即得到总粗分，再以总粗分乘以1.25后，取其整数部分，就得到标准总分。分数越高，反映焦虑程度越重。按照中国常模结果，SAS标准分的分界值为50分，其中50~59分为轻度焦虑，60~69分为中度焦虑，69分以上为重度焦虑。

表8-5 焦虑自评量表(SAS)

指导语：下面有20条文字，请仔细阅读每一条，把意思弄明白。然后根据您最近一星期的实际情况在每一条文字后的4个答案中选一个画勾或画圈。

症状	偶无	有时	经常	持续
1. 我感到比往常更加神经过敏和焦虑	1	2	3	4
2. 我无缘无故感到担心	1	2	3	4
3. 我容易心烦意乱或感到恐慌	1	2	3	4
4. 我感到我的身体好像被分成几块,支离破碎	1	2	3	4
5. 我感到事事都很顺利,不会有倒霉的事情发生 *	4	3	2	1
6. 我的四肢抖动和震颤	1	2	3	4
7. 我因头痛、颈痛和背痛而烦恼	1	2	3	4
8. 我感到无力且容易疲劳	1	2	3	4
9. 我感到很平静,能安静坐下来 *	4	3	2	1
10. 我感到我的心跳较快	1	2	3	4
11. 我因阵阵的眩晕而不舒服	1	2	3	4
12. 我有阵阵要昏倒的感觉	1	2	3	4
13. 我呼吸时进气和出气都不费力 *	4	3	2	1
14. 我的手指和脚趾感到麻木和刺痛	1	2	3	4
15. 我因胃痛和消化不良而苦恼	1	2	3	4
16. 我必须时常排尿	1	2	3	4
17. 我的手总是温暖而干燥 *	4	3	2	1
18. 我觉得脸发烧发红	1	2	3	4
19. 我容易入睡,晚上休息很好 *	4	3	2	1
20. 我做噩梦	1	2	3	4

(四)非精神科患者心理状态评估量表(MSSNS)

非精神科患者心理状态评估量表(the mental status scale in non-psychiatric settings)由第二军医大学心理学教研室编制于2003年(见表8-6)。适用于所有非精神疾病患者(含住院患者)；但不适用于精神疾病患者及16岁以下未成年者。

项目和评定标准：选用标准化测题，评定非精神疾病患者（含住院患者）的焦虑、抑郁、愤怒、孤独的程度及其总体心理状况。采用4分法分级，分别是：1＝没有或很少有；2＝有时有；3＝相当多时间有；4＝绝大部分时间有。按答题序号，分别记1～4分，分数越高，表明患者的情绪反应强度越高。（常模另见《行为医学量表评定手册》）

表8－6　非精神科患者心理状态评估量表（MSSNS）

指导语：以下有38条文字，请仔细阅读每一条，把意思弄明白，然后根据您最近一段时间的实际感用圆圈标出最符合您的一种情况。每题必须选一个答案。1＝没有或很少有；2＝有时有；3＝相当多时间有；4＝绝大部分时间有

症状	1	2	3	4
1. 我觉得比平常容易紧张和着急	1	2	3	4
2. 我感到我正在受惩	1	2	3	4
3. 我想大叫或摔东西	1	2	3	4
4. 我经常与人争论	1	2	3	4
5. 我经常责怪自己	1	2	3	4
6. 一想到疾病的后果，我就感到害怕	1	2	3	4
7. 我担心会发生不好的事	1	2	3	4
8. 我对将来感到悲观	1	2	3	4
9. 我感到一阵阵的恐惧	1	2	3	4
10. 我想结束自己的生命	1	2	3	4
11. 我想找人发泄怒气	1	2	3	4
12. 我感到发抖	1	2	3	4
13. 我感到害怕	1	2	3	4
14. 我感到孤独	1	2	3	4
15. 我有想摔坏或破坏东西的冲动	1	2	3	4
16. 我感到他人对我不公平	1	2	3	4
17. 我感到人们围着我但并不关心我	1	2	3	4
18. 我感到烦乱	1	2	3	4
19. 我希望身边有人陪伴	1	2	3	4
20. 我觉得闷闷不乐，情绪低沉	1	2	3	4
21. 我认为如果我死了别人会生活得好些	1	2	3	4
22. 我不能控制地大发脾气	1	2	3	4
23. 我对治疗感到害怕（放疗、手术等）	1	2	3	4
24. 我对他人现在毫无兴趣	1	2	3	4
25. 我的思想处于混乱状态	1	2	3	4
26. 当我考虑我目前的病情时，我就陷入紧张状态	1	2	3	4

续表 8 – 6

症状	1	2	3	4
27. 我感到缺乏交谈	1	2	3	4
28. 我感到我是一个彻底失败的人	1	2	3	4
29. 我感到命运对我不公平	1	2	3	4
30. 我对周围的仪器设施感到害怕	1	2	3	4
31. 我有想打人或伤害他人的冲动	1	2	3	4
32. 我对身体的不适(如疼痛、麻木、恶心等)感到恐惧	1	2	3	4
33. 我感到寂寞	1	2	3	4
34. 我对事物不感兴趣	1	2	3	4
35. 我感到坐立不安、心神不定	1	2	3	4
36. 我常常想起过去快乐的日子	1	2	3	4
37. 我害怕一个人待在病房	1	2	3	4
38. 我想找人倾诉	1	2	3	4

本章小结

本章简单阐述了心理评估的概念、心理评估的一般过程、心理评估的方法、对心理评估者的要求，介绍了心理测验、心理测验分类及心理测验要求，重点介绍了常用临床心理测验及评定量表中的智力测验、人格测验及部分心理评定量表。通过本章的学习，我们要对临床心理评估的过程、方法、注意事项有一个清楚的了解，并学会进行常用的智力测验、人格测验及部分心理评定量表测定，以便在临床中正确评估患者的心理，以采取恰当的护理措施。

案例分析 8 – 1

某患者的 SCL – 90 测验结果如下表 8 – 7 所示：

	躯体化	强迫症状	人际关系	敏感	抑郁	焦虑	敌对	恐怖	偏执精神病性	其他	总计
因子得分	26	44	22	34	18	15	11	10	18	11	209
项目数	12	10	9	13	10	6	7	6	10	7	
因子分	2.3	4.4	2.4	2.6	1.8	2.5	1.6	1.6	1.8	1.5	
≥2 项目数	6	7	4	7	4	3	3	4	4	2	44

提问：

1. 从“躯体化”因子得分来看说明该患者(A)

A. 存在主观的躯体不适感　　B. 有心血管疾病

C. 有呼吸系统的疾病　　D. 身体某器官有器质性病变

2. 多选：从“人际关系敏感”的因子得分来看，说明该求助者(A、C)

A. 可能有自卑感　　B. 擅长人际交往

C. 与他人相处不好　　D. 可能对他人要求过高

思考题

1. 什么是心理评估？什么是心理测验？
2. 试述心理评估的方法。
3. 简述智力测验及人格测验的方法。
4. 简述 3 种心理评定量表的项目及评定标准。

第九章　心理治疗

学习目标

1. 知识目标　了解心理治疗的概念,熟悉心理治疗的过程、原则、类型。
2. 技能目标　熟练运用心理治疗的常见方法。
3. 情感目标　对心理疾病或有心理问题的患者要有充分的同情心。

第一节　心理治疗概述

一、心理治疗的概念

心理治疗（psychotherapy)是以医学心理学的各种理论体系为指导，以良好的医患关系为桥梁，应用各种心理学技术，包括通过医护人员的言语、表情、行动或通过某些仪器以及一定的训练程序，改善患者的心理条件，增强抗病能力，从而消除心身症状，重新保持个体与环境之间的平衡，达到治疗的目的。

根据上述定义，心理治疗大致包括以下一些要素：①治疗者必须有一定的心理学知识和技能；②治疗要按一定的程序进行；③需要使用各种心理学的理论和技术；④治疗的对象是具有一定精神、躯体或行为问题的人；⑤治疗的目的是通过改善患者的心理机能，最终消除或缓解其可能存在的各种心身症状，恢复健全地心理、生理和社会功能。

简而言之，心理治疗就是运用心理学的理论与技术，治疗患者心理障碍的方法。

二、心理治疗的适用范围

从医学心理学角度，心理治疗在医学临床实践中目前主要应用于以下几个方面。

（一）综合性医院有关的患者

1. 急性疾病的患者

此类患者的特点是起病较急，且一般病情较重，往往存在严重的焦虑、抑郁等心理反应，有时在给予临床医疗紧急处置的同时，需要同时进行一定的心理治疗，例如给予精神支持疗法、松弛疗法等，以帮助患者认识疾病的性质，降低心理应激反应水平，增强治疗疾病的信心。但有针对性的心理治疗一般应在疾病得到控制以后进行。

2. 慢性疾病患者

这类患者病程一般较长，由于无法全面康复以及长期患者角色的作用，往往存在较多的心理问题，并因此而导致疾病症状的复杂化，进一步影响了机体的康复过程。心理支持治疗和行为治疗等手段往往对他们有很大的帮助，例如慢性疼痛患者的行为矫正治疗、康复疗养患者的集体支持治疗等。

3. 心身疾病患者

由于患者的发病过程中有明显的心理—社会因素参与，心理治疗是必不可少的。它包括两个方面：首先，针对致病的心理因素，通过帮助患者消除或缓解心理应激反应，以减轻疾病症状，改变疾病发展过程，并促进其康复。例如矫正冠心病患者的A型行为，紧张性头痛患者的认知疗法等。其次，直接针对疾病的病理过程而采取的心理矫正措施，例如对高血压病患者进行的松弛训练，对瘫痪患者进行的生物反馈治疗等。

（二）精神科及相关的患者

这是心理治疗在临床医学中应用较早的，也是较广泛的领域，包括各类神经症性障碍如神经衰弱、焦虑症、抑郁症、强迫症、恐惧症、癔症、疑病症等，以及其他精神科疾病如恢复期精神分裂症患者等。

（三）各类行为问题

各种不良行为的矫正，包括性行为障碍、人格障碍、过食与肥胖、烟瘾、酒瘾、口吃、遗尿、儿童行为障碍等，可选择使用性治疗技术、认知行为矫正疗法、正强化法等各种行为疗法。

（四）社会适应不良

正常人在生活中有时也会遇到难以应对的心理社会压力，从而导致适应困难，出现自卑、自责、自伤、攻击、退缩、失眠等心理行为和躯体症状。此时可使用某些心理疗法，例如支持疗法、应对技巧训练、环境控制、松弛训练、认知改变及危机干预等给予帮助。

三、心理治疗的基本过程

对于心理治疗基本过程的看法，不同的心理治疗家提法各异。有的认为治疗过程可分为分析、综合、诊断、劝导或治疗以及追踪等6个阶段。有的认为可分为确定问题、提出假设、检查假设、采取决定、参与行动以及评价等6个阶段。伊根把治疗过程分为确认和分析问题阶段，设计目标的阶段以及行动阶段等3个阶段。卡瓦纳则把治疗过程划分为信息的收集、评价、反馈、治疗协议、行为改变和结束等6个阶段。

实际上，虽然心理治疗家们提出了对治疗的基本阶段的不同看法，所有的治疗过程却是大致相同的，有几个必须经过的阶段。这就是心理诊断阶段、帮助和改变阶段及结束阶段。在这3个阶段中，心理诊断阶段又可细分为信息的收集、心理诊断、信息反馈的治疗目标的确立这样几个阶段；帮助和改变阶段又可细分为领悟及修通(working through)两个阶段。

治疗的这3大阶段，各有不同的任务。第一阶段中，治疗者的主要任务是对来访者的问题进行确认，制定出治疗目标；第二阶段则是帮助来访者改变其认知、情绪或行为；最后在结束阶段中，治疗者要帮助来访者巩固其治疗所获成果，适应结束治疗的情况。在这3个治疗过程中，根据具体情况，时间可长可短，第二阶段一般耗时最长，而且各阶段之间可能互有重叠。

(一)心理诊断阶段

对这一阶段的工作，我们将按信息的收集、心理诊断、信息的反馈及治疗目标的确立这样几个分阶段来介绍。

1.信息的收集

在信息的收集阶段，主要任务就是深入收集与来访者及其问题有关的资料。一般说来，治疗者收集到的资料越多，对于下一阶段所要进行的心理诊断就越有利。但是心理门诊时间有限，不可能做非常详尽的个案收集。因此，要在有限的时间内，最大限度地扩展来自对方的有关信息。收集信息应注意下述几个方面：

(1)时间的维度：对于来访者过去经历的了解，可以得知其发展至今的概况；对于来访者现时状况的了解，有助于获得其对自己和自身问题的理解及看法等有关信息；而对于来访者对将来的看法和打算的了解，可以更进一步认清其对自己、对他人、对周围世界的看法以及对其现有问题为何使之产生烦恼与困惑有进一步的理解。对来访者过去、现在和将来的了解往往可以构成一幅连续的图景，有助于了解对方是一个什么样的人和其为何前来求助。

(2)思维与情绪的维度：注意来访者对于他、他人及有关事件的看法，注意由此而引发的情绪活动，对思维与情绪的认识有助于了解思维与情绪之间的交互作用，以及在治疗过程中，常常出现的理智与情绪不协调甚至对立的情况。

(3)思维与行为的维度：注意来访者对于现实的理解和算法，注意其怎样处世待人，怎样处理自身所遇到的各种事物，注意其出现心理矛盾和冲突时，采取了怎样的防范、应急等措施，以及他对自身获得这些事物的看法。这有助于了解对方是怎样一个人，有助于了解其思维与行为之间的联系，并可预测其今后在某事上的反应。

由于信息收集是在治疗的最初阶段进行的，治疗者还面临着建立良好的治疗关系的重要任务。俗话说：良好的开始便是成功的一半。从治疗的第一次会谈起，治疗者就应注意建立良好的治疗关系。

步入心理门诊的人绝大多数都是带着自身的问题前来的，因此往往非常敏感和易受伤害。治疗者对此应有足够的认识，并努力创造出能使来访者产生温暖、有安全感的气氛。初见面时，治疗者应友善地向对方打招呼，尽可能起身迎接对方步入治疗室，并请对方入座，可向对方作一自我介绍，然后开始转向了解对方个人情况的内容。此外，治疗者对对方谈话的耐心倾听，对对方所谈内容的真诚的关注，友好的面部表情，对对方思维、情感活动的理解达到共情的境界，这些都是良好的治疗关系建立的必要条件。

知识拓展 9－1

心理咨询和治疗时眼睛注视部位

目光大体在对方的嘴、头顶和脸颊两侧这个范围活动为好，给对方一种舒适的、很有礼貌的感觉，并且表情要轻松自然。目光范围过小会使对方有压迫感，而目光范围过大则会显得太散漫、随便。

与此同时，治疗者还应注意自己的职业形象。治疗者不仅应是一个亲切的、能够理解对方的人，而且还应给对方对职业的信任感。因此言语要自信，不能夸张做作，对来访者的谈话内容不应表示惊讶或做首先判断。若对方对治疗者进行某瞟试探，应给予尽可能明确的答复。

作为治疗者在这阶段还应具有敏锐的洞察力，以能够在来访者提到的较为复杂的人物、事件当中找到必要的线索。有时来访者急于说出自己的苦恼与问题，一时表达零乱而无头绪，治疗者可帮助他们从中选择出一件事先讲，然后再说另一件事；或先了解其主要的治疗目的，然后帮助来访者围绕着这一目的展开谈话。

在收集信息的阶段，治疗者一方面应注意引导对方的思路；另一方面亦应注意倾听对方的谈话，不是在特殊情况下不应随意打断来访者话头，扰乱对方的思路。提问时，也不宜连珠炮式地连续发问，不给对方以思考的余地，对其造成过重的心理压力。对于某些初始开展此项工作的人来说，还应注意切忌在收集资料的初期即对来访者所说的某些事情较轻率地下断语，以表明自己很内行。

2. 心理诊断

心理诊断的任务，主要是对来访者的问题及原因进行分析和确认；此外，是否接受来访者并给予其治疗，亦是治疗者要确定的工作之一。对于心理诊断工作的一般原理及工作过程我们已在上一章专门进行过讨论。这里我们仅就治疗者可能遇到的来访者的问题及是否接受来访者作为自己的治疗对象进行讨论。

(1)来访者问题的各种形式：来访者的问题可能包括有精神病的症状，这属于精神病学所辖范围，治疗者一般要注意区分。如抑郁、焦虑、恐怖病、强迫动作或强迫观念，也可能有性行为障碍。还有一些可能是归不到某种症状的范畴里去的一些问题，如适应不良、过于敏感、害怕某事、愤怒情绪、困惑的问题、负疚感、受挫感、内心矛盾冲突、效率低下、人际关系问题等等。

1983 年，奥德菲尔德调查了到英国某咨询中心的 144 名来访者，发现促使他们前来咨询的最突出的问题是感情的应激。她的研究表明，来访者当中最常出现的问题是苦恼的体验，其次是人际关系的问题（有的是一般的与人交往的问题，有的是与某个特定的人，如父母、异性朋友或与自己孩子的关系问题），此外还有工作与学习中的问题，以及一些身体症状和特殊症状的问题。赵耕源、苏复等人的文章表明，在我国的心理门诊中，占首位的来访者的问题是神经症症状。

(2)治疗者与来访者：对于治疗者来说，应注意这样一点，不是所有的来访者（除精神病患者之外）都适宜做心理治疗，或者换句话说，有些来访者的个人因素影响着治疗过程，使之难以取得积极的成果。来访者是否适宜做心理治疗这一工作也应在诊断阶段进行确认。

有些来访者想改变其感觉、感情、目前状况等，但却不打算作任何努力改变自己认知、思维、情绪或行为。在这种情况下，治疗者经过一番努力，对方仍坚持其看法时，宜中断对对方的治疗。有很强的治疗动机的来访者比那些没有什么治疗动机者更适宜进行心理治疗。如对方系由家人、亲友、单位人送来而本人不以为然者，治疗可能事倍功半。另外，对于某些采用心理分析、认知改变疗法的治疗者来说，文化水平极低，不善于观察自身体验及没有一定领悟能力的人不宜做治疗对象。对某种疗法采取不信任态度的也不宜作为此疗法的治疗对象。

从上面的情况看，对于治疗者来说，在这一点上必须有清醒认识，即作为一个治疗者，并非能对所有前来求助的来访者有所帮助。如果治疗者自己坚持认为自己一定能帮助所有的人，这种想法对于心理治疗工作将是有害的。

治疗者也是人类的一员，有自己的弱点、问题、价值观等。治疗者对此应有足够的认识，并尽可能地使自己不断得到充实和提高。但是我们仍旧会犯错误，会有自身不可克服的问题。如果治疗者发现自己对某一来访者的治疗是不适宜的，最好的办法就是把对方介绍给其他的治疗者。有些治疗者可能对充满敌意的、强悍有力的和喜爱发号施令的来访者感到棘手；有的则对被动的、依赖性强的人感到难于应付；还有的治疗者对于市场开放的某些问题感到难以接受，如同性恋、饮酒过度、性关系混乱等，此时，若勉强继续治疗过程，其效果难以保证。

一般说来，治疗者自身的人性越完善，他们对各种各样的人和形形色色的问题也就越敏感，也就越有可能给来访者以帮助。因此，对治疗者来说，要增加帮助他人的可能性，就需要不断地完善自己。

应该说，经过资料收集阶段和心理诊断阶段，当治疗者决定继续治疗过程时，他实际上已接受了对方作为自己的治疗对象，认为心理治疗对对方可能会带来某种效益。有了这种认识，即使治疗的全过程会消耗许多的时间、精力，面对许多困难，这也仍然是值得去做的工作。

3. 信息反馈

在信息反馈阶段，治疗者要与来访者一起探讨有关信息。此阶段的目的是将信息反馈给来访者，得以证实或肯定，并使来访者能够作出进一步决定，以考虑是否继续进行治疗。

在这一阶段，治疗者给予来访者的信息反馈应尽可能清晰、简短、具体，不要用过多术语，以简明的话语说明治疗者对其接收到的信息的分析。在说明时，治疗者对来访者所应有的态度是："你的确遇到了一些问题，但我们可以一起找出一些解决的方法来。"

在治疗者给予信息反馈时，可以让来访者随时提出问题。对于此时来访者所提出的问题，治疗者可给予直接的回答，但一定要以建设性的态度予以做答。

此时，来访者也许并不完全同意治疗者对信息的掌握和分析，或者又联想起一些他认为与其问题有关的事情。在这两种情况下，他们大都会主动提出异议或补充，作些描述或说明。此时治疗者应允许他们这样做，并考虑这些信息的意义，以核查自己判断的结果。如果对方所提供的进一步的说明与情况和原来的分析出入不大，治疗者应注意掌握时间进度，不要让对方沿某一思路大说特说。出入较大时，可能还需重新审视自己已有的信息。

4. 目标的确立

在我国，目前一般心理咨询与心理治疗的过程都较短，来访者来门诊1~3次左右。通常，治疗者不注重治疗目标的阶段，这与我们的专业工作尚未完全走上正轨有关。如果不进行治疗目标确立的工作，至少在这一阶段，治疗者应与来访者达成某种一致意见，即双方应开诚布公地进行交流，并为来访者的问题得以改善做出努力。在来访者一方，应愿意为此努力，包括不仅在治疗会谈中，而且在治疗会谈以后，不断按照会谈之中所确立的新的思维方式、行为方式行事，以及完成治疗者布置的家庭作业等。

尽管如此，在可能的情况下，治疗目标的确立仍是治疗者应做到的一步。我们在前面已叙述了各种有关的治疗目标。在治疗实践中，治疗者要在心理诊断的基础上与来访者共同制定治疗目标。可以这样问来访者："通过治疗，你希望解决什么问题，有什么改变，达到什么程度?"等。治疗目标的制定应注意以下几点：

(1)治疗目标是具体的。比如面对一个就要参加高考的女孩子，其治疗目标即可定为克服其考试焦虑，以使她能参加高考。这种目标就是非常具体的目标，而且具有可测性。因为来访者朝向这一目标走的每一步都是一种可见的进步。如这个女孩想到高考时不再像以前那样焦虑了，觉得自己能参加高考了(但可能还有一定程度的焦虑)，觉得自己对高考有信心了等等。

也有可能来访者提出的治疗目标是要更高兴些、不再那么苦恼、成为一个好妻子、好父亲，或使自己感觉得好一些。这类目标就很不具体，很抽象，难以评估。治疗者可以再深入发问，问其更高兴些的具体标准是什么，包含哪些内容，好父亲的标准是什么，好父亲应该有哪些表现等。这样可使那些含糊的目标变得清晰而且是可以接近的。

(2)治疗的目标是现实可行的。治疗的目标应该是现实的，要根据来访者本身的潜力、水平及其周围环境的限制来定。超越现实可能性的目标不会使治疗得到最终的积极结果。例如一位大学生前来门诊，他的目标是要使学习更有效率。如他的所谓更有效率是要使他的学习效率提高50%甚至70%，那么，他的这一目标就是不现实的，不能实现的。

(3)治疗目标是积极的。目标的有效性在于目标是积极的，是符合人们发展需要的。有些目标虽能解决求助者的问题，但却是消极的，那就是不可取的。

(4)治疗目标是双方可以接受的。一般来说，目标应该由双方共同商定。无论是求助者提出的还是咨询师确定的，最后应是双方都可接受的。如双方的目标有差异，则应通过双方交流来修正，如无法协调，应以求助者的要求为主。如治疗师不能认可，也可中止治疗或转介。

(5)治疗的目标是属于心理学的性质。治疗的目标应为心理学方面的，如变得更为自信，不再自卑，少发脾气等，这些目标是有利于来访者心理或人格健康发展的目标，而不是生理学方面、物理条件方面的目标。有时来访者有些躯体症状，如这些症状是与心理因素有关的，其目标也不是消除或减轻这些生理症状，而是怎样改变引发这种躯体问题的心理因素。纯粹生理学的目标只有通过医学的手段进行治疗。

(6)治疗目标常常是分轻重缓急的。有些来访者只有一个治疗目标，而另一些来访者可能会有好几个治疗目标。如某位来访者要解决他考试焦虑、学习方面无效率的问题，要解决他和某一同学关系紧张的问题，还要解决他社交能力方面的问题。此时，治疗者要帮来访者分出轻重缓急。如这位来访者后天就要参加一个重要的考试，很明显，治疗者要首先帮助他解决考试焦虑的问题。如几个问题紧迫性不明显时，假定上述来访者无考试焦虑时，可以问对方觉得这几个问题中哪个对他影响最大，他最希望解决的是哪个问题，其次是哪个等等，排出先后次序来。常常会有这样的情况，有时前面两个问题解决了，对后面的问题，来访者已可自己处理了。

在治疗过程中，随着治疗者对来访者的深入了解，这些治疗目标可能会重新排序，或者也可能引申出其他的目标。此时这个新出现的目标可能更为重要，往往马上成为治疗中的首要目标了。

(7)治疗的目标是可评估的。治疗的目标一旦定出并非就可以置之不理了，而是需要经常检查和评价。一般来说，由于目标定得具体、现实、可测，经过治疗，来访者一般都会显示出某种进步。此时回顾、检查治疗目标，对于来访者来说会成为一种积极的强化，有助于改善他自己的动机，增强对治疗的信心。对治疗目标的评价也有助于治疗方向和方法的调整，如治疗进行得不顺利，可检查是否目标不够现实，是否还有更深的问题隐藏其后，是否某一方法不适于这个来访者等等。不断地对目标评价的过程有利于治疗向纵深发展，也使治疗目标成为了可逐步接近和达到的目标。

(8)治疗的目标是多层次统一的。目标是多层次的，既有眼前目标，又有长远目标；既有局部目标，又有整体目标。有效的目标应该是多层次目标的协调统一。

(二)帮助和改变的阶段

这一阶段是治疗中的重要阶段，治疗的效益常由此产生。具体说来，在这一阶段采用何种方法，来访者产生何种变化，完全与来访者及其问题有关。除此以外，在这一阶段中，治疗者还会面临一些与帮助来访者改变其认识或行为等有关的问题。

1. 治疗者的责任

这是在治疗者与来访者之间的一个典型的问题，这个问题可能从整个心理治疗过程一开始就已存在了。尽管双方未进行明言讨论，这个问题在这一阶段可能表现得更为明显。

前来治疗的人往往容易把治疗者当做心理的建筑大师，认为治疗者的角色就是为他个人提供一种建筑蓝图，即告诉他，他是谁，他的问题是什么，他应该怎样解决这个问题，何时应向前走出哪一步等等。即使是很有经验的治疗者，也常常在不知不觉之中扮演起这种角色来。但在这种情况下，治疗者往往不仅在为来访者改变其行为或其他问题承担职责，而且也在为这些人承担责任。似乎治疗者是万能的人，甚至能为来访者的一生指引道路似的。

治疗者不必扮演这种角色，而应成为来访者在治疗过程中的管理者。如果有某些来访者确实想把其一生维系在治疗者身上，那么他可能就需要进行较长时间的心理治疗了。心理治疗的一个重要假设是要由来访者自己回答出他是怎样一个人，他的问题是什么，他是否想解决这一问题，他是否想作出自己的努力等问题。治疗者的角色是提供一种对来访者有利的外在环境和良好的人际关系，提出某些文明、解释、意见、建议，教以某些方法，通过领悟和学习的方式，促进来访者的改变和增长。这就像在哲学中，人们常说的外因与内因的关系，治疗者提供一切外部的可能性，真正改变要靠来访者内因的作用。从某种意义上讲，帮助来访者成长，使之自强自立，就是要帮助来访者自己成为自己的治疗者。

2. 领悟

在这阶段之中，治疗者往往可以帮助来访者重新审视自己内心与问题有关的内容，并帮助对方达到某种程度的领悟。这种领悟的第一种作用，是可以达到一种能使其问题严重程度降低、并能使对方心理上真正强健起来的心理平衡。此时，也许来访者的问题仍然存在，但他已开始有所改变了。帮助来访者进行内心的探索，使之得到某种领悟的第二个作用是可以为他改变其外显行为提供心理依据。这两点都有利于来访者的增长。

例如，一位来访者总认为自己只要看一看书，一用脑子，身体的某个部位就会产生一种难受的感觉，这种感觉影响着他，以致不能看书学习。在治疗过程中，治疗者帮助他达到了这样一种认识，即他做过许多医学方面的检查，证明自己怀疑有病是无根据的，那么这种情况更可能是由心理因素引起的生理反应。来访者很快达到这样一种领悟，即从自己看书时起，潜意识当中，就开始怕这种难受的感觉出现，就在等待着这种感觉的出现，意念集中在此，结果可能一出现微小的生理反应即引起自己过分关注，形成条件反射并固定下来。来访者自己进行进一步认识到在生活无规律等情况下，这种问题更易于出现。这样治疗者与来访者又一起讨论了有关外显行为的改变问题。以后这位来访者又将前面的领悟扩展到关于睡眠方面问题的认识，从而在其心理健康的轨道上又向前迈进了一大步。此时，他的问题虽未根本解决，但他已进入增长阶段并可逐步成为自己问题的治疗者。在这样的情况下，他的问题的改变最终可以得到较为令人满意的成效。

3. 支持

在这一阶段的治疗中，治疗者通过给来访者以正强化，以及通过给对方指明在某一事件或情境中积极、有益的方面的方式，通过真诚地给予对方的好行为的表扬、鼓励和支持等方式来减轻对方的焦虑，促进对方积极行为的增长。支持的方式在治疗过程中作用重大，但另一方面，这又是一个必须慎重涉足的领域。

当治疗者对来访者作保证或鼓励时，其基本的出发点应当是立足于现实的，而不能像是一张空头支票。有些治疗者出于好心，对来访者作出：“这件事情一定会变好的”，或“我能肯定你可以做得很好”等保证式的鼓励，这实际上反而于治疗不利。较好的方式是采用这类话语：“让我们一起尽自己的最大努力试一试，万一发生什么事情，我们可以一起来想办法对付它。”这种方式比之前面的方式是更为现实可靠的，是以治疗关系作为现实保证的基础的，而不是把某件事直接和成与败维系在一起。相比之下，前一种保证方式内容空泛，无说服力，而且如果事情不是像治疗者所说的那样发生的话，来访者以后对治疗者所说的话也会打几分折扣了。

正强化的应用同样必须慎重。治疗者一定要注意自己奖励对方时是奖励对方的什么事情，什么方面。比如有位来访者很得意地告诉治疗者他自己主动去承担了一项原来他很怕承担的任务。治疗者很高兴地表扬了他为战胜自己的自卑心理采取这样的行动。但进一步追问，却发现对方承担此项工作是为了逃避另一项更困难的工作，此时治疗者的表扬就成了对其逃避行为的鼓励了。这是治疗者在使用正强化时应注意的问题。

有时，面对来访者很自豪地说出自己进步的情景时，治疗者常面临一种进退两难的境地。这种进步的证据成了对治疗者本人的一种压力，似乎他必须对来访者作出表扬、鼓励、赞赏的反应。此时，治疗者如果一定要仔细考察对方所说进步的情况时，会显得很不合时宜。但不这样做又可能给予对方错误的奖励，因为“闪光的东西并不都是金子”，所以治疗者仍须以婉转的方式探查对方所述进步的具体情况。

采用正强化还有一点需引起治疗者的充分注意，这就是这种强化会使得来访者为了赢得治疗者的表扬而表现自己。在这种情况下，对于这位来访者说来治疗是不能结束的，因为一旦谈到治疗的结束问题时，对方的进步就又会消失。好像没有治疗者的鼓励，这一切就都毫无意义了一样。在治疗过程中，来访者最理想的进步是其自己奖励自己，而减少对治疗者的奖励的需求。但来访者在治疗开始尚未达到自己能奖励自己进步的状况时，治疗者的奖励却又是必不可少的。在大多数情况下，正强化的采用应适度，应以不定间隔的为好，以针对性强的为好。而且当来访者某一新行为已稳定地出现时，不再重复对其的表彰。

4. 反塑造

在治疗过程中，治疗者以采用奖励、期望、对峙、帮助对方达到某种领悟等方式来矫正来访者的认知和行为等。反塑造是指来访者也可通过同样的方式来影响治疗者。对所有的人来说，他人有意无意的影响可能会在自己身上产生某种作用。因此，治疗者也应注意来自来访者的各种影响。来访者这种影响对方的企图可能并不少于治疗者，他们可能会有意无意地奖励或处罚治疗者。可能当治疗者以能使来访者感到愉快的方式行事时，来访者就会以自己的进步作答或以对治疗者的看法、做法表示赞赏的形式回报治疗者。但当治疗者使来访者感到不快时，他就可能以退行的方式或攻击的方式对待治疗者。

有时，来访者的这方面表现是可以一眼看出的，也有时不那么明显。有时他们可能会采取貌似合作的态度询问：“有没有更有效的解决我的问题的方法?”这可能就是对治疗者不满的一种间接的表示。

对待来访者的这种行为，治疗者可以以下面两种方式应对。第一种方式是每当来访者创造出一种使治疗者感到相当愉快或不快的情景时，治疗者可以在内心中向自己提出这样的问题：对方为什么要这么说（或这么做）？他希望我作出什么样的反应？我自己的反应会对对方产生什么样的影响等。这实际上是要分析对方的意图及交互作用的结果的可能性，以便作出相应的反应。第二种方式是不管或有意不去重视来访者对治疗者构成的影响，而只是集中注意治疗目标的实现。这有助于对方了解治疗者不愿受之影响的意愿并使之不再重复此类行为。

5. 移情

这意味着来访者可能把他以前生活里与他人的关系中产生过的情感、态度等主观体验移植到了治疗者身上。例如当治疗者以一个权威者的身份出现时，对方可能表现为过去对某一权威的种种心态：敌对情绪、防御反应或逢迎。来访者对治疗者的移情反应既可能是积极的，也可能是消极的。有时治疗者看人的方式、讲话的方式、坐的姿势、思考问题的方式、情绪反映的情况以及价值观，都可能触发对方的移情反应。

这种移情有时是直接的，其所传递的是诸如“我喜欢你这个人(或不喜欢你这个人)”这一类的信息；有时是间接的反应，如把治疗者看做专家：“我觉得人们到这里总能使问题得到解决。”不论对方的反应是什么样的，治疗者都应对此保持一种洞察力。认识到所有的移情都有可能成为某种形式的治疗阻力。不管移情是积极的还是消极的，也不论它是以直接的还是间接的形式表现出来，移情一旦出现，都会对治疗过程产生某种不利影响。一般说来，治疗者对移情的处理要看移情本身的情况而定，也许对此需进行解释，也许就让其自生自灭。通常间接地表达出来的，一般程度的积极的移情，只需给予较少的注意就可以了；而直接的、强烈的、消极的移情则需认真对待。

另外，有一点治疗者也应明确，那就是并非所有的来访者都会产生移情反应，有时对方喜欢或不喜欢治疗并非由于其产生了某种移情。比如，来访者对治疗者感到气愤仅仅是因为对其行为产生了某种不满。此时，若把他的这种反应看做是移情的话，反而会失去探讨问题真正来源的机会。当然，对待移情，治疗者也完全可以把它看做是人与人之间交往方式的反应，而不必作类似心理分析的剖析。

在这样的情况下，治疗者对来访者对自己的情感反应可以作出尊重的反应，但同时不应允许对方的情感反应影响治疗的进程。比如，一来访者一开始就认为治疗者把他当小孩看了，说自己从小就不喜欢父母训斥自己的方式，也不喜欢治疗者教导他该做什么，不该做什么。治疗者可以这样对他说：“我同意你的意见，被人教导总是令人不那么愉快的。但我们现在要做的工作主要是解决你当前面临的问题。在这一过程中，如果你觉得我有你说的那种表现的话，那里我们再来讨论这一问题，你看如何?”等等。

6. 反移情

反移是指治疗者自己以不适当的行为来对待来访者在治疗中的某些行为表现。这种反移情既可以是积极的，也可以是消极的。比如，治疗者可能并没有什么缘由(事实依据)而表现出对某个来访者的关心、注意；或者某个来访者并未有任何行为不当之处，但治疗者却对他感到反感、厌烦。与上面所述的移情一样，治疗者所体验到的积极的或消极的情绪，并非都是反移情，很多时候，治疗者喜欢结识或对某来访者感到不安是有原因的，此时若用分析反移情的方式处理就是不适当的了。

反移情对于治疗者来说，既有有利的一面，也有不利的一面。有利的是当治疗者认识到自己反移情倾向时，能学会更好地认识自己。不利的一面是治疗者一旦把自己的情绪带入治疗过程就必然使其判断力、反应形式和帮助对方的方式受到某种程度的主观影响。此时治疗者应针对自己的情绪进行工作，必要时，可将来访者介绍给另一治疗者。

7. 对峙

在治疗的这一阶段，对峙也是治疗者常采用的技术方法。对峙是向来访者指出其态度、思想与行为等之间出现的矛盾。对峙不是治疗者对来访者认识、感受的直接的简单的反馈，而是更重视对方较深层的动机与行为之间的矛盾等。此时治疗者的信息往往都是这样的："你说是这样，但事实并非真的是这样的。"如一来访者前来咨询有关婚姻方面的问题，治疗者在治疗的这一阶段发现了其矛盾："你说是要挽救自己的家庭，使之免于破裂，但你的行为使我怀疑你是否真的想做到这一点。"

治疗者在这一阶段采用此方法时，要特别注意因对峙对于来访者来说很可能是应激性的事件，所以对峙的运用必须建立在良好的治疗关系的基础之上；另外，对峙的内容一定要有事实依据；事实不充分、不明显时不宜采用此法。

8. 解释

在所有影响技巧之中，解释恐怕是治疗者在治疗过程中最常用也最有用的"武器"了。解释就是为来访者提供对于现实世界的另一种看法。解释根据各种不同的学派理论各有不同。例如心理分析学派的更偏重于压抑在无意识中的东西，而认知学派则注重理性地、现实地认识世界。

在进行解释时，治疗者首先应知道向对方解释的内容应是什么，其次要注意何时应用解释以及怎样应用解释。只有适时适当地应用解释，才可收到良好的效果。

在治疗的帮助及改变阶段，我们前面在会谈技术一章中所涉及的所有影响技巧都是十分有用的，这是不再赘述。此外，不同的学派还有许多常用的具体矫正行为、改变认知、挖掘无意识中内容的方法，这些我们将在理论技术与方法的部分中再行介绍。治疗者可根据自己的理论倾向作出选择。帮助和改变的阶段是心理治疗工作中最重要的阶段，是治疗者任务最重的阶段。但这一阶段又是治疗者最能发挥其创造性的阶段。在此阶段，治疗者可以开动脑筋，采用一切可能的方式方法，创造出一些新的技术来帮助来访者产生某种改变，以达到治疗的目标。

这对治疗者来说又可认为是最富于挑战性的阶段。

（三）结束阶段

结束阶段的工作亦不容忽视，这一阶段的工作对治疗工作的质量亦有很大影响。在这一阶段中，治疗者要向来访者指出他在治疗中已取得的成绩和进步，并向其指出还有哪些应注意的问题。治疗者传递给来访者的信息更可能是这样的：“你现在做得越来越好了，你自己也可以做好它了。”

在这一阶段中，治疗者还要帮助来访者重新回顾治疗要点，检查治疗目标实现的情况，进一步巩固治疗所取得的成果。如果有可能，还可将来访者在治疗中提高认识扩展到其他事物，帮助来访者真正掌握治疗中习犁新东西，以便在日后脱离了治疗者仍可自己应付周围环境，自己做自己的治疗者。

在国外，结束阶段的占据一至几次会谈的时间。而对于我国的心理与治疗工作来说，这一阶段往往并不能占满一次会谈的时间，因为整个治疗时间短，次数少。但即使是一次性治疗，结束阶段也是必不可少的。治疗者可以总结回顾一下本次会谈的基本情况，强调治疗要点，并允许对方进一步提出某些疑问。还可进一步要求对方复述治疗中要点和所应完成的作业。这一条很重要，因有时仅仅以治疗者说、来访者听的方式进行治疗，来访者由于未怎么开动脑筋，对治疗者所讲的要点，一出了治疗室就已“举一忘三”了。让对方复述可加深他对要点的印象。除此之外，治疗者还可检查一下自己发出的信息对方是否正确地接收到了。若有出入，可以及时纠正。

鉴于一些来访者可能仅来访一次，或在一次来访之后就自行停止来访的情况，许多新教授曾提出开放性一次性治疗的观点。开放性一次性治疗是指每一次治疗既为本次治疗的一个句号，又为下一次治疗留有余地。这样，每一次治疗会谈都可以看做是一个相对独立的单元，而许多这样相对独立的单元在治疗的全过程中，又可形成一个完整的治疗整体。

总之，治疗是一个过程，是由不同的步骤、阶段形成的。各阶段之间相互重叠，相互关联，形成一完整的统一体。每一阶段各有各的侧重点，但它们又在治疗的目标之下统一起来，形成和谐的奏鸣曲。治疗者正是这奏鸣曲的指挥，当他掌握了更多的治疗技术和方法、更深刻地理解了来访者及治疗过程之后，就获得了更大的自由度，就能挥洒自如了。

第二节 心理治疗的原则与类型

一、心理治疗的原则

1. 关系的和谐性

心理治疗的成功与否，在很大程度上与心理治疗者是否具备与治疗对象建立和睦关系（rapport）的能力有关，因为良好和谐的医患关系是心理治疗的一个重要条件。

2. 问题的针对性

各种心理治疗方法各有一定的适应证，治疗者应根据患者存在的具体问题（如心理问题、心身问题、行为问题或社会适应问题）的性质、程度，以及心理医生本人的熟练程度、设备条件等，有针对性地选择一种或几种治疗方法。

3. 治疗的计划性

根据事先收集到的患者的具体资料，设计治疗的程序，包括采用的手段、时间、作业、疗程、目标等，并预测治疗过程中可能出现的各种变化和准备采取的对策。

4. 手段的综合性

人类疾病是各种生物、心理、社会因素相互作用的结果。因此在对某一疾病实施心理治疗之前，应综合考虑是否同时需要结合其他可利用的能增加疗效的方法与手段，如药物或理疗等措施。

5. 严格的保密性

心理治疗往往涉及患者的隐私，为保证材料的真实，保证患者得到正确及时的指导，同时也为维护心理治疗本身的声誉和权威性，必须在心理治疗工作中坚持保密的原则。

6. 方法的灵活性

在心理治疗过程中，医生应密切观察患者的心身变化，随时准备根据新的情况灵活地变更治疗程序。

7. 立场的中立性

心理治疗的目的是帮助来访者的自立与自我成长，因此在心理治疗的过程中，不能替患者作出选择和决定，而应保持某种程度的中立态度。如在来访者询问解决婚姻矛盾，是否选择离婚等类的问题时，更应该让来访者自己做出决定。

8. 亲友的回避性

心理治疗中往往要涉及个人隐私，交谈十分深入，同时要保持中立性的立场，这些在亲友和熟人中都难于做到。因此，一般情况下回避为亲友和熟人进行心理治疗。

心理治疗原则虽然都是非技术性的，但在保证心理治疗效果方面有重要作用。

二、心理治疗的分类

心理治疗的种类及实施方式是多种多样的。依据心理学的主要理论与治疗实施要点，可分为分析型心理治疗、认知型心理治疗、支持型心理治疗、行为型心理治疗、人际关系型心理治疗等诸多种类。按照心理治疗进行的方式，又可分为个人心理治疗、夫妻治疗、家庭治疗、集体治疗等。按进行的时间长短，则可分为长期心理治疗、短期与限期心理治疗等。

按心理学的主要理论与治疗实施要点进行分类，每种类型的心理治疗的主要特点是：

1. 分析型

其特点在于探求个体的心理与行为如何受自己童年期经验的影响而形成潜意识，经过内心的分析，理解自己的内心动机，特别是潜意识中存在的症结，经领悟理解以改善自己的行为。

2. 认知型

又称认知疗法。其主要理论认为：个体对己、对人、对事的看法及观念，都直接或间接地影响其情绪和行为。其非适应性或非功能性的心理与行为，常是由于不正确的或扭曲的认知而产生的，如果更改或修正这些不正确或扭曲的认知，则可改善其心理和行为。所以，其治疗的重点在于矫正其对人、事错误的及扭曲的认知。

3. 行为型

其理论根据是巴甫洛夫的经典型条件反射和斯金纳的操作型条件反射学说，以及班杜拉的模仿学习理论。这两种理论都认为：人的任何行为，经过适当的奖励或惩罚，都可获得改进。

4. 人际关系型

是从“人与人的关系”这样一种特殊角度来理解人的心理与行为现象的，它认为人的所思所想、所做行为都脱离不了人与人的关系。其治疗的重点是如何改善不妥当的、有困难的人际关系。并认为人与人之间的关系改善了，一切问题也就迎刃而解了。

5. 支持型

心理医生无论选择哪一种心理治疗方法，都不可能不用支持型心理治疗。所谓支持型心理治疗，是强调施治者应理解患者的处境，并且以此为依据用语言、行为等各种方式支持患者。一方面发挥患者自己潜在的自我调节能力；一方面运用患者周围的环境优势系统来改变患者目前的困境，特别是当患者心理焦虑或抑郁时，施治者更要尽量支持患者，同时还应调动其亲属或同事对病的支持，以减轻患者的心理困境与症状。

第三节　常用的心理治疗方法

一、精神分析疗法

（一）理论基础

精神分析疗法的理论基础是弗洛伊德的心理动力学理论，又称心理分析理论。弗洛伊德是犹太籍精神病医生，精神分析学派的创始人。弗洛伊德的心理动力学理论主要内容有潜意识理论、人格结构理论和性心理发展学说。

1. 潜意识理论

弗洛伊德把人的心理活动分为 3 个层次 ，即意识、前意识和潜意识。意识（consciousness）是直接感知到的心理活动；前意识（preconsciousness）是当前没有感知到、但经过回忆便可进入意识的心理活动；潜意识（subconsciousness）是指被压抑的、感知不到的心理活动（本能、欲望和经验）。所谓压抑是个体把意识所不能接受的本能、欲望和经验等推入潜意识，使其不为自己所觉知，以解除自己心理上的负担和紧张。

弗洛伊德把人的心理活动比作漂在大海上的一座冰山，人所觉察到的意识只不过是露出水面的那一小部分，潜藏在水面下的那一大部分则是潜意识。潜意识虽然不被自己所觉知，但它对人的心理活动和行为却起着巨大的作用，正常人的大部分心理活动是在潜意识中进行的，大部分的日常行为也是受潜意识驱动的。

例如：曹操与刘备争夺汉中时，曹操折兵损将，接连失利，后退至斜谷界口，被蜀将马超挡住。曹操欲进不能，欲罢不忍，心中犹豫不决，适逢厨师送鸡汤而至，曹操见碗中鸡肋，不禁有感于怀。正沉吟间，夏侯惇禀问夜间军中口令，曹操随口答道“鸡肋”。军中主簿杨修听说曹操以“鸡肋”为口令，立即让随行军士收拾行装，准备归程。这里，曹操处在进退两难的境地，他连续多天在思考着“进”“退”两种方案的得失。吃着鸡肋他感受到了对一种东西食之不能、弃之可惜的心理苦楚，于是他的潜意识将长久思考的汉中问题与鸡肋等同了起来，加深了对鸡肋的感触，使他的心绪滞留于鸡肋而无法摆脱。在回答夏侯惇的口令时，他的潜意识仍保持着对鸡肋的感触。口令原本是随机编制的一种暗号，于是曹操不假思索地说出“鸡肋”，以作为全军的口令。杨修听到口令后对夏侯惇说：“鸡肋者，食之无肉，弃之有味。今进不能胜，退恐人笑，在此无益，不如早归。来日魏王必班师矣。”应该说杨修的分析是很有道理的，他对曹操的潜意识状况进行了解剖，提出了正确的结论，夏侯惇当即对杨修表示赞同说："公真知魏王肺腑也！"曹操得知这些情况后，以惑乱军心罪将杨修斩首，这是因为，曹操的思考被凝化成"鸡肋口令"，完全是潜意识中进行的，尚未进入意识领域，曹操在意识中并没有接受这种凝化，因而他不承认杨修的分析。加之杨修"退恐人笑"的解释是对曹操自尊心的伤害，因而一怒之下杀了杨修。第二天曹操进兵时被魏延射伤，在他下令班师前突然想起了杨修的话，大概这时他感到了杨修关于退兵分析的正确性，觉得有屈杨修，遂下令将其尸体收回厚葬，以此作为对杨修处罚的情感赔偿。

人们说，人类的自尊受到过来自科学的3次重大打击。第一次来自于哥白尼的日心说，他宣称地球不是人们原以为的宇宙中心，地球是围绕太阳转的；第二次重大打击来自于达尔文的进化论，他指出人类不是上帝创造的，人是从动物进化来的；第三次重大打击就来自于弗洛伊德的潜意识理论，他认为人不是什么理性动物，人的行为主要由潜意识所驱使。

被压抑在潜意识里的各种心理冲突，虽然感知不到，但并未消失，而是潜伏在潜意识之中，在一定条件下可通过某种转换机制以病态的方式表现出来，形成各种心身症状或精神疾病。因此，弗洛伊德认为，心理障碍的原因不是来自意识，而是来自潜意识的矛盾冲突。

2. 人格结构理论

弗洛伊德假定人格是由3部分构成的，即本我、自我和超我。本我（id）是生理遗传的心理表现，代表人的生物本能，本我遵循"快乐原则"；自我（ego）是从本我中发展出来的人格结构部分，代表人的理性，在人与现实环境交往中起着调节作用，自我遵循"现实原则"；超我（superego）是从自我中发展出来的人格结构部分，代表人的道德理想，是社会化的产物，超我遵循"至善原则"。

弗洛伊德认为，在一个健康的人格之中，本我、自我、超我三者的作用是平衡的。本我是求生存的原动力，超我控制主体按社会道德标准行事，而自我对上按超我的要求去做，对下满足本我的需要，对外适应现实环境，对内调节冲动欲望，从而维持人格结构的平衡。如果本我、自我、超我三种力量不能保持这种动态平衡，则将导致心理失常。

3. 性心理发展学说

弗洛伊德认为，人有生的本能和死的本能，生本能要使生命得以延续和不断发展，而死本能要使生命回复到无机状态，两种本能有机地结合在一起，生命就在它们的冲突和相互作用中表现出来。生本能包括自我本能和性本能，自我本能是以食欲为基础的自我保存本能，性本能是以性欲为基础的种族保存本能。弗洛伊德认为性本能背后有一种驱力叫力比多（Libido），力比多驱使人寻求快感的满足，弗洛伊德把各种快感都归之为性，也就是说"性"是身体的快感，这样性的概念就被扩大了，不再是一般意义上的性，它包括了与生命得以延续和发展有关的广泛内容（泛性论）。

按照弗洛伊德的观点，人的发展即是性心理的发展。弗洛伊德把性心理的发展划分为5个阶段，即：口唇期(0~1岁)、肛门期(1~3岁)、性器期(3~5岁)、潜伏期(6~12岁)、青春期(12~18岁)。弗洛伊德认为，性心理发展对于一个人的人格发展极为重要，儿童将来的生活是否正常，5岁以前具有决定性的意义。如果性欲在前3个阶段得不到满足，人格的发育就会受阻而停滞在这些阶段。因为这些阶段性欲的对象是错误的，所以影响了他的人格发展，成年以后成为性倒错者。

神经症就是由于性力固定在最初的性欲水平所引起的。例如婴儿从出生到一周岁为口唇期，此期个体的快感主要来自口唇的活动如吮吸、进食。如果婴儿口唇的欲求因某种外部因素而遭受挫折(如断乳过早等)，可能会产生滞留现象(fixation)，长大以后仍可能停留在以口唇活动(如咬手指、过食、吸烟)的方式来减轻焦虑，这被称为口唇期人格。

（二）治疗方法

因为精神分析理论认为心理障碍是潜意识中的矛盾冲突引起的，所以精神分析疗法致力于挖掘患者压抑到潜意识中的幼年创伤性经验，带入到意识之中，启发患者重新认识这些经验，使潜意识的矛盾冲突获得解决，从而消除患者的症状。这就好比，屋里的异味如果是由地毯下发霉的垃圾散发的，要想彻底消除异味，只在地毯上打扫是不行的，必须把地毯下发霉的垃圾清除掉。为了达到上述目标，精神分析心理疗法主要采用自由联想和释梦等技术。

1. 自由联想

弗洛伊德认为浮现在脑海中的任何东西都不是无缘无故的，都是具有一定因果关系的，借此可挖掘出潜意识中的症结。自由联想就是让患者自由诉说心中想到的任何东西，鼓励患者尽量回忆童年时期所遭受的精神创伤。精神分析学说认为，通过自由联想，患者潜意识的大门不知不觉地打开了，潜意识的心理冲突可以被带入到意识领域，医生从中找出患者潜意识之中的矛盾冲突，并通过分析促进患者领悟心理障碍的“症结”，从而达到治疗的目的。自由联想是精神分析的基本手段。

例如，一位女大学生，患有人际恐惧症，极度害羞，不敢见人。通过自由联想，回忆起童年时遭受的一起精神创伤，当时大约4~5岁，出于好奇拉了一个小男孩的“小鸡”，正好被她爸爸看见，遭到爸爸的怒骂并打了一顿，造成精神创伤。这正是她长大后患人际恐惧症的“症结”。这种发生在很久以前曾引起过情感强烈波动的生活事件，表面上似乎遗忘了，实际上并未消失，只不过是被压抑到潜意识之中了，与这些事件相伴随的被压抑的情感，可影响个体的行为，成为疾病的原因。让患者通过自由联想，回忆过去遭到精神创伤时的情景，重新体验当时的情景，使潜意识中被压抑的痛苦“发泄”（abreaction）出来，“症结”得以化解，从而使患者得到治疗。

2. 移情

移情是患者在沉入对往事的回忆中，将童年期对他人的情感转移到医生身上。移情有正移情和负移情，正移情是患者将积极的情感转移到医生身上，负移情是患者将消极的情感转移到医生身上。借助移情，把患者早年形成的病理情结加以重现，重新“经历”往日的情感，进而帮助他解决这些心理冲突。

阻抗和移情是精神分析治疗最显著的特征。

3. 释梦

弗洛伊德在他的著作《梦的解析》中认为，“梦乃是做梦者潜意识中冲突或欲望的象征”，“分析者对梦的内容加以分析，以期发现这些象征的真谛”。梦是愿望的满足。人们存在于潜意识中的愿望，平时受着意识的控制，而在人睡眠时，意识进入休眠状态，对潜意识的控制松弛，于是埋藏于潜意识的愿望便冲破阻力，以曲折的形式在头脑中表现出来，它结合对现实情景的记忆碎片，形成梦的内容。也就是说，梦是被压抑在潜意识中的欲望趁睡眠时意识控制作用低弱而出来活动的心理现象，因此，我们发掘潜意识中心理症结的另一技术就是分析患者所做的梦。弗洛伊德还认为，人醒来以后所记得的梦是显梦，它虽然生动离奇但不代表真意，而梦的背后所隐藏的潜意识即隐梦才是真意。释梦就是通过梦的联想来求其隐意。

例如：曹操临终前有一段时间非常焦虑，向贾诩说“孤昨夜复梦三马同槽”。分析：显梦——三匹马在同一槽上吃草；隐梦——三匹马代表司，马懿、司马师、司马昭父子3人，反映了曹操对司马懿父子的重视和担心，此即曹操焦虑的症结。进一步分析曹操梦见三马同槽而食，有两层隐意：其一，曹操佩服司马懿父子三人的才干，希望他们能顺服地为主子所利用，于是梦中三匹马驯服地站在槽边而没有乱踢乱咬的行为；其二，曹操喜欢用“供食”来表达自己对谋士的养育之情，比如他和谋士荀彧闹矛盾后，给荀彧送去一盒食品，荀彧打开一看里面没有任何东西，他以此表示不白养活人，荀彧会意自杀。对于司马懿父子，曹操希望他们怀着知恩报恩的态度来接受他的供养，于是在梦中三匹马在槽边吃食。

再如：一女患者叙述她梦见一个蒙面的陌生男子闯入她二楼的卧室，偷走了放在抽屉中她所心爱的首饰匣，被她发觉大喊一声“谁”，那蒙面男子冲出阳台仓皇逃走，她追到阳台往下一看，发现他已跌死在楼下，因而被吓醒。医生通过交谈了解了她的家庭生活后就清楚这一显梦的象征意义，原来她的丈夫对她不忠实，隐瞒了有外遇的事实(蒙面的陌生男子)，欺骗了她的感情(偷走了首饰匣)，她很气愤，诅咒他没有好下场(他跌死在楼下)。通过对隐梦的分析使患者清楚了自己焦虑的根源。

4. 解释

解释是医生在心理分析治疗过程中，对患者的一些心理实质问题，如他所说的话的潜意识含义进行解释、引导或劝阻，帮助他克服阻抗。通过解释帮助患者逐步重新认识自己，认识自己与他人的关系，使被压抑在潜意识的内容不断通过自由联想和梦的分析暴露出来，从而达到治疗的目的。

(三)适应证和评价

精神分析疗法的适应证为各种神经症(主要有癔症、强迫症和恐惧症)以及心身疾病的某些症状。

精神分析心理治疗第一次不用躯体治疗而仅以心理疗法治愈了一些顽固病症，因此被公认为心理治疗历史上的第一座里程碑。但精神分析理论始终未能得到科学验证，而且缺乏评判标准，结果难以重复，时间太长，费用太高，少则半年，长则 2 ~4 年，能把一个大富翁治成穷光蛋。

二、行为疗法

行为疗法 (behavior therapy)是一类主要根据行为学习理论来认识和治疗临床问题的心理治疗方法。行为治疗的目的是改善患者适应性目标行为的数量、质量和整体水平。

行为有狭义和广义之分，狭义的行为指个体活动中可以直接观察的部分；广义的行为指个体内在的和外在的各种形式的运动，包括外部动作、内脏活动和心理活动。行为学习理论用的是广义的行为。行为学习理论(learning theories of behavior)认为，人的正常和病态行为，都可通过学习过程而形成。如果对行为学习各环节进行干预，就可以矫正问题行为，进而治疗和预防疾病。

(一)理论基础

行为治疗的理论基础是行为主义的学习理论。行为学习理论主要包括巴甫洛夫 (Pavlov) 的经典条件反射理论、斯金纳(B. F. Skinner, 1904—1990)的操作条件反射理论和班杜拉(A. Bandura)的模仿学习理论。

知识拓展 9－2

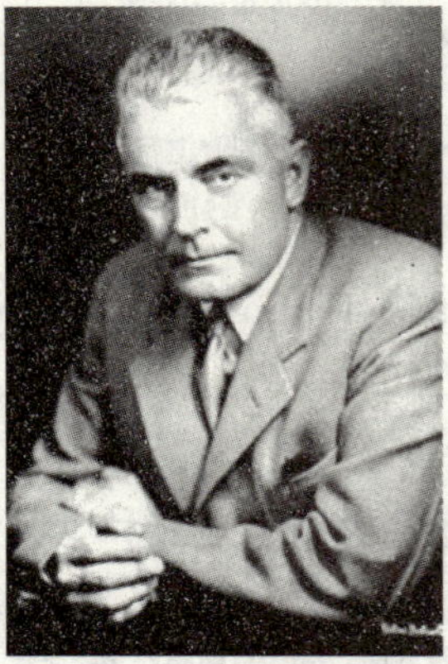

约翰·布鲁德斯·华生(John Broadus Watson, 1878—1958),美国心理学家。行为主义心理学的创建人。他认为心理学研究的对象不是意识而是行为,心理学的研究方法必须抛弃"内省法",而代之以自然科学常用的实验法和观察法。华生在使心理学客观化方面发挥了巨大的作用。1915 年当选为美国心理学会主席。

1. 经典条件反射

经典条件反射就是某一中性环境刺激(如铃声)反复与非条件刺激(如食物)相结合的强化过程,最终成为条件刺激(铃声),引起了原本只有非条件刺激(食物)才能引起的行为反应(唾液分泌)。经典条件反射实验过程如图 9－1 所示。

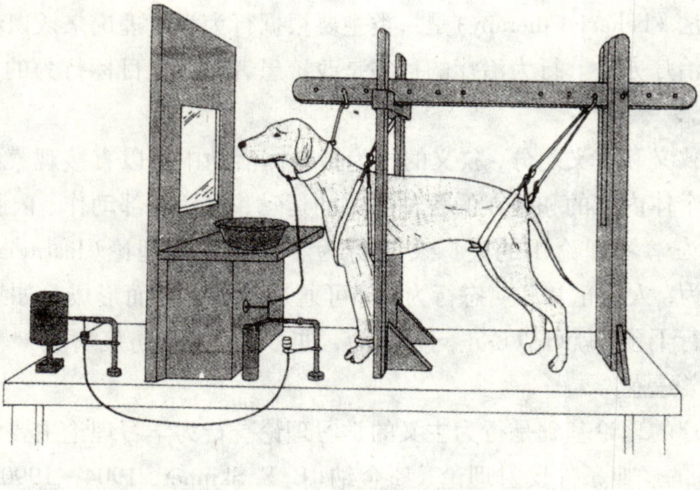

图 9－1　经典性条件反射

由于这里的条件反射过程不能被个体随意操作和控制,属于反应性的行为,而且为了区别于后来发展起来的操作条件作用,此处的现象被称为经典条件作用(classical conditioning)。

经典条件反射理论强调环境刺激S对行为反应R的影响(即S→R的关系)。根据这一理论的观点，许多正常或异常的行为反应，可以通过经典条件作用而获得。例如，儿童对打针(UCS)可引起疼痛、害怕等反应(UCR)。如果经常生病打针，某些本来与此无关的环境刺激，例如护士的出现(CS)，也可引起其害怕反应(CR)，这就是一种条件作用症状。

某些疾病的发生可以是因为"错误的习得性行为"的结果。例如华生曾做过一个实验，使一小孩对原来喜欢的白鼠产生害怕。开始时，每当他伸手玩弄他所喜爱的白鼠时，就在他背后敲击响器发出巨大声响，使之受到恐吓，这样经过反复强化后，每当白鼠一出现，就惊吓而产生恐惧，再经过泛化后，孩子对白色有毛的物体如白兔、白胡子老头等也产生恐惧反应。行为主义认为，人的许多恐惧症就是由于这类学习过程而形成的。

2. 操作条件反射

操作条件反射理论是根据斯金纳等人的实验而建立起来的。

斯金纳设计了一个动物实验装置,称为斯金纳箱(见图9-2)，箱内安装一个杠杆，按压一次杠杆有一粒食物滚进。把实验动物大白鼠放进箱中，起初大白鼠在箱中盲目乱跳，偶尔碰到杠杆时大白鼠得到一粒食物，再次碰到杠杆再得到一粒食物，若干次以后大白鼠就形成了按压杠杆取食物的条件反射。由于这种反射有操作行为并产生一定的结果，所以斯金纳称之为操作条件反射(operant conditioning)。斯金纳还详细讨论了奖励和惩罚对操作性行为的影响，指出奖励可以强化操作性行为(按压杠杆—食物—增加按压杠杆的行为)；惩罚可以消退操作性行为(按压杠杆—电击—减少按压杠杆的行为)；此外，回避惩罚也能强化操作性行为(例如训练小猴骑车子，给食物，打它，杀鸡给猴看)。

这种当行为反应R(如压杠杆行为)出现时总能获得某种刺激结果S(如食物刺激)，则个体可以逐渐学会对行为反应R的操作，这就是操作条件作用。

操作条件反射重视行为结果对行为本身的作用，即R→S的关系。任何与个人需要相联系的环境刺激，只要反复出现在某一种行为之后，都可能对这种行为产生影响。

人类很多行为包括正常行为和异常行为，都可以用操作条件反射理论来解释。例如，一个小女孩由于进食少而得到平时不关心她的父母的关怀，于是少食行为被强化而固定下来，形成神经性厌食症。再如，小孩为要玩具而哭闹——满足要求，久而久之养成要赖的性格。来客人时儿童调皮——被关注，久而久之养成"人来疯"。不愉快时喝酒——放松，久而久之养成酒瘾。

3. 模仿学习理论

班杜拉的模仿学习理论认为，学习的产生是通过模仿过程而获得的，即一个人通过观察他人(模型)的行为反应而学习了某种反应方式。

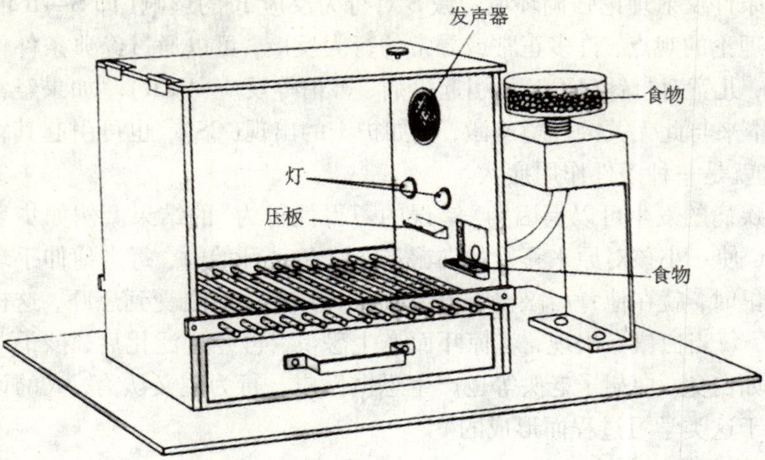

图 9－2 斯金纳箱

班杜拉做过这样的实验研究：把66 名儿童随机分成三组，看成年人攻击塑料玩具人的录像。第一组儿童所看的录像中，成年人的攻击行为受到赞扬；第二组儿童看的录像中，攻击行为受到指责；第三组儿童看的录像中，攻击行为出现后就结束了。看完录像后，把三组儿童带到实验室，实验室里的情景与他们观看过的录像中的情景相同，并让儿童在实验室内玩 10 分钟。研究者发现，三组儿童都出现模仿成人攻击塑料玩具人的行为。这说明，不论有无强化，模仿学习都可能发生。

根据模仿学习理论，人类的许多行为特别是社会行为可以通过模仿学习而形成。例如，甲孩子在幼儿园吃完饭后，主动把椅子放整齐，其他小朋友观察了他的表现，也学习他的样子，吃完饭后把椅子摆放好；明星们的仪表仪态，直接影响一代年轻人的行为；家庭中父母的粗暴行为，对儿童有不良的示范作用；疑病症的儿童多来自特别关注疾病的家庭。

（二）治疗方法

人的正常行为是通过学习形成的，异常行为也是通过学习形成的。既然人的异常行为是通过学习形成的，那么，我们也可以运用学习理论使之消退，这便是行为治疗。行为治疗的目标就是要改变不适应的行为，消除行为缺陷。行为治疗有很多方法，最常用的有：

1. *厌恶疗法*

此疗法是根据巴甫洛夫的经典条件反射原理，用引起躯体痛苦反应的非条件刺激与形成不良行为的条件刺激结合，使患者发生不良行为的同时感到躯体的痛苦反应，从而对不良行为产生厌恶而使其逐渐消退。

厌恶疗法通常采用三种方式：①电击厌恶法：使用电击对患者实施厌恶刺激的技术简单方便，也易于控制产生厌恶反应的时间和程度。对患者施加的电击强度要能引起足够的疼痛，但应该是患者能够忍受的。②药物厌恶法：恶心呕吐会使人感到痛苦，把使用呕吐的药物与患者的不良行为联系起来，当患者出现不良行为时给予呕吐药物，使其产生难受和痛苦的感觉。③想象厌恶法：当出现不良行为，由医生口头描述某些厌恶情境，使患者在想象中建立一种对不良行为的厌恶。

厌恶疗法通常用于治疗酒精成瘾、药物依赖、性变态等疾病。

例如：治疗酒精成瘾。在酒中放入戒酒硫，戒酒硫能引起严重的恶心呕吐，只要酒精成瘾者一饮酒，就会产生痛苦的反应，从而使其厌恶饮酒，达到戒酒的目的。

再如：治疗同性恋。将同性和异性各 10 张彩色照片让患者逐张看，观看同性照片每张超过 10 秒，就对其进行一次电刺激；观看异性照片每张超过 10 秒不对其电刺激，想看多长时间就看多长时间。如此反复训练，可以治疗同性恋。

2. 操作性行为矫正

根据斯金纳的操作条件反射原理，当适应性行为出现时给予奖励，当异常行为出现时予以惩罚，使患者的行为逐步趋于正常。

例：Ayllon（1963）曾应用这一原理治疗一名女患者的古怪行为，她坚持要穿很多衣服，多达 11.3kg。Ayllon 决定以食物为强化手段，告诉这个女患者，每次进餐前必须先称体重，只有比要求的体重低，才能被允许进餐。起初患者为此曾几顿未吃，但坚持要她执行，她不得不减少衣服使体重减轻，不断提出更严格的要求让她执行，数月后衣服减至 1.4kg，患者的行为得到了明显的改善。

3. 参与示范

其根据是班杜拉的模仿学习理论。利用模仿学习，帮助某些具有不良行为的人，以适当的反应取代其不适当的反应，或帮助某些缺乏某种行为的人学习这种行为。

例如：儿童回避小动物或者害怕登高是通过观察他人在这些情况下出现的回避行为和恐惧表现而得来的，因此在示范过程中，也应该用同样的原则来帮助患者克服恐怖和焦虑。如果儿童害怕狗就可以让他看一个不怕狗的示范，这个示范是同他相同年龄和同性别的儿童走近狗，并抚摸它，和它一起戏耍，然后鼓励怕狗的儿童按照同样的方式一步一步地做。

再如：一个怕与异性交往、也不会与异性交往的男青年，可引导他看男女青年交往的录像，或由治疗者做示范——怎样与异性交往。在这一过程中，要求来访者要注意看别人做了什么，是怎样做的；听别人说了什么，是怎样说的。通过这种模仿学习，学会与异性交往。

4. 系统脱敏法

系统脱敏疗法是由沃尔普(J. Wolpe)创立，用于治疗焦虑患者。系统脱敏法利用的是交互抑制原理，将习得的放松状态用于抑制焦虑反应的过程称交互抑制。交互抑制原理认为，人的肌肉放松状态与焦虑状态是对抗的过程，通过生理上的放松能抑制焦虑情绪，如果患者能在放松状态下接近一个引起焦虑情绪的刺激，经过一段时间，这个刺激就会失去作用，患者不会再因为它的出现而感到焦虑；然后再逐渐增加刺激的强度，直到出现最强的刺激也不引发焦虑为止。系统脱敏法对有明显环境因素引起的某些恐惧症、强迫症特别有效。下面以治疗乘机恐惧症为例来说明系统脱敏法的步骤：

(1)使患者学会放松：放松可以产生与焦虑反应相反的生理和心理效果，如心率减慢、外周血流增加、呼吸平缓、神经肌肉松弛以及心情平静，以此来对抗患者的焦虑反应。训练的方法多种多样，系统脱敏中最常用的放松方法是对照法。

对照法就是通过对肌肉进行反复"收缩—放松"的循环对照训练，使被试觉察到什么是紧张，从而更好地体会什么是放松，体验肌肉紧张与肌肉松弛间感觉的差别，便于主动掌握放松过程及心理体会。然后按照指导语进行身体各部分先紧张后放松的训练，直至达到能主动自如地放松全身的肌肉。①每次训练大约20～30分钟。在安静的环境中，被试采取舒适放松的坐位和卧位，做3次深呼吸，每次呼吸持续5～7秒。然后按指导语以及规定的程序进行肌肉的"收缩—放松"对照训练，每次肌肉收缩5～10秒，然后放松30～40秒。②"紧握你的右手，慢慢地从1数到5，然后很快地放松右手，特别要注意放松时的感觉。再重复一次，注意放松后的温暖感觉。"③某一肌群放松后，再转换到另一组肌肉群，其顺序为：左手、双臂、头颈部、肩部、胸部、背部、腹部、大腿、小腿、脚部。④经过反复训练，使被试能在对放松感觉的回忆后就能自动放松全身时，该训练可以逐步停止。以后，被试凭着对放松感觉的把握，条件反射性地使自己放松。

(2)建立焦虑反应等级表：通过仔细询问患者的病史，建立包括问题情境和情节在内的事件反应等级表，按照刺激最小、焦虑反应最弱到刺激最大、焦虑反应最强的层次顺序排列。每一个等级均可从时间和空间方面来加以考虑，即不断改变患者与引起焦虑的刺激在时间上长短或空间上远近来划分。等级的数目及每一个等级的具体内容应视患者的不同情况而定。临床上，等级数目通常以不超过20个为宜。

例如，①来到机场大门口；②进入候机大厅；③排队检票；④进入飞机舱内；⑤飞机开始起飞；⑥飞机进入天空。

(3)重新学习：将引发焦虑的刺激与放松反应结合起来，实施治疗。在患者处于放松状态下，呈现一个等级的刺激，当患者没有焦虑反应时，再进行下一个等级的事件刺激；如果患者出现强烈的焦虑反应，就要停下来让患者进行放松，直到没有焦虑反应，再进行下一个等级的刺激。如果全部等级的刺激均能通过而没有焦虑反应或反应很弱，患者就得到了较好的治疗。具体实施可采取三种方法：①想象刺激：即医生口头向患者描述等级刺激；②观看刺激：即通过图画、幻灯、影视等方式向患者展示等级刺激；③现场刺激：即条件允许的情况下带患者到现场进行实际等级刺激。

例如，让患者坐在舒适的椅子上，在深度放松状态下，生动逼真地想象第一级刺激情景，当这一情景不再引起恐惧，再转入第二级刺激情景；依次训练。当患者通过了全部想象情景不出现恐惧时，可向现实情景转移，即陪伴患者乘车去机场，在现场中重复上述情景。在现实中能够完成全部情景而不再出现恐惧，治疗即告完成。

（三）适应证和评价

行为治疗适用于各种神经性障碍（如恐惧症、焦虑症、强迫症等）、性变态、药物依赖和心身疾病等。

行为治疗的实质是抓住患者所显露的问题，通过改变行为来影响其情感的调节。这种方法技术手段多，容易实施，适应范围也较广，被称为心理治疗史上的第二座里程碑。

三、人本主义心理治疗

人本主义学派，既反对精神分析学派的潜意识决定论，也反对行为主义的环境决定论，而主张从人的意识本身出发来研究人的心理。在人本主义心理治疗中，以罗杰斯（C. Rogers，1902—1988）的“来访者中心疗法”最具代表性。来访者中心疗法即以来访者为中心的心理治疗。后来罗杰斯又提出将此疗法进一步延伸，改称为人本疗法，更强调以人为本，突出被治者是正常人。

（一）理论基础

罗杰斯认为，自我实现是每个人天生的、固有的内在倾向，这种倾向不仅要维持自己，而且要不断地发展自己。只要有一个适宜的环境，一个人就能自我引导、自我调整、自我控制，从而达到良好的主观选择与适应。如果一个人自我实现受阻，人性被扭曲，就将出现心理问题。来访者中心疗法的基本原理就是排除各种阻碍，从而使患者沿着自我实现的方向发展。

罗杰斯把自我与自我概念区分开来。所谓自我（self）是指一个人现实的、真实的自我，而自我概念（self-concept）是一个人对他自己的主观知觉和认识。当自我与自我概念完全一致时，即达到了自我实现，人的心理就是最健康的；反之，如果自我与自我概念相互矛盾，人的心理就会出现问题。

自我与自我概念相互矛盾的原因在于价值的条件化。罗杰斯认为个体内部存在两种评价过程：第一种是有机体的评价过程，这一评价过程对于诸如安全感、新奇感等有利于维持和发展自身的体验产生积极的评价，而对于诸如疼痛、饥饿等不利于维持和发展自身的体验产生消极的评价。有机体的评价过程可以真实地反映出自我实现的倾向。第二种评价过程是价值的条件化，这是个体为了满足“积极评价的需要”，而把他人的价值观内化为自己的价值标准，并据此去行动。例如：为了让别人说美而节食；为了讨好别人而去做违心的事。价值的条件化这一过程不能真实地反映自我实现的倾向，相反却在妨碍着自我实现。自我意识不良和他人施加的价值条件是引起心理问题的根源。

总之，罗杰斯认为个体内部蕴藏着自我实现的强大推动力，医生只要提供适宜条件，患者就能发挥其内在的潜能，自发地开始改变和成长，消除心理问题，达到心理健康。正是基于这种观点，罗杰斯提出了来访者中心疗法，这是一种以来访者为主导的治疗方法，而医生的作用退居其后，在治疗中医生主要是创造一种帮助患者了解自身的环境气氛。

（二）治疗方法

人本主义认为，别人施加种种价值条件，一个人自我实现受阻，就将出现心理问题。人本疗法的基本理论可以简单的表达为“假如—那么”，即假如医生提供了正确的情境，即无条件地积极尊重、通情和真诚，那么患者就会开始改变和成长。来访者中心疗法将医患关系视为最重要的治疗因素，所以医生的任务在于坚持和表达 3 种互相关联的态度以促进形成平等协作、坦诚信赖的亲睦关系，决不试图代替患者解决问题。这三种态度是：

1. 无条件的积极尊重(unconditional positive regards)

“无条件”是对患者不加判断地接受，避免对患者做任何评价；“积极”是指医生对患者自己解决问题的能力表示信任，不代替患者作决定；“尊重”是对患者关心，但决不试图控制患者，避免使患者能力受损，如认真倾听，对患者所说的话题感兴趣等。罗杰斯认为，自我不协调的原因是条件性积极关注所致，所以，提倡用“无条件性积极关注”，创造平等、真诚、协调、理解的环境，从而帮助来访者实现态度和行为转变。

2. 通情(empathy)

指设身处地地理解，罗杰斯说：“把患者的内心世界理解为好像是自己的，能分享患者的情感，这就是通情。”要做到准确的通情，医生应从患者内心的参照体系出发，设身处地体验患者的内心世界，按照患者看待世界的方式理解他的行为，以言语准确地表达对患者内心体验的理解，引导患者对其感受作进一步的思考。

3. 真诚(genuineness)

指医生要以真诚的态度对待患者，把患者视为朋友，相互信任，使患者能自由地吐露自己的内心体验，医患双方有发自内心的情感交流。

罗杰斯把上述几点称为“心理治疗中人格改变的充分必要条件”。

患者中心疗法与植树的道理类似，要使小树成长，只需浇水、施肥和防治病虫害，而不是代替小树成长。

（三）适应证和评价

来访者中心疗法主要适用于正常人群的心理咨询。

人本主义心理治疗是通过医生的媒介作用，帮助患者弄清自己的问题，引导其增强自我了解与适应的能力，以达到治疗的目的。由于这种方法能在较短的时间内产生人格与行为的显著改变，所以得到了广泛应用，被称为心理治疗史上第三座里程碑。

四、认知疗法

认知疗法（cognitive therapy）是根据认知过程影响情感和行为的理论假设，通过认知和行为技术来改变患者不良认知的一类心理治疗方法的总称。认知疗法不直接纠正患者的情绪障碍，而是通过改变患者的不良认识来消除其症状。在认知疗法中，以艾利斯（A. Ellis）的“合理情绪疗法”最常用。

（一）理论基础

1. ABC 理论

合理情绪疗法的理论基础是“ABC 理论”。ABC 来自 3 个英文单词的字首。A 是指诱发事件（activating event）；B 是指个体对诱发事件的认知、评价所产生的信念（belief）；C 是指个体的情绪反应及行为后果（consequence）。这一理论的核心就是认为情绪不是由某一诱发事件本身所引起的，而是由经历这一事件的个体对这一事件的认知、评价所引起的。即认知影响情绪和行为，情绪障碍和行为障碍与认知不良有关。

通常，人们认为人的情绪及行为反应是直接由诱发事件引起的，因此，常常把自己的心理障碍归结为受了某种外部刺激，即 A→C，其实这是一种误解。ABC 理论指出，诱发事件只是引起情绪及行为反应的间接原因，而人们对诱发事件的认知、评价所产生的信念才是引起人的情绪及行为反应的直接原因，即 A→B→C。因此，面对同样的生活事件，有的人出现心理障碍，有的人却不出现。

例如，两个人一起走在路上，迎面碰到一个熟悉他俩的人，但对方没与他俩打招呼径自走过去了。这两个人中的一个对此是这样想的：“他可能正在考虑问题，没注意到我们，所以没有与我们打招呼”；而另一个人却可能有不同的想法“他可能是故意这样做的，就是不想理我，就是看不起我，他凭什么这样对待我！”这样一来，他们两个人的情绪及行为反应就会不同，前者可能觉得无所谓，而后者则可能越想越生气。

从这个例子可以看出，人们的情绪及行为反应与人们对事物的想法、看法有关。在这些想法和看法的深层，有着人们对一类事物的思维方式，这就是信念。在上述例子中，第一个人可能持有待人宽容的信念，而第二个人可能持有待人苛刻的信念。这两个人的信念，前者是“合理的信念”，后者则是“不合理的信念”。合理的信念会引起人们对事物适当的情绪和行为反应；而不合理的信念则会导致不适当的情绪和行为反应。当人们坚持某些不合理的信念，长期处于不良情绪状态之中时，最终将会导致情绪障碍。由此可见，不合理信念是心理障碍的症结。也就是说，心理障碍来源于自己信息加工系统的功能紊乱。

2. 不合理信念的特征

不合理信念具有3个特征：

(1)绝对化要求(demandingness)：这是人们以自己的意愿为出发点，对某一事物报有其必定会发生或不会发生的信念。这种信念通常是与“必须”和“应该”这类字眼联系在一起的。例如“我必须获得成功”，“别人必须很好地对待我”，“生活应该是很容易的”等等。怀有这样信念的人极易陷入情绪困扰。因为 客观事物的发生、发展有其自身的规律，不可能依个人意志为转移。当某一事件的发生与绝对化要求相悖时，就无法接受，难以适应，从而陷入情绪困扰。

(2)过分概括化（overgeneralization)：这是一种以偏概全、以一概十的不合理思维方式的表现。一方面，表现为对自身的不合理评价。自己做错了一件事就认为自己一无是处，以某一件或几件事来评价自己的整体价值，其结果往往是导致自责自罪、自卑自弃，从而产生焦虑和抑郁等情绪。另一方面，表现为对他人的不合理评价。别人稍有一点对不住就认为他坏透了，完全否定他人，一味责备他人，从而产生敌意和愤怒等情绪。按照艾利斯的观点，以一件事的成败来评价整个人的价值，是一种理智上的法西斯主义。他强调“评价一个人的行为，而不是去评价一个人”。因为在这个世界上，没有一个人可以达到完美无缺的境地，所以艾利斯指出，每一个人都应该接受自己和他人是有可能犯错误的人类的一员。

(3)糟糕至极（awflizing)：这是一种认为如果一件不好的事发生了，将是非常可怕、非常糟糕、是一场灾难的想法。这种不合理信念，常使人陷入忐忑不安和不能自拔的情境中，从而产生焦虑、抑郁、悲观、绝望等极度不良的负性情绪。例如：对方提出中止恋爱关系，就认为这是无法接受、无法忍受的现实，活着也没意思了。艾利斯指出，这是一种不合理信念，因为对任何一件事情来说，都可能有比之更坏的情形发生，没有任何一件事情可以定义为百分之百地糟透了。当不好的事情发生时，我们要努力去接受现实，在可能的情况下去改变这种状况，在不可能时则应学会在这种状况下生活。

每一个人都或多或少地会具有不合理的信念，而那些具有严重情绪障碍的人，具有这种不合理信念的倾向更为明显。

(二)治疗方法

合理情绪疗法的治疗目标是思维的合理性和适度的情绪反应。因为合理情绪疗法认为人们的情绪障碍是由于人们的不合理信念所造成的，因此，这一治疗简要地说就是要用理性治疗非理性。帮助患者以合理的思维方式代替不合理的思维方式，以合理的信念代替不合理的信念，以改变认知的方式来帮助患者消除其情绪障碍。

1. 基本步骤

合理情绪疗法一般分为四个阶段：

(1)心理诊断(psychodiagnosis)：这是治疗的最初阶段，首先治疗者要与患者建立良好的工作关系，帮助患者建立自信心；其次，搞清患者所关心的各种问题，将这些问题根据所属性质和患者对它们所产生的情绪反应分类，从其最迫切希望解决的问题入手。

(2)领悟(insight)：这一阶段主要帮助患者认识到自己不适当的情绪和行为表现或症状是什么，产生这些症状的原因是自己造成的，要寻找产生这些症状的思想或哲学根源，即找出它们的不合理信念。

(3)修通(working through)：这一阶段，治疗者主要采用辩论的方法动摇患者的不合理信念。用质疑或夸张式的发问，要患者回答它有什么证据或理论对A事件持与众不同的看法等等。通过反复不断的辩论，患者理屈词穷，不能为其不合理信念自圆其说，使其真正认识到，他的不合理信念是不现实的，不合乎逻辑的，也是没有根据的。开始分清什么是合理的信念，什么是不合理的信念，并用合理的信念取代不合理的信念。

(4)再教育(reeducation)：这是治疗的最后阶段，为了进一步帮助患者摆脱旧有的思维方式和不合理信念，还要探索是否还存在与本症状无关的其他不合理信念，并与之辩论，使患者学会与不合理信念进行辩论的方法，养成用理性方式进行思维的习惯。

由于与不合理信念进行辩论(dispute)是帮助患者的主要方法，并获得所设想的疗效(effect)，所以，由ABC理论所建立的本疗法可以用“ABCDE”五个字头作为其整体模型。

2. 技术方法

合理情绪疗法中最常用的、也是区别于其他心理治疗的最具特色的治疗技术是：与不合理信念辩论、合理情绪想象技术和认知家庭作业。以下主要介绍与不合理信念辩论。

(1)找准不合理信念：只有找准不合理信念，才能进行有效的辩论。很多初学者往往找不到不合理信念，使辩论无从下手。

例如，有一位中学生，父母有时吵架，他感到很苦恼、情绪抑郁。有人做出以下分析，请问对否？

A：父母吵架。

B：父母无感情。× B：父母不应该吵架(绝对化要求)

C：苦恼、抑郁。

在进行合理情绪疗法的过程中，只有真正找到了对方的不合理信念，辩论时治疗者才能做到有的放矢。否则，易出现在外层转圈子，而辩论难以深入的现象。

(2)辩论的具体方法：从提问的形式来看，辩论可以分为夸张式和质疑式。

①夸张式：这是治疗者针对来访者信念的不合理之处故意提一些夸张的问题。这种提问方式犹如漫画手法，是把对方信念的不合理、不合逻辑、不现实之处以夸张的方式放大给他自己看。

例如，一个患有社交恐怖的来访者说："别人都看着我，因此我感到很紧张。"

治疗者：是否别人都不干自己的事情了，都围着你看？

来访者：没有。

治疗者：那你说别人都看你，是真的吗？

来访者：是我头脑中想的。

治疗者：既然没有人注意你，你紧张什么？

来访者：就是，其实没有人注意我，我何必紧张？

在这里，治疗者抓住对方的不合理之处，通过夸张式发问，使对方在回答过程中感到自己的想法是没有道理的、可笑的、不可取的，进而放弃自己的不合理信念。

②质疑式：治疗者直截了当地向来访者的不合理信念发问，如"你有什么证据能证明你自己的这一观点？""是否别人都应该照你想的那么去做？""你有什么理由要求事物按你所设想的那样发生？"等等。辩论中的积极提问，能促进对方的主动思考。

例如，有一名女大学生，非常在意他人的评价，总觉得自己什么都不好。治疗者与她曾有过这样一段对话：

治疗者：假如有100个人，其中30个人说你不好，你是不是就不好了？

来访者：我会那样想的。

治疗者：假如另外70个人说你好呢？

来访者：……

治疗者：30个人说你不好，你是不是就不好了？

来访者：……

治疗者：现在假定我们坐在一辆车上，这辆车在向南开，而车上其他人都说车在向北开，你说车是向哪开？

来访者：……

在这段对话中，来访者在治疗者提出的后 3 个问题上都未以言语作答，但其非言语行为表现出她确实被触动了，说明她在思考这一问题了。

一般来说，来访者不会简单地放弃自己的信念，虽然他们往往不加批判地接受了许多现成的看法，但面对来自治疗者的质疑，它们也会想方设法地为自己的信念辩护。因此，治疗者需不断努力，借助于这种辩论过程，使对方感到自己理屈词穷。

表 9－1　认知疗法的基本过程

治疗过程	治疗项目	项目举例
建立求助动机	认识适应不良性认知—情感—行为类型	自我监测思维、情感和行为，治疗医生给予指导，说明和认知示范
适应不良性认知的识别	患者和治疗医生对靶问题在认知解释上达成意见统一，对不良表现给予解释并且估计矫正所能达到的预期结果	治疗医生指导患者广泛应用新的认知和行为
在处理日常生活问题的过程中培养观念的竞争，用新的认知对抗原有的认知	发展新的认知和行为模式用到社会情境中去，取代原有的认知模式；练习将新的认知模式用到社会情境中去，取代原有的认知模式	患者先用想象方式来练习处理问题或模拟一定的情境或在一定条件下以实际经历进行训练
改变有关自我的认知	作为新认知和训练的结果，患者重新评价自我效能	治疗医生通过指导性说明来强化患者自我处理问题的能力

（三）适应证和评价

适应证主要为各种情绪障碍，包括抑郁障碍、焦虑障碍、自杀企图等。

认知疗法出现得比较晚，但发展很快，一些心理学家预言，在心理治疗领域中，认知疗法很可能成为一种主流方法。

五、支持疗法

（一）理论基础

无论是什么样的患者都需要得到外界的帮助、理解、支持和鼓励，他们需要了解有关信息。这些需要若能得到满足，则可以缓解患者的痛苦，激发患者的斗志；这些需要若不能得到满足，则可加重患者的痛苦，导致应对无效，进而产生各种心理问题。因此，在临床中护理人员要善于采用劝导、启发、同情、支持、解释、提供保证及改变环境等方法，以帮助患者认识问题、消除疑虑、改善环境、提高信心，促进其心身康复。

心理支持作为一种心理治疗方法，其内涵非常丰富，从某种程度上说，所有的心理干预都会给患者以某种形式和某种程度的支持，由此也可以看出心理支持这一干预手段的重要性。

(二)治疗方法

心理支持首先要求护理人员与患者建立良好护患关系，在此基础上，通过交谈等方式对患者的心身现状有全面的了解；其次，护理人员要采取各种科学的心理支持手段进行支持和干预。心理支持的手段是灵活多变的，无法制定一个固定的模式。因此可以说，凡是有助于改善患者的心理条件，而不能归入现有的各种心理治疗概念之中的心理学手段，都是心理支持手段，如倾听、关心与同情、解释、保证、鼓励、建议和指导、积极语言的运用等等，现阐述如下：

1. 倾听

倾听就是听患者诉说，包括他们的问题、感受和需要等。倾听可以起到以下作用：①倾听使患者能够自由自在地倾诉内心的烦恼或痛苦，使患者产生一种满足感、被信任感。②使患者被压抑的情感得以表达和疏导。③使倾听者能深入了解患者的心理活动、问题与需要。④促进护患关系及治疗性关系的发展。

在倾听过程中，倾听者要有耐心、同情心和理解力，应热情接待患者，对他们的痛苦给予高度的重视和同情；要详细了解病史，认真倾听患者的叙述，表现出对患者的关心和理解，使患者感到倾听者在慎重地关注着他们的痛苦，让患者感到自己并不是孤立的。在倾听过程中，倾听者还要集中注意力，做出必要的反应，如目光注视，点头表示同意或理解，说“是吗”或“嗯……嗯”等表示你在注意听，你能理解等。在适当时候可用如“你认为……”、“你觉得……”、“你感到……”、“你想……”等语句提示或归纳小结。

总之，倾听者的安慰、同情、关心及处理问题的方法，可极大地鼓励患者树立战胜疾病的勇气和信心，使其心情放松，消除负性情绪。

2. 关心与同情

关心与同情是从态度、言语和行为等方面体现出的一种心理交流，护理人员可以表现出如友善的微笑，真诚的问候，表示同情地说：“我能理解……”等行为，目的是使患者能感到亲切、温暖、被接纳和有依靠，以促进护患关系的发展，利于患者心理问题的解决。

3. 解释

护理人员在对患者心理行为问题的实质以及患者所具备的潜能和解决问题的能力有了充分了解后，就可以根据患者自身的特点，向其提出切合实际的、真诚的解释和劝告，以协助患者端正对困难的看法，调节和改善其心理行为问题。在给患者进行解释时，应避免使用专业性的术语，要用通俗易懂的语言，给予有针对性的解释。

4. 保证

因紧张性应激事件而使患者存在明显的紧张、焦虑等负性情绪或处于危机状态时，为消除患者的疑虑和错误观念，给患者以心理上的支持，适当的保证是非常有益的。这种保证必须建立在全面了解病史和对病情的变化有充分把握的基础上，提出的保证要有足够的依据，使患者深信不疑，这也是取得疗效的前提。当患者过分担心疾病的疗效和预后时，护理人员只要稍有把握，就尽量用积极和肯定的语言回答，如果允许还要提出对患者的要求，如患者应从哪方面努力才能取得良好的效果等。

5. 鼓励

鼓励是一种常识性的治疗干预手段，在临床中经常被应用。运用鼓励可以使患者充分发挥其主观能动性及治愈疾病的潜在能力，增强其克服困难及治疗疾病的信心。在临床中，患者总是容易将疾病看得过分严重，对自己的病情有很多顾虑和担忧，只看到消极不利的一面，看不到希望。此时，护理人员应鼓励患者接受现实，面对现实，充分认识到对自己有利的方面，以积极的态度和行为面对人生，面对疾病，还可介绍别人战胜疾病的事例，鼓励患者树立信心，与疾病抗争。

鼓励也是在与患者建立良好护患关系的基础上，通过护理人员权威性的解释和评价来实现的，如："通过我们的交谈，我相信你是有能力处理好这件事情的。""只要按照我们护理人员的要求去做，你一定会取得最后的胜利的。"等等。鼓励必须根据患者的情况合理应用，必须与其治疗阶段结合起来，而不是泛泛地进行，只有这样才能克服自卑情绪，增强自尊、自信、自主，逐渐消除不良的行为习惯。鼓励也可以非语言的形式表现出来，如眼神、手势、态度等，且当患者有所进步时，应及时给予语言强化，以增强患者战胜疾病的信心和勇气。

6. 指导和建议

指导就是直接的劝导，而建议与指导的含义相似，只是患者在做决定时有选择的余地。指导与建议的范围和内容可包括：①日常生活方面，诸如个人生活料理、营养及睡眠调整等；②工作方面，如与同事关系问题、变换工作问题等；③学习方面，如作息时间的安排，学校中的人际关系问题，考试成绩及升学问题等；④家庭方面，如怎样与长辈相处，如何协调与子女的关系，怎样协调夫妻关系及活跃家庭气氛等；⑤社会交往方面，如何掌握社交礼仪，怎样丰富自己的业余生活等。上述任一方面出现问题或不协调均可能对患者的心身产生影响。

指导和建议是心理支持中的重要手段之一，是跟患者一起分析，寻求应付困难或处理问题的恰当方法，并指导和建议患者正确运用。在指导和建议的过程中，护理人员的主要任务就是及时解答患者的各种疑问，消除其不必要的顾虑和误解，针对患者存在的问题提出指导和建议，帮助患者认识主观或客观存在的问题，为患者提供新的思维和方法，改变患者的认知活动或方式，改变其思想观念乃至行动，使患者从困惑中解脱出来，有新的、明确的目标和方向，并积极努力改变，战胜疾病。

心理支持的目标不只是帮助患者解决某个具体问题，还要指导他们学会处理其他问题的必要技能，使求治者知道如何认识和评价日常生活中的难题，并知道如何应付这些难题或应激事件，以便能独立而妥善地解决问题，指导和建议就可以达到这样的目的。因此在临床上，指导与建议是心理支持的重要环节，护理人员应学会灵活应用。

7. 积极语言的应用

俗话说："良言一句三冬暖。"美好的语言，可以使人听了心情愉快，感到温暖，有益于患者心身健康，起到促进治疗的作用，经常使用的语言有以下几类：

（1）安慰性语言：对患者表示同情和安慰，针对不同患者选用不同的安慰性语言。如用"你的病不算严重，很快会好的"；"既来之，则安之"；"磨刀不误砍柴工"；"留得青山在，不怕没柴烧"等等。

（2）鼓励性和积极暗示性的语言：鼓励患者树立战胜疾病的信心。如说："你的病能够治好"，"你看起来好些了"，"你已经有进步了"，"这种药效果很好，你吃了也会好的"等等。

（3）劝说性语言：对患者晓之以理，动之以情，使其配合治疗，采取某些必要的行为或改变某些行为，或遵守某些必要的规定。如一位肝硬化患者，不顾病情仍要每天喝大量的酒，家人再三劝说无效，而护士劝说具有权威性、有理、有说服力，使他愉快地接受了戒酒，病情很快好转并稳定。

（三）适应证和评价

心理支持看起来是一种简单、易学并且确实行之有效的方法，是广大护理工作者可以广泛应用的基本心理干预方法，但最好的心理支持效果必须建立在丰富的心理学知识和深厚的实际经验基础之上。该种心理治疗多用于某些遭受挫折，或感到环境的严重压力和紧张，或其他灾难如患了癌症和绝症而造成精神上难以抵御和补偿的病例，这些患者需要一种心理上的支持和疏导。护士在护理实践中应学会广泛运用心理支持，以促进护理效果。

六、森田疗法

森田疗法是20世纪20年代由森田正马在日本创立的。与许多在西方创立的心理治疗不同，森田疗法带有浓厚的东方色彩。

森田正马是一位精神科专家。早年体弱多病，有明显的神经质倾向，曾患有多种神经质症，虽多方求医，坚持治疗，但收效甚微，深受其苦。至他上大学一年级时，被诊断患有神经衰弱，因受症状的折磨，学业都难以坚持，考试将至，难以应付，此时家中一时疏忽忘了寄钱给他。抑郁气愤之下，放弃了一切治疗，彻夜不眠拼命学习。结果却出乎意料，考试成绩很好，而且多年缠身的各种症状竟然不治自愈。这件事对森田正马创立森田疗法有很大的影响。在专门从事精神科工作之后，森田正马致力于寻找治疗神经质症的有效疗法，经过 20 余年的努力，创立了森田疗法。

（一）理论基础

森田疗法关于神经质症的形成机理可概括为：由于疑病素质的存在，在偶然事件的诱因影响下，通过精神交互作用而形成神经质症状。造成神经质症的根本原因则在于想以主观愿望控制客观现实而引起的精神拮抗作用的加强。

1. 神经质症

神经质症是神经症中的一部分。森田疗法不可能治愈所有的神经症，只有神经质症才是森田疗法的真正适应证。

神经质症主要表现为患者具有某种非器质性原因造成的症状，而这种症状对其正常的生活、工作、学习造成障碍。患者本人对症状具有内省能力，一直在做着克服症状的努力，有强烈的求治动机。如果对症状无疾病意识，没有寻求改变的强烈愿望，就不能看做是神经质症的患者。

神经质症具有主观性。神经质症患者对生的欲望过高，对死的恐怖过强，因此把本来正常的现象看做是不正常的表现，如把到心脏跳动看做心动过速。这种主观判断没有客观事实为基础，患者却对此坚信不疑，陷入不可解脱的思想矛盾之中，即是其症状的主观性的表现。

神经质症主要有神经衰弱、强迫症、恐惧症、疑病症、心悸发作、焦虑发作等。

2. 疑病素质

疑病素质是神经质症的发生基础。所谓疑病素质是一种担心患病的精神上的倾向性。具有疑病素质的人，精神活动内向，内省力强，对自己心身的活动状态及异常很敏感，被自我内省所束缚，总是担心自己的心身健康。

精神活动内向、富于自我内省在人的精神生活中起着重要作用，是不可缺少的。但如过分担心自身状况，过分自我关注，则产生消极作用，形成疑病素质。

3. 精神交互作用

所谓精神交互作用，“就是指因某种感觉，偶尔引起对它的注意，那么，这种感觉就会变得敏感起来，而这一敏锐的感觉又会越来越吸引注意进一步固定于它。这样一来，感觉与注意彼此促进，交互作用，致使该感觉越来越强大”。这种精神活动过程就是精神交互作用。

神经质症患者因存在疑病素质，易于把面临考试引起的紧张不安或偶尔出现的心跳加剧，当做是异常的感觉现象而加以特别关注，从而引起了对这种感觉的恐怖和预期不安。由于精神交互作用，逐步形成症状。因此，如果说疑病素质对神经质症的发病具有决定作用的话，精神交互作用则可以说是对神经质症症状的发展起着决定性作用。

4. 精神拮抗作用

如果说神经质症的发病与疑病素质有关，其症状的发展与精神交互作用有关的话，其症状给患者带来苦恼的根源则与精神拮抗作用的加强有关。

森田认为人的精神活动有一种对应和协调的现象，这种现象类似人体中作用相反、彼此制约、相互调节的拮抗肌的作用，因此被称为精神拮抗作用。

精神拮抗作用具体表现为：当一种心理出现时，常常有另一种与之相反的心理出现。例如，恐惧时常出现不要怕的心理；受表扬时反而涌现内疚的感情。

神经质症患者的各种苦恼就是由于欲望和抑制之间拮抗作用过强引起的。例如，想要获得成功的欲望越强烈，对可能失败的恐怖就越强烈。再如，站在高处时会想到可能摔下去，这本是任何人都会有的想法，神经质症患者却认为这是异常现象而与之对抗，越对抗则越感到有可能摔下去。

（二）治疗方法

1. 治疗原则

森田疗法的治疗原则有两条：顺应自然和为所当为。

（1）顺应自然：顺应自然就是要具备一种与自然事物相协调的生活态度。什么是自然？夏天热、冬天冷，水是湿的、石头是硬的，乃自然规律。而想使夏天不热、冬天不冷，水是干的、石头是软的，将自寻烦恼。按照自然规律接受之、服从之，就是顺应自然。例如，恐惧是常见的心理现象，非要把它视为异物而与之抗争，坚持认为自己不应该有恐惧心理，就是违反了自然规律。

对症状而言，就是要认清症状形成和发展的规律，对其不加排斥，接受症状，带着症状积极生活。神经质症患者本来没有什么身心异常，只是因为他具有疑病素质，把某种原本正常的感觉看成是异常的，想排斥和控制这种感觉，使自己的注意力固着在这种感觉上，造成注意和感觉相互加强，即形成精神交互作用。这是一种继发性恶性循环，是形成症状并使之继续的主要原因。认清这一点，对自己的症状采取接受的态度，一方面不会强化对症状的主观感觉，另一方面因为不再排斥这种感觉而逐渐使自己的注意不再固着在症状之上。以这样的方式打破精神交互作用而使症状得以减轻以至消除。例如，社交恐惧症患者见人脸红，越怕脸红就越注意自己的表现，越注意越紧张，反而使自己脸红的感觉持续下去。相反，接受脸红的症状，带着“脸红就脸红吧”的态度去与人交往，反而使自己不再注意这种感觉，从而使脸红的反应慢慢消退。

（2）为所当为：森田疗法把与人相关的事物分为可控制的事物和不可控制的

事物两大类。所谓可控制的事物是个人通过自己的主观意志可以调控和改变的事物；而不可控制的事物是个人主观意志不能决定的事物。森田疗法要求神经质症患者通过治疗，学习以顺应自然的态度不去控制那些不可控制之事，如人的情感；但要注意为所当为，即控制那些可以控制之事，如人的行为。森田疗法认为改变神经质症状，一方面要对症状采取顺应自然的态度，另一方面要去做应当做的事情。例如，患有社交恐惧症的人，不敢见人，见人就感到极端恐怖。森田疗法要求其带着症状生活，害怕见人没关系，但该见的人还要见，带着恐惧与人交往，注意自己要做什么，而不注意自己是否又恐惧了，坚持做下去，恐惧就会逐渐减轻。而这样做的结果，患者自己就会发现，原来自己想方设法要消除症状，想等症状不存在了再与人接触，其实是不必要的。过去为此苦恼，认为不能做，是因为老在脑子里想而不去做。而为所当为要求患者该做什么马上就去做什么。

2. 治疗方法

分为 4 个阶段：

(1)绝对卧床期：一般为 4 ~ 7 天。患者独居一室，除洗漱、吃饭、如厕外，不得下床，并禁止其他一切活动，要绝对卧床休息。目的在于消除患者的心身疲劳。重点是解除患者心理上的烦闷和苦恼。

(2)轻工作期：一般为 4 ~ 7 天。禁止读书、交际，每天卧床时间保持 7 ~ 8 小时。白天可到户外活动。可采取患者自我选择与医生指导相结合的方法，从事一些轻度劳动。如扫地、擦窗户等；也可进行书法、绘画、糊纸袋等活动。从第 3 天起，可逐渐放宽对患者工作量的限制。并要求患者写日记，不许写关于病的问题，只写一天干了些什么. 有什么体会。医生每天检查日记并加评语，引导患者避开对病的注意而关心外界活动，使患者认识到不注意症状坚持行动与减轻症状之间的关系，从而不接受症状，对症状淡漠。

(3)重工作期：一般为 4 ~ 7 天。此期不问患者症状，只让患者努力工作。其劳动强度、作业量都要增加，还让患者阅读历史、人物传记、科普读物，记日记。目的在于通过努力工作，使患者体验到完成工作后的喜悦，培养忍耐力，进一步将精神活动能量转向外部世界。

(4)生活锻炼期(回归社会准备期)：一般为 1 ~ 2 周。此期为患者出院做准备，要指导患者回归原社会环境，恢复原社会角色。此期可根据患者的具体情况，允许他白天回到原单位. 或是在医院参与某些管理工作等复杂的社会活动。无论参加何种活动，都要求晚上仍回病房，并坚持写日记。其目的是使患者在工作、人际交往及社会实践中，进一步体验顺其自然的原则，为回归社会做好准备。

(三)适应证和评价

森田疗法主要的适应证是其所谓的“神经质”。大致包括当今分类中的焦虑症、恐惧症、强迫症、疑病症、神经症性睡眠障碍等。森田疗法出现在 20 世纪早期，比当今流行的大多数欧美体系疗法早很多年，它不仅在日本医学、心理学上独树一帜，且影响远播，成为有世界影响的一个治疗体系。他的一些基本理念，特别是顺其自然的治疗原则，表现出浓厚的东方文化色彩。它源于东方文化，比较适合于东方文化中的人。

本章小结

本章介绍了心理治疗的概念、过程、原则以及精神分析疗法、行为疗法、认知疗法、人本主义疗法以及森田疗法的具体理论和操作方法，这些理论和方法对于护士平时调整自我的情绪以及对患者开展实际心理护理有指导意义。护士在护理实践中如果能熟练运用心理支持、合理情绪疗法、行为疗法等心理治疗方法并与临床护理操作有机地协调起来，可以促进护患沟通、提高护理效果、达到良好的护理目标。

案例分析 9-1

一般资料：求助者，男性，20 岁，大学生。

案例介绍：两个多月前，求助者在睡眠中朦胧感到一种无法抑制的冲动袭扰着全身，他无意识地抚摸自己的生殖器，进行了自慰，短暂的快感后，他陷入了深深的懊悔之中。此后又出现几次，每次他都非常后悔，又无法控制自己的行为。后来他还听人说自慰会损耗精气，损害性功能，引起不孕症。近两个月来他经常感到体力下降，头昏、气短、注意力不集中，记忆力下降。逐渐出现不安、恐惧，担心自己的身体出问题，到医院检查，医生告诉他没有问题，他仍不放心，内心痛苦。

提问：

如果采用合理情绪疗法，请按照 ABC 理论，分析一下该求助者的 A、B、C 各是什么？

思考题

1. 心理治疗的概念是什么？
2. 试述心理治疗目标的基本要求。
3. 简述经典性条件反射和操作性条件反射的区别。
4. 试述合理情绪疗法的理论。

第十章 心理咨询

学习目标

1. **知识目标** 理解心理咨询的概念,了解心理咨询的目的和意义。
2. **技能目标** 熟悉心理咨询的原则、过程、咨询技巧。
3. **情感目标** 了解心理咨询对心理咨询师和来访者的要求。

随着社会的发展,生活节奏不断加快,生存竞争日趋激烈,人际关系更加复杂,给人们带来了强大的心理压力,导致大量的心理问题。为了调整心理状态、维护身心健康、提高生活质量,心理咨询成为生活在现代社会中的人们的迫切需要。

第一节 心理咨询概述

一、心理咨询的概念

咨询(counscling or consultation)一词来源于拉丁语"consultatio",它具有考虑、反省、深思、忠告、交谈等意思。中国古代典籍《书·舜典》上记载:"咨十有二牧。"就是商量的意思,又载:"询于四岳。"就是询问的意思。可见,中国古代把"咨询"一词是分而言之的。据《韦氏词典》解释:"咨询,是一种磋商的行为,磋商的目的在于透过对事情的商讨,有关意见的交换,以达增广见闻、获取建议的目的。"《现代汉语词典》中解释为"征求意见",这是从来访者角度来看的。从咨询者角度看,有人认为应是"提供信息",而还有人认为"咨询就是帮助人们去探索和研究问题。使他们决定自己应做什么"。可见,咨询就是考虑、深思、反省、忠告、指导、参谋、顾问、征求意见、寻求帮助、交谈、商讨。

"心理咨询"(psycholoical counseling)《美国精神病学词汇表》(1988)的定义为:"是一种谈话和讨论的治疗方法,其中供咨询者向求询者就一般或特定的个人问题提供建议或辅导。"心理学家莉奥妮. E. 泰勒(I. Cone, E, Tyler)认为:"咨询是一种心理上进行帮助的活动,它集中于自我同一感的成长以及按照个人意愿进行选择和作出行动的问题。"塞西尔. H. 帕特森(Cecil. H. Patterson)认为:"咨询是一种人际关系,在这种关系中咨询人员提供一定的心理气氛或条件,使咨询对象发生变化，作出选择，解决自己的问题，并且形成一个有责任感的独立个性，从而成为更好的人和更好的社会成员。”罗杰斯(Rogers)认为，心理咨询是一个过程，其间咨询员与当事人的关系能给予后者一种安全感，使他可以从容地开放自己，甚至可以正视自己过去曾否定的经验，然后把那些经验融合于已经转变了的自己，作出统合。这里，罗杰斯将心理咨询看成是一种帮助人的过程，强调人际关系在咨询中的重要性，相信人可以通过对自己的重新认识达至自我改变。英国出版的《精神病学词典》定义为：“是一种征询和讨论的过程，其中供询者向求询者就一般的或特定的个人问题提供建议或辅导。”1984 年在美国出版的国际心理联合会编辑的《心理学百科全书》肯定了心理咨询的两种定义模式，即教育模式(educational model)和发展模式(development model)。该书认为：“咨询心理学始终遵循着教育是临床的、治疗的或医学的模式。咨询对象(不是患者)被认为是在应付日常生活中的压力和任务方面需要帮助的正常人。咨询心理学家的任务就是教会他们模仿某些策略和新的行为，从而能够最大限度地发挥其已经存在的能力，或者形成更为适当的应变能力。”该书还指出“咨询心理学强调发展的模式。它试图帮助咨询对象得到充分的发展，扫除其正常成长过程中的障碍”。美国《哲学百科全书》也认为，咨询心理学有以下几个方面的重要特征：①主要着重于正常人；②对人的一生提供有效的帮助；③强调个人的力量与价值；④强调认知因素，尤其是理性在选择和决定中的作用；⑤研究个人在制定总目标、计划以及扮演社会角色方面的个性差异；⑥充分考虑情景和环境的因素，强调人对于环境资源的利用以及必要时改变环境。

港台学者对心理咨询的定义也各不相同：王连生认为：“心理咨询是一种帮助人们自我指导的高度艺术，是一种有爱心，有技术的专业，在心理咨询工作者与咨询对象的合作过程中，促进咨询对象的身心健康发展。”郑心雄认为，心理咨询是指受过训练的、合格的咨询工作者帮助咨询对象，使其能够发动、整理并综合自身的思维能力，进而求得自我了解，迈向自我实现。他还指出，其全部过程，不论运用理论、工具、技巧与方法的同异，统称为心理咨询。香港学者林梦平认为，一位受过专业训练的咨询员(或辅导员)，与当事人建立一种具有治疗功能的关系，协助对方认识自己，接纳自己，进而欣赏自己，克服成长中的障碍，充分发挥个人的潜能，使人生有丰富的发展。这一定义，被认为是对罗杰斯咨询概念的具体化。

由于我国大陆开展心理咨询工作起步较晚，对心理咨询下定义的人不多：张仁俊邓认为：“心理咨询是通过语言、文字等媒介，给咨询对象帮助，启发和教育的过程。”钱铭怡认为：“咨询是通过人际关系，应用心理学方法、帮助来访者自强自主的过程。”她还指出：对心理咨询的理解必须依据四点：“①咨询的要素之一是人际关系，有良好的人际关系才能达到帮助来访者的目的；②咨询是在心理学有关理论指导下的专业性活动；③咨询是一个过程，往往不是一次会谈就解决问题；④咨询是帮助来访者自强自立，而不是包办解决来访者的各种问题。

上述心理咨询的定义，都对咨询的基本要素做了概括。

心理咨询(psychological counseling)是咨询者运用心理学的理论与方法，通过特殊的人际关系，帮助来访者解决心理问题、提高适应能力、促进人格发展的过程。这个定义有三层含义：

(1)心理咨询是以心理学为理论基础,是一系列心理活动的过程。

从咨询者的角度看，帮助来访者更好地认识自我、接纳自我、开发自我，是一系列的心理活动。

从来访者的角度看，需要接受新的信息，学习新的行为，学会解决问题的技能及作出某种决定，也是一系列的心理活动。要使心理咨询这项心理活动顺利、有效地开展，需要用心理学的有关理论做指导。

(2)心理咨询是通过特殊的人际关系实现的。帕特森(C. H. Patterson)认为："心理咨询是一种特殊的人际关系，在这种关系中，咨询者提供一定的心理氛围和条件，使来访者发生变化，解决自己的问题，形成一个有责任感的独立的个体，从而成为一个更好的社会成员。"罗杰斯(C. R. Rogers)指出："许多用心良苦的咨询之所以未能成功，是因为在这些咨询过程中未能建立一种令人满意的咨询关系。"这就说明，在心理咨询中起关键作用的不是咨询者的方法和技能，而是咨询者与来访者之间良好的人际关系。

(3)心理咨询是咨询者帮助来访者成长的过程。在心理咨询过程中，咨询者要帮助来访者解决具体问题，但仅仅解决具体问题还不是心理咨询。心理咨询不仅要帮助来访者克服其当前面临的问题，而且要帮助来访者培养独立解决问题的能力，使之能够自己面对和处理自己人生中的各种问题，成为一个健康、成熟而能自我实现的人。这反映出心理咨询的根本目标是"助人自助"，即通过咨询者的帮助，来访者学会自己解决自己的问题，而不是咨询者代替来访者解决问题。

二、心理咨询的目的和意义

心理咨询是通过人际关系，运用心理学方法，帮助来访者自强自立的过程。心理咨询须建立良好的人际关系；心理咨询是在心理学的有关理论指导下活动；心理咨询是对来访者进行帮助的活动过程。心理咨询的根本目的——帮助来访者自强自立这一目标着眼于帮助来访者认清自己的问题所在，通过咨询，能提高应付挫折和各种不幸事件的能力，使之能够面对和处理自己人生中的问题，即使其能够自强自立。在这里，帮助的过程实际上就是一种教育的过程和使来访者产生某种转变，促使他们成长的过程。心理咨询的目的和意义具体如下：

（一）促使行为变化

来访者通常会出现各种各样的行为问题，于是改变来访者的不良行为就成为咨询的重要目的之一。通常，咨询者首先需要了解来访者适应不良与异常行为或疾病产生的原因；其次，咨询者与来访者共同确定其适应不良与异常行为或疾病的主要症状表现，作为治疗的目标，即确定需要矫治的靶行为；最后，咨询者可以采用专门的心理治疗技术或配合必要的药物或器具进行治疗，把治疗方案付诸实施，达到改变来访者不良行为的目的。

（二）提高问题处理能力

咨询的目的必须基于来访者的需要，咨询有两个基本目标：一是提高来访者处理问题和发展机会的能力，二是帮助来访者学会更有效地处理其生活中的问题。

（三）提高决策水平

心理咨询的一个根本目的是协助来访者作出适合自己的决定。然而来访者往往由于认知偏差或强烈的内心冲突而无法做出决定，因此通过咨询来纠正来访者的认知偏差和减轻来访者的内心冲突可以提高其决策水平。

（四）改善人际关系

一个有效的咨询者本身应该具有健全地心理特征、富有同情心、善于倾听，除此以外还应具备良好的助人技巧。尽管咨询者并非完美的人，但他能给来访者提供一种安全的健康的带有帮助性质的关系。咨询所提供的这种新型人际关系对来访者可产生榜样作用，对来访者的日常人际交往产生潜移默化的影响，从而改善来访者的人际关系。

（五）发展来访者潜能

1. 全面认识自我

心理咨询的一个重要方面是协助来访者全面认识自我并评价自我，从而能够更好地适应社会和生活。当来访者能够较为全面地认识自我后他也就认识了自己的需要、价值观、态度、动机、优点和缺点。而且，一旦能够全面认识自我就可以合理安排自己的生活，使自己能够尽快获得心理上的成长并增进个人幸福感。

2. 加强自我内省

心理咨询不仅能让来访者全面认识自我，也能促使来访者加强自我内省，找出真实的自我或解除对真实自我的困惑，使他对自己的理解得以提高或深入。这种认识促使来访者更有自知之明，表现在逐渐深入地理解自己的情感和社会环境及有关的观念的联系，而不是习惯于从同样的角度或在同一水平重复地思考。同时，这种理解伴随着自由的情感活动和行为反应，而不是老一套的情感体验和固定的行为模式。咨询可以使来访者加强自我内省，享受属于自己的生活。

三、心理咨询与心理治疗的关系

从心理咨询与心理治疗的定义看，二者有许多相似之处，在我国，许多心理咨询门诊实际上也在进行心理治疗的工作，心理咨询似乎与心理治疗同义。在国外，虽然心理咨询与心理治疗有着不同的名称，帮助者与求助者也有着不同的称谓，但人们对于心理咨询与心理治疗之间有无不同，仍是有争议的。一些人不赞成对二者进行区分，觉得那样做没有必要。他们把咨询与心理治疗当做同义词看待。另一些人则认为，二者是有区别的，但又在二者之间究竟有何不同上存在不同意见。

(一)心理咨询与心理治疗的不同点

1. 对象不同

心理咨询的对象是有心理困扰的正常人，而心理治疗的对象是心理异常的患者。心理学博士岳晓东提出的灰色区概念认为：人的心理正常与异常不是截然分开的，而是一个连续变化的过程。如果把心理正常比作白色，把精神病比作黑色，那么，在白色与黑色之间有一个巨大的“灰色区”。灰色区可谓非器质性精神痛苦的总和。灰色区又可进一步划分为浅灰色区和深灰色区：浅灰色区只有心理冲突而无人格变态，是心理咨询的对象；深灰色区是各种变态人格和神经症，是心理治疗的对象(见图 10－1)。

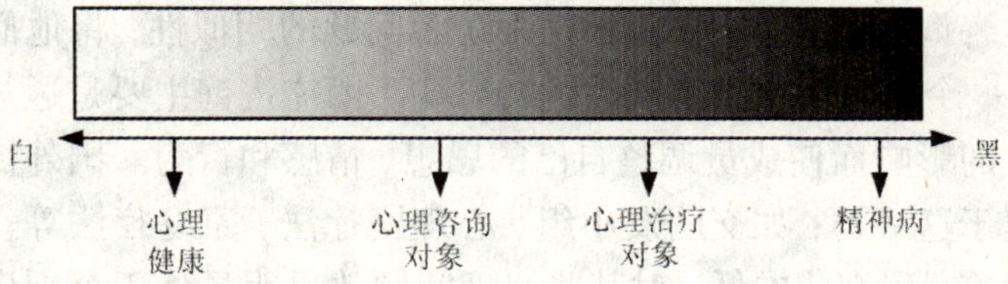

图 10－1 灰色区概念示意图

2. 内容不同

心理咨询主要解决正常人所遇到的各种心理问题，如学习问题、工作问题、婚姻问题、家庭问题和人际关系问题等；而心理治疗主要诊治某些患者的异常心理，如神经症、性变态、人格障碍、行为障碍以及心身疾病等。

3. 目标不同

心理咨询的目标在于促进心理健康发展，即通过心理咨询，使来访者摆脱心理困扰，增强适应能力，充分开发潜能，提高发展水平；而心理治疗的目标在于纠正异常心理，即通过心理治疗，消除或缓解病理症状，恢复正常生活。

（二）心理咨询与心理治疗的相同点

心理咨询与心理治疗两者之间没有本质区别。表现在：

1. 两者所采用的理论和方法是一样的

例如：心理咨询师采用的认知疗法与心理治疗师采用的认知疗法在理论和方法上完全相同。

2. 两者都注重建立帮助者与求助者之间良好的人际关系

两者都认为这是使求助者改变和成长的必要条件，应贯穿咨询过程或治疗过程的始终。

3. 在实际工作中，心理咨询与心理治疗很难截然分开

例如：心理咨询师和心理治疗师可能都会面对因人际关系问题、情绪障碍而来寻求帮助的来访者。所以，心理咨询中有心理治疗，心理治疗中也有心理咨询。

四、心理咨询的类型

（一）按咨询对象的多少分类

1. 个别咨询

指咨询者与来访者之间一对一的咨询。其优点是针对性强、保密性好，咨询效果明显。缺点是咨询成本较高，需要双方投入较多的时间和精力。

2. 团体咨询

亦称集体咨询、小组咨询。指根据来访者问题的相似性，将他们分成若干小组，咨询者对一个小组的来访者同时进行咨询。团体咨询主要是通过团体成员相互作用所产生的影响而使成员调整自己的思想、情感和行为。国外流行的各种咨询小组大多属于这一类，如交朋友小组、心理剧疗法、家庭疗法等。团体咨询的优点是咨询面广、咨询成本低，对某些心理问题效果明显优于个别咨询。缺点是同一类问题也可能因个体差异而表现出明显的特殊性，团体咨询往往难以兼顾每个个体的特殊性。

（二）按咨询方式分类

1. 门诊咨询

指在门诊开展的心理咨询。如在综合性医院、专科医院所开设的心理咨询门诊，这是心理咨询最常见的方式。由于是咨询者与来访者直接面谈，能进行深入的交流，找出问题症结，给予有效的疏导和支持，故咨询效果好。门诊咨询的不足之处在于对异地来访者不大方便。

2. 现场咨询

指咨询者到某一现场进行的心理咨询。例如，到学校、机关、部队、工厂、农村、家庭、病房等现场，对咨询对象提出的各种心理问题给予咨询帮助。现场咨

询为那些有心理问题但由于种种原因不能到门诊咨询的人提供了方便。现场咨询的缺点是增加了咨询者的劳动量。

3. 信函咨询

指以通信方式进行的心理咨询。咨询者根据来信者描述的情况或提出的问题，以通信方式解答疑难，疏导教育。优点是简单方便，尤其是对路途遥远或有心理问题但羞于面见咨询者的人非常适合。缺点是有些来信者由于文化程度低或相关知识少，对问题、症状叙述不全面或欠准确，咨询者不能全面深入地了解情况，不利于问题的解决。

4. 专栏咨询

指针对公众关心的一些较为普遍的心理问题，通过报刊、杂志、电台、电视台等大众传播媒介而进行的专题讨论和答疑。这种方式便于普及心理卫生知识，具有教育面广的特点。缺点是只能对一些共性问题进行解答，不能对个性问题进行咨询。

5. 电话咨询

指利用电话开展的心理咨询。主要适用于心理危机、有自杀观念或自杀行为的人。自从 1963 年美国洛杉矶自杀防治中心开通应用，到现在已普及世界各国，并取得了很好的效果。目前，我国一些大城市也已经开通了电话咨询，电话机旁日夜有咨询者守候，随时帮助咨询对象解脱心理困境、渡过心理危机。优点是快捷、方便、保密性强。但由于缺乏面对面的直接交流，难以进行准确的心理评估，限制了咨询者的干预能力。

6. 互联网咨询

指借助互联网进行的心理咨询。这是近年来逐渐兴起的一种新型的咨询方式。与信函咨询有某些相似之处，如对语言文字的依赖性较强，咨询效果受文化程度和相关知识的影响很大。不同点在于网上咨询比信函咨询沟通迅速、快捷。对于那些不能面见咨询者或不愿面见咨询者的人来说，互联网咨询尤为合适。缺点是需要一定的设备条件和比较熟练的电脑操作技能。

以上各种咨询方式是互为补充的。许多来访者通过专栏咨询，认识到自己的心理问题或症状，再进行电话咨询、信函咨询、门诊咨询或互联网咨询；有些门诊咨询的来访者，回到异地学习、工作或生活处所后，通过信函咨询、电话咨询、互联网咨询继续得到咨询者的帮助；现场咨询中发现的心理问题严重的人，需要转到医院进行门诊咨询。因此，多种形式相互配合，有利于心理咨询的广泛开展和咨询效果的提高。

第二节　心理咨询的过程和机制

一、心理咨询的原则

咨询原则是指导心理咨询工作的一些基本原理，是心理咨询工作的规律概括和经验总结，也是心理咨询过程中的一般要求，对心理咨询工作具有指导意义。

1. 保密性原则

所谓保密性原则，即是指心理咨询工作者要保守来访者的谈话内容的秘密，不得对外泄露来访者的姓名和任何身份标志，拒绝任何针对来访者的调查，尊重来访者的人格和隐私权。这条原则又可称为隐私的原则。

2. 交友性原则

所谓交友性原则，即是指心理咨询工作者要和来访者交朋友，使咨询工作在亲切、自然的气氛中进行。这是心理咨询工作顺利进行并富有成效的重要保证。

3. 非滤过认知原则

所谓非滤过认知原则，即是指心理咨询工作者在倾听来访者谈话过程中，必须克服角色认知定式，应当全面、客观地接受对方所谈内容，不得有所选择或过滤。

4. 非术语指导原则

所谓非术语指导原则，即是指心理咨询工作者在心理咨询过程中，运用咨询心理学原理，而不是用名词术语对来访者进行指导和帮助的原则。

5. 无模式原则

所谓无模式原则，即是指心理咨询工作者根据来访者的不同情况，区别对待，对症咨询，无固定模式。

6. 中立性原则

所谓中立性原则，即是指心理咨询工作者在心理咨询过程中始终保持不偏不倚的立场，以确保咨询工作的公正和客观。

7. 引导性原则

所谓引导性原则，即是指心理咨询工作者要针对来访者的具体情况，提出积极的分析意见，鼓励其培养积极进取的精神，树立正确的世界观和人生观。

8. 整体性原则

所谓整体性原则，即是指心理咨询工作者在咨询过程中，要运用系统论观点指导咨询工作，注意心理活动的有机联系，同时要善于抓住主要矛盾，使咨询工作更加迅速、准确有效。心理咨询的最终成效取决于来访者人格系统的全面调节，以及个人与环境系统的全面调节。根据系统论的观点，人的心理活动是一个有机的整体。咨询者在咨询过程中必须注意收集来访者的全部信息，不仅要了解他的目前状况，也要了解他过去的生活经历，甚至要追溯到其儿童时代的生活经验；不仅要了解学校环境对他的影响，也要分析家庭、社会环境可能给予的影响，总之，不能简单的就事论事，而应有一个通盘的了解。当然，整体性原则并非事无巨细，平均着力，而是要运用唯物辩证法抓主要矛盾的原理，在全盘了解的基础上，把握导致心理问题的主要矛盾，重点解决。

9. 启发性原则

所谓启发性原则，就是指心理咨询工作者在心理咨询过程中，要鼓励来访者吐露真情，启发他们准确地表达所要表达的意思。

在咨询中，由于来访者可能有思想顾虑，不愿全部读出内情；也可能来访者并不知道哪些内容对咨询者有用，而在谈话时不着边际地漫谈；也有可能来访者表达能力差、思维较混乱、语无伦次，都会给咨询者的判断、分析带来困难。因此，咨询者要善于把握谈话的方向，借助和谐的气氛消除来访者的思想顾虑。当谈话的内容符合咨询的需要时，要及时给予肯定和鼓励；当谈话的内容逻辑混乱，颠三倒四时，要注意冷静的倾听，从“字里行间”揣摩其真正的意思和话中之话。当吃不准对方的意思时，可以用反问的方法帮助来访者抓住主要矛盾，比如问：“你的意思是……”，“这是不是说……”，“能否再重复一下？”等等。需要指出的是，不能“滥用”启发性原则，把自己的意见强加给来访者，甚至“启发”来访者假话，胡编乱造以自圆其说。

10. 辅导、咨询与治疗相结合原则

所谓辅导、咨询与治疗相结合原则，即是指心理咨询工作在心理咨询过程中不应满足于了解来访者心理障碍的性质，向来访者说明产生这一障碍的原因、危害，而应尽可能向其提供积极克服心理障碍的建议、增强心理健康的方法和采取必要的治疗措施。同时，对有些特殊的来访者也可做追踪辅导。

二、心理咨询的过程

（一）初期阶段

1. 收集来访者的信息

收集来访者的信息是整个咨询工作的基础，在收集信息时，应着重了解以下三个方面的情况：

（1）来访者的基本情况：主要包括姓名、性别、年龄、民族、职业、婚姻状况、工作情况、身体状况、家庭情况、特长和爱好等。基本情况可由来访者本人填表，也可由咨询者提问。必要时还可通过自传了解其过去，或通过其亲友、同事等人了解有关情况。

知识拓展 10－1

收集资料要围绕的七个问题

"what",发生了什么事？要了解事情的细节。

"when",什么时候发生的？

"where",在哪里发生的？

"why",为什么会发生？

"who",与哪些人有关？

"how",事情是如何演变的？

(2) 来访者的社会文化背景：主要包括家庭背景(如父母的职业、文化程度、宗教信仰、兴趣爱好、健康状况、教育方式、对子女的期望等)；学校背景(如教师态度、班风、校风、学校的文化环境等)；工作背景(如所在工作单位的社会声誉及经济效益，与领导及同事之间的人际关系，工作单位的管理模式，本人在组织中的地位等)；社区背景(如居住社区的社会治安状况、文化、卫生服务设施等)。

(3) 来访者的心理问题：这是收集信息的核心内容，常见的问题有学习问题，工作问题，社会适应问题，智能发展问题，人格发展问题，情绪困扰问题，人际冲突问题，性心理和婚恋问题，行为或品德问题，职业选择问题等。

2. 建立相互信赖的咨询关系

美国心理咨询专家拉斯(S. W. Russ)曾说："咨询者与来访者之间建立一种坦率、信任的关系，是咨询过程中头等重要的事情，是有效咨询的前提条件。"建立相互信赖的咨询关系的方法是：

(1)给来访者留下良好的第一印象：要使来访者感觉到咨询者是一位和蔼可亲的人，是一位善解人意的人，同时又是一位确有才能的人。有了良好的第一印象，会增加来访者对咨询者的信赖。

(2)要以平等的身份对待来访者：只有咨询者以平等的身份对待来访者，来访者才会对咨询者产生信赖感，才会向咨询者吐露真情。如果不以平等的态度对待来访者，将会增加来访者的压抑感和不满意情绪，失去对咨询者的信赖，难以进行深层次的沟通。

(3)耐心倾听来访者的叙述：咨询者要善于启发来访者谈出自己的问题及其原因，耐心倾听并细心观察来访者的言谈举止，不要轻易打断来访者的话题，更不要流露出某种不耐烦的情绪，这些都是建立良好咨询关系时需要注意的。

（二）中期阶段

1．对来访者问题的诊断分析

（1）咨询对象的区分：来访者可能是精神病患者、脑器质性病变的患者或有人格障碍的患者，这些都超出了心理咨询的工作范围，应该介绍来访者去相应的医疗机构。除此之外的来访者，一般来说都可进行心理咨询。

（2）来访者问题的确认和分析：对于适合心理咨询的来访者，要进一步确认他的问题并分析其原因。①问题的具体情况。要搞清楚发生了什么问题？问题是何时发生的？问题在何处发生？来访者对问题的反应是什么？来访者对自身问题的看法怎样？②问题形成的可能原因。问题形成的原因多种多样，可能与来访者看问题的方法有关；也可能与其个人经历、人格特征有关；也可能与其家庭、单位等环境背景有关；还可能是生活中发生了重大变故；或与事前的原因、事后的强化有关。可能的原因有很多，咨询者要边提问、边分析，一个一个地排除，最后找出问题产生的真正原因。

2．确立咨询目标

确立咨询目标有助于咨询双方明确努力方向，有助于双方积极合作，有助于对咨询效果进行评估。确立咨询目标的原则是：

（1）咨询双方共同制订咨询目标：这要求咨询双方在心理问题的确认和原因的分析上取得一致意见，咨询者将自己的认识、看法、结论反馈给来访者并得到认可；引导和鼓励来访者思考并提出自己的要求以及希望达到的目标，在此基础上逐步达成一致。

（2）中间目标与终极目标相统一：中间目标是向终极目标发展的步骤，以终极目标引导中间目标，通过中间目标的实现增进终极目标的达成。

（3）目标要具体化：心理咨询的目标必须具体、可行，否则，难以操作、难以实现。要把抽象、笼统的目标具体化，使其具有可行性。

3．选定方案，解决问题

（1）选定方案：选定方案对解决问题有重要意义。一般来说，解决问题的方案可有多种选择。例如，考试焦虑的矫治，可以采用自信训练进行自我调整，也可以运用放松疗法进行调控，还可以使用系统脱敏技术逐步消除，或者使用多种方法综合矫治。究竟采用哪一种解决方案最为合适，咨询者应认真进行比较筛选，并适当征求来访者的意见，然后根据咨询双方的实际情况和成功的可能性作出选择。

（2）解决问题：方案选定之后，就要依据方案具体实施。在解决问题时，首先要注意解决关键性问题，次要问题留待逐步解决。由于心理现象的复杂性、多变性，某些心理问题在解决过程中会出现反复或显效迟缓，这在咨询过程中是常见的。关键在于咨询双方都应对咨询过程的这一现象有足够的认识，互相合作、彼此信任、持之以恒，这样才有可能达到预期的效果。

（三）后期阶段

1. 作出结论性解释

在咨询结束之前，咨询者要与来访者作一次全面的总结，回顾整个咨询过程，强调咨询要点，使来访者对自己有一个更清醒的认识，进一步了解自己问题的前因后果，明确今后的努力方向。

2. 帮助来访者运用所学的经验

咨询者要渐渐退出自己的角色，摆脱来访者的依赖，引导来访者把咨询中学到的新经验应用到日常生活中去，逐渐做到不需要他人指点也能应付周围的环境。

3. 追踪研究

通过追踪研究，可以评估诊断是否正确，帮助指导是否有效，而且可以起到强化咨询效果的作用。这也是心理咨询过程中不可忽视的一步。

三、心理咨询的技巧

（一）建立良好咨访关系的技巧

良好的咨访关系是心理咨询能否顺利进行的重要保证。在建立良好咨访关系的过程中，咨询员的态度和技术起着主导作用。罗杰斯认为，建立良好咨访关系的基本条件是咨询员对当事人的同感、接纳和真诚。此外，具体化、即时化和对质等技术也是影响咨访关系的重要因素。咨询员应能自觉地、有意识地运用有关原理和技术，才能使得这种关系得以顺利地建立和发展起来。

1. 同感技术

所谓同感，是指在咨询过程中，咨询员不但要有能力正确地了解当事人的感受和那些感受的意义，同时还要体会对方的感受并将这种了解传达给对方，从而促使当事人对自己的感受和经验有更深的自觉和认识。可见，同感包含两方面内容：一是充分理解，二是准确传达。因此，同感是一种“信任、关心、接纳”的态度，是一种“引发来访者内心更深层的倾诉”的引导技术，也是“咨询员设身处地为来访者着想”的咨询关系。

对当事人的充分理解，体现在咨询员不仅要反映当事人说话的内容，还要反映当事人言语中所隐含的情感和内心的矛盾冲突。有学者根据咨询员对当事人的反映情况，将同感分为 4 个等级（陈龙安，1994）：

第一级：咨询员未觉察到对方的感受，不了解对方。

第二级：咨询员稍微了解对方，但不够，仍少了一些。

第三级：咨询员与对方有相同的感觉，能表达相同的意思，反应对方的情绪，更能加深对方感觉、意思的表达。

第四级：咨询员不仅能体会对方的意思，反应对方的情绪，更能加深对方感觉、意思的表达。

作为咨询员，至少要达至第三等级的同感，否则就可能出现这样的后果：①当事人觉得咨询员不理解自己，感到很失望，自我表达就会减弱，甚至终止。②咨询员没有同感，甚至产生对当事人批评或不耐烦情形，导致当事人自尊心受到伤害，咨询关系不能继续发展。③咨询员缺乏深入的了解，可能会抓不住当事人问题的关键，进而为当事人提供不适当的协助和资料。④倘若当事人察觉到咨询员对他没有同感则会失望，很可能以后不再来咨询。

可见，同感程度的高低，不仅反映咨询员本身的专业水平，而且直接影响当事人对咨询员的信任程度，影响咨访关系的建立与发展。那么，怎样才能达到充分的同感呢？首先，咨询员要放下自己的参照标准，将自己放在当事人的地位和处境中尝试感受他的喜怒哀乐，经历他所面对的压力，并体会他作决定和行为的原因，即咨询员要设身处地去了解当事人的思想、情感和行为，而不是站在自己的立场去主观猜测。

其次，咨询员要善于观察，从当事人各种表情的线索中增进同感的准确性。

人的表情包括言语性和非言语性两类。咨询员可以从下面几方面进行观察：

(1)当事人的语言。例如，一个当事人在说话中表现得很消极，还用了很多负面的字眼，如"无可奈何"、"听天由命"、"生不如死"和"残酷"、"可怕"等，我们就应该对他的情绪状况有一定的判断。

(2)留意当事人语调的缓急高低。例如，一个人愤怒时，声量通常会很大，吐字很急，有时甚至叫喊；而抑郁的人，声调通常很柔弱无力、细小、难以分辨。当然，也有些人比较独特，他们在狂怒时反而不作声，不但没有攻击行为，反而会很退缩、孤立自己。

(3)通过当事人的非言语行为，如面部表情、眼神、手部动作和坐姿等，来了解当事人。例如，抑郁的人头部往下垂，而且眼神呆滞，会盯着地板某一点，不作移动；焦虑紧张者，则会不断地绞纽双手，或在椅子中扭动，坐立不安。

咨询员若能在日常生活中也进行洞察心理学的学习和观察的训练，在不同环境中操练自己的敏感和觉察能力，那么就可以透过观察、了解增进咨询中的同感。

再次，咨询员要有丰富的词汇和准确的表达能力，以便将自己对当事人的充分理解反馈给当事人。

咨询员对当事人的充分理解，需要通过语言表达出来。如果咨询员本身词汇贫乏，语言表达能力不高，那么即使对当事人的问题有深入的体察，却也苦于词不达意或感应不当影响共鸣感，令当事人感到不被了解，进而影响咨询的进程和深度。因此，作为咨询员，需要不断丰富自身的言语词汇，用准确的语言表达意见，才能有效地咨询。

2. 接纳技术

接纳就是指对来访者的个人价值的尊重。在咨询过程中，咨询员要把来访者当做一个可接纳的人，不论来访者表现怎样的感情或态度都予以接纳，接受对方，能容忍对方不同的观点、习惯等。罗杰斯甚至认为尊重是无条件的，是整体的接纳，不但包括他的长处，连短处也都一起包括在内。

的确，在咨询中，有时当事人的行为实际上很难令人不产生反感，比如当你清楚当事人是明知故犯或顽固不化地一再犯错时，就会发觉自己不接纳他。但是，如果没有接纳，就可能出现这样的情形：咨询员高高在上地批评指责对方；或用不友善的言行轻视对方；或者用权威的语气要求对方听从自己。这样就会导致当事人的不服气、自尊心受到伤害，甚至对咨询员产生反感、敌意，进而影响咨访关系和进程。

那么，怎样才能较好地接纳当事人呢？

首先，咨询员要明确尊重的重要性并经常自我反省，检查自己是否宽容和接纳他人的人生态度。

其次，对当事人，着眼点应放在"人"上，而不是"他是怎样的人"。

再次，透过关注聆听，主要是指咨询员要全神贯注地留意当事人的一言一行。在这过程中，咨询员的眼睛要注视当事人，要有视线上的接触，切忌东张西望或浏览其他东西，要心无旁骛、专心一意地聆听当事人的说话。关注聆听既有助于咨询员充分了解当事人，同时也是用身体语言体现咨询员对来访者的尊重态度。

此外，咨询员在说话时，要注意避免使用批评性语言，因为批评性语言表现出对当事人的不接纳态度。有时，批评性言语还会令咨询员只在意表达自己的不满情绪，而失去对当事人关键问题的关注。总之，接纳技术就是一种无条件的了解、喜爱与尊敬的情感，这种积极的态度也是一种无私的爱，其特点为自发的动机。

3. 真诚技术

真诚是指在咨询过程中，咨询员应该以"真正的我"出现，而不是让自己隐藏在专业身份后面，扮演十全十美的咨询员角色。相反，他应该是很开放、很自然、很真诚地投入咨询过程中。具体来说，真诚的表现就是咨询员开诚布公地与来访者交谈，直截了当地表达自己的想法，而不让来访者去猜测你谈话中的真实含义，或去想你所说的是否还提供了什么别的信息；咨询员清楚自己的价值观和人生信念，在咨询中心口一致、言行一致，咨询的取向不与自己的价值观和信念相违背；咨询员自由地表达自我，不害怕暴露自己的短处，不戴面具，大方自然。

真诚对于咨访关系是非常重要的，因为咨询员的真诚不仅给当事人一种安全感，而且为当事人提供了一个榜样。看着咨询员的真诚开放，当事人也会慢慢放下自己的面具，诚实地开放自己，表达自我。同时，咨询员的真诚表达，也有助于当事人正确地认识自我。

真诚与其说是技巧，还不如说是一种人生态度，正如有学者所言：人在自己人生上和帮助他人上的追求，其实都是对真诚的一种寻觅，其中包括了个人内在相交和与他人相交两方面的真诚。作为咨询员，怎样才能在咨询中真诚以待呢？

首先，咨询员可以通过自我反思下列问题来明白自己在真诚方面有待提高的原因：

为什么我和当事人之间总要保持一定的距离，而不能全身心地投入？

其次，咨询员对自我要有正确的评价，能较好地悦纳自我，有自信心。不少咨询员对自己要求过高，要求自己十全十美，或害怕当事人发现自己的短处，有失面子，于是就努力隐藏和伪装自己。这样不仅自己感到紧张，也令当事人感到困扰和难以真诚地表达自我。

最后，咨询员要明确真诚不等于什么都可以随意说出来。面对当事人，自己的言行必须是有助于当事人成长的，不能把真诚理解为简单地实话实说。对于一些可能会伤害当事人的话，我们不必说出来。事实上，咨询过程中需要的是具有治疗功能的真诚，而不是破坏性的真诚。例如，一位当事人说：“我实在不知道该怎样做！我很害怕，因为我不能再错了，你一定要教我怎样做啊！”如果咨询员这样回应：“你真让我头痛，老是这样永远不费神去自己思想，总是依赖他人，我真是服了你。”或许，这是咨询员的真实想法，但这样直接地说出来会伤害当事人的自尊心，令当事人更加紧张、无所适从。具有治疗功能的真诚应该这样：“对不起，我已经尽力而为了，要分析的也帮你仔细分析过了，问题的关键是你似乎不打算自己努力改变。或许，我们可以讨论一下各人的责任这个问题，好吗？”

总的来说，真诚技术是成功咨询的关键因素之一，但真诚不是强求的，而是咨询过程中的一种自然表现。同时，真诚技术也不是用一些手段或计策来操纵当事人，而是对当事人有一种真实而可靠的关心和爱护。

（二）咨询中的会谈技巧

1. 倾听

倾听是咨询会谈的最基本技术。咨询员主要是运用听来开始咨询过程的，细心倾听能使咨询者有效地了解来访者的问题及内心世界，缩短双方的心理距离。细心倾听是建立良好关系的决定因素，甚至可以说倾听本身就是一种治疗。在心理咨询与治疗中，使用倾听技术通常有如下要求：

第一，倾听应有一个框架。一是来访者的经历，即到底发生了什么事。二是来访者的情绪。三是来访者的行为。

第二，倾听与关注相结合。倾听不仅要理解来访者的言语信息，还要关注、留意他的非言语信息，要深入到来访者的内心世界，细心注意他的所思所想、所作所为。只有将倾听与关注这两个方面结合起来，才有完整、准确的理解。

第三，倾听应该客观，摒弃偏见。对来访者要无条件尊重，在他诉说时，为获取完整的信息，对其谈话的内容不要表现出惊讶、厌恶等情绪反应；不要随便打断他的话，不要过早地做出反应。

第四，倾听者应该敏于反应。要注意来访者在叙述时的犹豫、停顿、语调变化以及伴随着语言出现的各种表情、姿势、动作等，从而做出更完整的判断。倾听的最基本的作用在于鼓励来访者把他的观念和感受表达出来，倾听不是一种被动的活动，而是积极地对来访者传达的全部信息做出反应的过程。

2. 提问

使用提问技术应注意以下几点：

多用开放式提问，少用封闭式提问。通过开放式的提问，咨询员可以了解与问题有关的具体事实、来访者的情绪反应、看法及推理过程等。

使用“轻微鼓励”。轻微鼓励是指在谈话过程中，咨询者借助一些短语或复述来访者谈话中的一两个关键词或语气词，或点头、注视等表情动作来支持对方往下说。

封闭式提问不可连续使用。一连串的“我问你答”，易使来访者感到对方主宰着会谈，而把解决问题的责任转移给咨询者；来访者往往变得沉默，不问就不说话，停止其自主探索，甚至降低对咨询者的信任度。

开放性的问题要慎用“为什么”。因为有时来访者对问题的原因并不很清楚，或感到难以表达；有时对问题原因的解释可能会触及其秘密和隐私，这时的咨询关系还不够成熟，就不能保证其回答的真实性，反而会为以后的咨询或治疗带来困难。

不要连续提问。如果提问后来访者谈出一些重要的信息，咨询者应该做出同感反应，而不要接着提问。因为同感能促使来访者进一步探索自己。

要善于运用积极性提问。积极性提问是指能使来访者以积极心态进行回答的提问。

避免判断性提问。带有判断性的提问往往包含着咨询者本人对来访者的某种评价，来访者就会认为咨询者不理解他。

3. 释意

释意亦即说明，就是将来访者的主要内容、意思，用咨询者自己的话再反馈给来访者。最好用来访者自己的用语为好。重复有简单重复和变式重复两种，简单重复即重复来访者原话内容，变式重复是重复原话中所得出的感受。释意通常采用“你说……是这样吗?”“你的主要意思是……是吗?”的句式，主语一般都是用“你”，句末多是问句。

释意的作用：一是咨询者向来访者核对自己对对方所谈内容的理解程度，确保理解的准确性；二是对来访者起鼓励作用，支持他继续说下去；三是重复的主要是“关键词”、“引导词”，帮助来访者重新探索自己的问题，重新思考自己所谈问题之间的关系，重新审视和剖析自己所面临的困扰，把谈话引向深入。

释意反应要掌握三个要领：①听取来访者的基本意思；②提纲挈领地向来访者复述基本意思；③观察来访者的反应，看他是否感到被准确理解了。

由于释意不可避免地带有咨询者思想、观点的烙印，也就使得来访者有机会站在他人的角度反观自己言谈中的思想和观点。对那些需要做出某种抉择的来访者而言，释意就显得更加有意义。

4. 情感反映

情感反映是咨询员用言语把来访者的各种体验、感受表达出来。其基本作用就是引导来访者注意和探索自己的感受和情绪体验，在意识水平上了解它们，重新面对和审视自己的情绪反应，清理、整合自己的情绪，达到对自己的整体性的体验和认识。有时，也能起到稳定来访者会谈心情的作用。情感反映和释意有时是分不开的，有许多共同之处。但释意着重对来访者所谈的事实、内容的反馈，而情感反映则着重于对来访者所透露出来的情绪的反映。

情感反映在表达时，常常用感受性的动词和情绪性的词汇。如“你觉得……”“你心里感到……”，“你感到……是因为……”等句式，以便于核对。

5. 面质

面质，也称为对峙，就是让来访者面对自己暴露出的态度、思想、行为等方面的矛盾之处，进行对质讨论，以便使其澄清认识，达到对自己的透彻理解。一般认为在以下情形中应进行面质：来访者的自我观念与他的理想自我不一致；来访者的自我观念与他的实际行为表现不一致；来访者的自我体验与咨询者对他的体验和印象不一致；来访者所谈到的体验、思想或看法前后不一致。

需要注意的是，面质必须建立在良好的咨询关系的基础上；要注意面质的时间性，在来访者能承受和接受时才能使用；面质最好是尝试性的，不要咄咄逼人，宜采取逐步接近要害的方式；面质不可用得过多，那样可能会损害咨询关系。

6. 解释

解释，是指咨询者运用有关的心理学理论来说明来访者思想、情感和行为的实质、发展过程及原因、影响因素等，促使其从一个新的角度，借助于理论知识来加深对自身的认识和理解，进而做出积极的改变。解释被认为是一种非常重要的影响技术。

运用解释时要注意以下几点：

第一，解释应因人而异。例如对受教育程度较高的来访者，解释可以系统、全面些，而对受教育程度较低的来访者，解释则应尽量通俗、浅显。

第二，解释不宜多用。一般认为，一次会谈中，运用得当的解释不应超过三个，这是因为解释过多往往会使来访者感到难以接受。

第三，解释不应该强加给来访者。即使解释合理，但如果对方一时不能接受，咨询者应分析其中的原因，不能以权威自居，强迫来访者接受。

(三)咨访关系建立的其他必备技巧

1. 具体化技术

具体化是指在咨询过程中，咨询员要找出事物的特殊性、事物的具体细节，使重要的具体的事实及情感得以澄清。

来访者到门诊咨询时，常常说不清他所要表达的事情和情绪，谈话的内容漫无目标。他们的言语有时会含混不清，有时又太过笼统、抽象，咨询员此时的任务就是要搞清楚对方所要表达的真正意图和他的问题。这时候咨询员可采用具体化技术来处理。

通过具体化的会谈，咨询员就能找到当事人问题的关键。

对于一些说话含混不清、思维紊乱的当事人，咨询员需要给予具体化的整理，比如从具体的时间、具体的环境、具体的感受、具体的行为反应和具体的期望等方面去帮助当事人理清情绪，澄清问题。因此，具体化就是用具体、不含混、不抽象的话来协助当事人，讨论他的问题，表达他的感觉、经验或行为。

2. 即时化技术

在心理咨询室里许多来访者可能会花很长时间来描述他们过去的经历，以及将来可能出现的情况的设想。即时化就是要帮助来访者注意“此时此地”的情况，从而协助当事人明确自己现在的需要和感受。这时即时化的技术，有助于避免当事人过多地陷入过去不愉快的回忆中，正视现实，正视目前的问题，进而寻求自我调节的途径与方法。

即时化的另一个内容就是咨询员能够时时注意自己和来访者的关系，观察来访者的举动言行，并及时抓住必要的信息或给予反馈。

3. 对质技术

对质是咨询员对当事人的感觉、经验与行为深刻了解之后所作的反应。咨询员就当事人言行中的矛盾、歪曲及逃避的部分，通过询问技术，向其提出问题，协助当事人觉察自己的感觉、态度、信念和行为上不一致或欠缺协调的地方。也就是说，对质技术是直接针对当事人问题症结所做的反应，目的是帮助来访者了解一些阻碍他“自我了解”或阻碍他从事“积极行为”的一些矛盾与冲突。

一般来说，当事人常出现三种类型的矛盾：一是当事人的真实自我和理想自我之间的差异。比如一个大学生坚持认为自己才华出众，将来一定能够成为科学家，但他的学习成绩并不优秀，老师认为他读书比较死板，缺乏创造性。二是当事人的思维、感受与其实际行为之间的差异。比如一个青年妇女说她与丈夫感情极深，关系很好，对丈夫什么都满意，但她与丈夫很久没有沟通了。三是当事人的想象世界与咨询员所看到的真实世界之间的差异。比如一个男青年描绘他的理想女朋友是如何美丽、大方、贤惠、完美，但他找了很久，见到的人却总是有某些方面的缺憾。他感到困惑，但仍不放弃任何一个条件。

对当事人的这些比较深层次而且不愿面对的矛盾，咨询员在采用对质技术进行询问时，要注意以下几点：

(1)对质应在高度同感的基础上进行，否则对质就可能无效的甚至是对咨访关系具有破坏性的。

(2)对质应是试验的。即以假设的态度、缓和而有弹性的语气来提问。例如，“事情可能会不会是这样的，想成为科学家是你从小的愿望，但并不一定能梦想成真?”或者“从你所说的情况，你的实际能力与你的志向似乎尚有较大的距离?”

(3)用投入的态度。即咨询员使用对质的时候，自己最好能投入彼此的咨访关系中，表现出关心与参与，而不要让当事人觉得咨询员是站在一种高高在上、超然的地位在质询。

(4)用渐进的方法。对质往往会给当事人带来很大的震撼，所以不妨用渐进的方法，从当事人能接受的层次开始，再缓慢导入较深的层次。例如：“你说你总是留给别人不好印象。我想到一件事，可能对你有帮助，就是在跟人说话时，尽量表现注意的态度。譬如你现在的姿势，就会让人觉得你好像在想别的事，我想假若你能表现出更注意对方的态度的话，别人会觉得你对他的说话有兴趣。”

总之，对质一定要建立在共鸣同感、亲切温暖和关怀的基础上，“用爱心作对质”才可能避免可能的破坏。

第三节　心理咨询的要求

一、对咨询者的要求

心理咨询过程是心理咨询者知识、技能、心理品质、职业道德、价值观、人性观诸多方面的展示，并且在很大程度上决定着心理咨询的效果。无论何种职业都有其特殊的专业属性，对从业者都有明确的要求。

(一)高尚的职业道德

1. 热爱心理咨询工作

心理咨询工作是一项助人为乐的工作，从事这项工作需要付出很多时间和精力，需要对来访者充分理解、同情、关怀和耐心。因此，要求咨询者要怀着一颗愿意帮助别人的心，对心理咨询工作具有高度责任感、荣誉感、事业心和敬业精神。时刻保持满腔热情，对于来访者所叙述的各种心理矛盾，既不可无动于衷，也不可讥讽嘲笑。发达国家的心理医生收入丰厚，而目前我国收入微薄，甚至还要做出无偿的奉献。

2. 保护来访者的切身利益

一是体现在尊重隐私、保守秘密方面。尊重隐私、保守秘密是保护来访者利益的重要内容，咨询者必须以诚实的态度对待来访者，要以自己的态度和行为，使来访者相信保密是绝对的。二是体现在尊重人格、一视同仁方面。无论来访者的年龄大小、职务高低、性格气质如何、经济收入多少、何种职业、什么民族和国籍、宗教信仰如何、价值观怎样等，咨询者都应平等相待，以诚相见，尊重其人格。三是体现在尊重来访者的意愿和权利。咨询者要善于倾听来访者的意见，了解他们的需求，尽可能满足其合理要求。心理咨询者在对来访者进行工作时，应与来访者对工作的重点进行讨论并达成一致意见，必要时(如采用某些疗法)应与求助者达成书面协议。当咨询者与来访者意见不一致时，要耐心劝告，顺其自然，尊重来访者意愿，切不可强令执行。

3. 不寻求个人的需求和满足

心理咨询是在利他意义上给人以帮助，咨询者对来访者的关怀和帮助是无私的，是不求回报的。在心理咨询过程中，咨询者是来访者感情纠葛的局外人。咨询者既不能把个人的情绪带到咨询过程，也不能向来访者宣泄自己的烦恼和不幸，更不能对来访者寄托情感上的爱憎和依恋。心理咨询者与来访者之间不得产生和建立咨询以外的任何关系。尽量避免双重关系(尽量不与熟人、亲友、同事建立咨询关系)，更不得利用来访者对咨询者的信任谋取私利，尤其不得对异性有非礼的言行。

4. 具有良好的伦理道德观念

心理咨询的目的是要帮助来访者排除心理障碍、恢复心理平衡，既不能以损害他人利益为代价来达到目的，也不能通过贬低和诽谤他人来发泄自己的怨气。因此，咨询者在帮助来访者消除心理障碍时，要以良好的伦理道德观念来加以引导，使来访者品德和人格得到健全地发展。

(二)精湛的业务能力

1. 扎实的心理学知识和技能

心理咨询是一门严肃的专业工作，心理咨询者必须具备扎实的心理学知识和技能，在心理咨询工作中运用心理学理论和方法帮助来访者解决心理问题。我国目前许多高校开设了心理学系或心理学专业，部分高校组织了系统的心理咨询培训工作，为心理咨询培养了一批专业人才。

2. 必备的医学知识

在心理咨询过程中，一方面来访者提出的问题经常涉及疾病、康复等医学问题；另一方面患有心身疾病的患者同时存在心理问题；再一方面在进行心理治疗时，往往要配合药物治疗，因此心理咨询者要掌握一定的医学知识。

3. 丰富的相关学科知识

心理问题涉及方方面面，要求心理咨询者具有较全面的知识结构，如社会学、教育学、哲学等，只有从多方面发展自己的知识结构，并掌握一定的交谈和解决问题的方法及技巧，才能更好地给来访者以正确的启发、教育和指导。

4. 一定的心理咨询实践经验

在心理咨询过程中可能会遇到各种事先意想不到的问题，心理咨询者除了要认真学习书本知识外，还要积极实践，在实践中丰富自己的工作经验，提高业务能力。这样才能自如应对各种复杂心理问题。

（三）健康的心理素质

1. 积极健康的人格和心态

在咨询工作以外的工作和生活是奋进、乐观、充满生机和活力的咨询者才能胜任心理咨询工作。因为他们能将热爱生活的乐观心态带进咨询工作，并在咨询过程中，能使心灰意懒的来访者重新唤起生活的勇气。心理咨询者不但要以高超的技术治愈患者的心灵创伤，而且要以自己高尚健全地人格力量感染和影响来访者，使其对生活充满信心。

2. 良好的自我平衡能力

首先，心理咨询者的工作就是每天接触来访者，这些所见所闻基本上都是负面的信息，这些信息被咨询师接纳，难免影响他们的情绪。为此，心理咨询者们必须要有能力将一天中由负面信息造成的不良情绪排除掉，以保证第二天带着平衡的心态走进工作室。其次，心理咨询者本身也是个社会人，同样会遇到各种生活难题，出现心理矛盾和冲突，但应当在咨询关系以外来解决自己的心理矛盾和冲突，在咨询过程中要力求保持相对的心理平衡，不要因为个人的问题干扰咨询工作。再则，经常处于心理冲突状态而不能自我平衡的人，是不能胜任心理咨询工作的。

3. 有强烈的责任心

这既是对心理咨询者职业道德的要求，又是对咨询者性格特点的要求，如果没有强烈的责任心，将对来访者造成不可估计的负面影响。一方面当心理咨询者认为自己不适合对某个来访者进行咨询时，应向来访者作出明确的说明，并且应本着对来访者负责的态度将其介绍给另一位合适的心理咨询师或医师。另一方面心理咨询者不能夸大心理咨询的作用，欺骗求助者，当自己能力有限，不能对来访者提供帮助时，应向来访者说明，并转诊，更不能为了提高经济效益超出需要增加收费项目。

4. 良好的人际关系

善解人意和宽容他人是建立良好人际关系的基础。心理咨询者应从客观实际出发去理解他人，能体谅他人的处境和困难并恰当地给予同情、支持和帮助，还要善于容纳他人，才能营造和谐的咨访关系和安全、自由的咨询气氛；才能不论来访者是什么样的地位、背景、性格而始终保持对来访者的尊重；才能接纳各种来访者和来访者的各类问题。如果咨询者自身心理不健康，人际关系紧张，他就不可能给予来访者以正确的指导和帮助。

5. 敏锐的观察力

在心理咨询过程中，咨询者可通过来访者的眼神、表情、姿势、动作、声调等非言语信息的细微变化来了解他们的内心世界，及时调整自己的行为方式，特别是在心理咨询初期，来访者由于对心理咨询的性质、原则等不太了解，容易兜圈子，谈论枝节问题，掩饰真正的心理问题。敏锐的咨询者能及时发现问题，巧妙引导话题，以便更好地掌握来访者的心理状态。

6. 流畅的言语表达力

心理咨询过程是言语交流过程，因此要求心理咨询者言语流畅、简明扼要、抓住要点、亲切自然、富有幽默感等。不要过多地使用专业术语，否则来访者不易理解。同时利用自身的表情、手势帮助传达思想，使来访者对咨询者产生可亲可近可信感。

7. 真挚的情感

咨询者深沉、真挚的情感，轻松、愉快、自信的表情可以在咨询工作中给来访者产生积极有效的心理暗示作用。咨询者与来访者的谈话，应当是坦率的、认真的和真诚的，只有这样才能缩短咨询者与来访者的距离，使来访者产生信赖感，从而毫不保留地敞开心扉。此外，坚强的意志品质、旺盛的工作精力、饱满的工作热情等，都是一个成功的心理咨询工作者必须具备的心理品质。

二、对来访者的要求

一般来说，适宜的求助者应具备以下几个方面：

（一）智力正常

求助者应有正常的智力水平，因为求助者要能叙述自己的问题和情况，能理解咨询师的意思，还要有一定的内省能力等等。所以，一定的智力水平是必需的，否则咨询将寸步难行。一般来说，智力水平越高，文化层次越高，越适合咨询。那些深入分析、说理和探讨的方式对于文化水平较高、理解力较好的求助者来说是适宜的；对文化程度较低者，则应根据求助者关心的问题，作简明扼要的针对性回答。

（二）年龄适宜

一般来说，青年人比其他年龄的求助者更适合心理咨询。一方面，青年相比少年、儿童有更好的认知能力和成熟度，容易表达，也容易领会和接受；另一方面，青年相比中老年来说，可塑性更大，还没有完全地、牢固地形成自己的行为方式和思维习惯；再者，他们多为适应不良、情绪性的问题，受到的消极情绪和负性行为的强化为时不长，与儿时经验的间隔时间还不很遥远，比中老年容易挖掘。当然并不是别的年龄段就不适宜咨询，每个年龄段就适宜性而言都有长处和短处。

（三）内容合适

并不是所有与心理有关的问题都合适做心理咨询。例如：处于发作期的精神病求助者，由于与外界接触不良，无自知能力，难以建立人际关系，一般不适宜心理咨询。但是恢复期和康复后的精神病患者亦可从咨询中获益。一般来说，心因性疾病、神经症、行为障碍、心身疾病等都属于咨询的范围。尤其是与社会心理应激有关的各种适应不良、情绪调节、心理教育与发展等更适宜心理咨询。

（四）人格正常

求助者应无明显的人格障碍。因为求助者的人格障碍既可能阻碍咨访关系的建立，也会影响咨询的进行。一般认为，人格障碍的矫正比较困难，而且人格障碍又能导致其他心理问题。

（五）动机正确

有无咨询动机直接影响着咨询的效果。虽然心理治疗需要咨询者的帮助，但最主要的还是来访者自身的努力。主动求助表示来访者愿意寻找心理问题的原因，并愿意积极治疗自己的疾病。如果求助者不参与到心理咨询中来，再高明的心理咨询师也会束手无策。来访者是否具有强烈的咨询动机会直接影响到咨询的效果。他们要有相当的勇气，能承认自己的短处、缺陷或问题，并愿意与咨询者谈论自己的短处、过错或问题。一般来说，动机越强烈，双方就越容易密切配合，越容易取得良好的效果。有些人起初是由亲友强迫而来，根本没有接受心理咨询的需求。在这种情况下，咨询者应该帮助他们找到并正视自己的问题，逐渐培养接受辅导、改善自己心理与行为的动机。

不仅是动机强度，动机的方向性也有关系。也就是说来咨询的目的确实是为了调整自己的某种状况，而不是为了别的目的。咨询师应搞清求助者的真实动机，不然很可能白费口舌。若发现求助者动机不端正，则首先应设法调整其动机，否则就应中止咨询。

（六）信任度高

求助者对咨询、咨询师以及咨询师所持理论和方法应抱有较高的信任度。求助者越是相信咨询是有效的、咨询师是优秀的、某种咨询理论和方法是正确的，咨询效果越好。

（七）行动自觉

求助者不仅要有求治的动机，还要真诚地与咨询师合作，在咨询师的指导下充分发挥自己的主观能动性，能按照咨询师的意见采取切实的行动，这样才能取得良好的咨询效果。

（八）匹配性好

这是就求助者与咨询师的相互接受程度而言的。无论求助者的情况如何，只要与咨询师的擅长相吻合，就认为是适宜的求助者，因此匹配性是很重要的。某些咨询师特别擅长某一类人群（如大学生、离异妇女等）、某一问题（如性心理障碍、考前焦虑等）、某一种方法（如认知疗法、支持疗法等），若求助者的特征正好与咨询师的擅长相吻合，则更容易取得效果，这样的求助者对某一位咨询师来说是特别适宜的。

本章小结

本章介绍了心理咨询的概念、原则、过程、技术和方法，以及对心理咨询人员和求助者的要求。这些知识可以广泛地运用到临床护理工作当中去，加强和患者之间的沟通，采集必要的身体和心理的信息，对心理护理工作有着针对性的指导意义。

案例分析 10-1

一、一般资料：求助者，女性，56岁，本科学历，中学退休教师

二、求助者自述：

我原来是中学老师，白天上课，晚上批作业，每天总要忙到十一二点才能休息。对身体健康有些忽视，但总体说身体还可以。40岁时曾发现子宫肌瘤，经过手术早已痊愈，心脑肝肾等重要器官都没什么毛病。去年我丈夫突发心脏病去世了，对我打击很大，他平时身体那么好，怎么说没就没了呢？我丈夫也是中学老师，还带着毕业班，比我更忙更累，难道他的心脏病是累出来的？半年前，我去参加一位朋友的葬礼，这朋友五十多岁，也是突发心脏病死的。我很伤感，回来时在车上突然胸闷，憋得出不来气，心慌，出汗，浑身无力，有一种快要死了的感觉。我很害怕，让车上的朋友直接把我送到医院急诊室。医生给做了心电图等检查，说没什么事，建议我详查。为此我专门住院，做了各种检查，医生说心脏没什么大事，主要是情绪太敏感，太紧张。出院后又有几次犯病，还是心慌，胸闷，出不来气，又到其他医院做了检查，但都报告说没有明显的问题。我觉得很怪，明明我很难受，医生却总说没问题，按说医生也很负责，但怎么就查不出我的病呢？也许是医生水平比较低，为此我又去了更多的医院，但是还是没人能查出我的病。城里的大医院我都去过了，能做的检查差不多都做过了，就是检查不出问题来，我都快烦死了。现在我明显感觉比以前

迟钝了，经常丢三落四，不敢出门。一天到晚总想着这件事，白天不舒服，注意力不集中，食欲也差。每晚也就能睡四五个小时，噩梦不断，自己非常着急，心情很不好，很烦，没有心思干其他的事，怎么也摆脱不了内心的痛苦，所以我就来了，您一定要帮帮我。

三、心理咨询师了解到的情况：

求助者退休前为中学高级教师，性格较内向，敏感，工作勤奋，人际关系良好。家庭经济状况较好，平常身体健康，丈夫因心脏病去世，有一子一女，都已成家。

提问：

1. 该求助者产生心理问题的原因是什么？
2. 该咨询中可使用哪些咨询技巧？

思考题

1. 什么是心理咨询？心理咨询包括哪些过程？
2. 心理咨询工作对咨询师和来访者分别有哪些要求？

第十一章　患者一般心理

学习目标

1. **知识目标**　掌握患者、患者角色概念。掌握患者心理需要及患者的一般心理活动。熟悉患者权利和义务及患者适应不良，了解患者求医行为、遵医行为。

2. **技能目标**　针对患者心理需要及患者的心理活动，用积极的方法进行干预。

3. **情感目标**　重视患者心理需要，关心和理解患者心理。

患者是一种特殊角色，从社会常态角色转向患者角色的过程中，会出现各种心理活动，并随身体症状的改变而出现不同的心理变化，伴随整个医疗过程。不同心理活动状态能影响疾病的治疗和康复，因此，医务人员在临床工作中，为患者提供心理护理、了解患者心理需要和患者心理活动尤为重要。

第一节　患者行为与患者角色

一、患者角色的概念

（一）患者的概念

称"患者"为 patient（忍耐），原指忍受疾病痛苦的人，不仅指有明显疾病症状的患者，还包括有"病感"的人。广义的概念是指社会人群中与医疗系统发生关系的有疾病行为、求医行为和治疗行为的社会人群。现代医学为患者定义为：患各种疾病（身体疾病、心身疾病、心理障碍）的人，无论其求医与否，均称为患者。

（二）患者角色的概念

患者角色（Patient role）又称患者身份。个体在患病后会表现一些特定行为，社会将这些行为视为对患者而言是可以习惯性的和可以接受的，即被社会视为患者，我们说他取得了患者角色，便会受到不同的对待，因为他有治疗和康复的需要和行为。

二、患者的权利与义务

美国社会学家柏森斯（T. Parson）在《社会制度》一书中提到"患者角色"是有一定的权利和义务，其特点可概括为以下四方面：①患者可以免除一般社会角色的职责，免除程度可视疾病的严重程度而定；②患者一般不需为自己患病承担责任，因为他们不能能过主观努力而恢复；③患者有义务寻求康复；④患者应寻求医疗帮助。

知识拓展 11－1

社会角色

“社会角色”是指与人们的某种社会地位、身份相一致的一整套权利、义务的规范与行为模式，它是人们对具有特定身份的人的行为期望，它构成社会群体或组织的基础。具体说来，它包括以下四方面含义：角色是社会地位的外在表现；角色是人们的一整套权利、义务的规范和行为模式；角色是人们对于处在特定地位上的人们行为的期待；角色是社会群体或社会组织的基础。

（一）患者的权利

1. 享受医疗服务

任何患者都享有医疗权利就是指任何患者都有获得为治疗其疾病所必需的医疗服务的权利。作为患者，来医院就诊，就取得了医疗服务的权利，得到医护人员为他诊断、治疗和护理的权利。在诊治过程中，患者可以向医护人员了解自身病情、治疗措施、疗程和预后等情况。对于不尊重患者权利和不负责任的医疗行为，患者有权批评和拒绝。

获得基本医疗保健的权利，要求不分种族、肤色、阶级、男女、老幼、政治与经济地位如何，智力状况如何，平等地获得治疗权。

2. 知情同意权和选择权

患者有权从他的医生那里得到有关自己的诊断治疗和预后的最新信息，这是患者自主权的一个最重要而又具体的形式。知情同意权不只是为了争取患者的合作、增进医患关系、提高医疗效果，而且还体现为对患者的尊重，并有助于患者自主权的合理行使。医务人员应如实介绍病情、医疗措施及医疗风险，但是应当避免对患者产生不利后果。当两者产生矛盾时前者要让位于后者。拒绝治疗是患者的自主权，倘若拒绝治疗会给患者带来生命危险或严重后果，医生可以否定并干预患者的这一要求。

3. 受到尊重理解和保护隐私权

患者由于疾病而求助于医务人员，但希望能得到医务人员的尊重和理解。尊重患者是每一位医务人员绝对的、无条件的责任和义务，也是体现医院服务根本宗旨的核心问题。患者在接受服务时应得到医务人员的尊重，并且自主权也应得到医务人员的尊重。患者有人格受到尊重的权利，不得被歧视、遗弃、侮辱等。

患者的保密权是自主权的延伸，对患者的隐私保密是医生的职业道德。在医疗过程中，患者对于自己生理的、心理的及其他隐私，有权要求医务人员为其保密。尤其是对严重缺陷、残疾者以及性病、艾滋病患者，医务人员更应当注意其人格权的保护。但患者的病情对他人或社会可能产生危害时，医生的职责可以对患者的权利进行干预（如患者患有传染病，患者有自杀的念头等，尽管患者要求为其保密，医生还是应根据具体情况，通知家属或有关部门）。

4. 获得休息和免除社会责任权

有些疾病使患者不能充当正常社会角色，不能履行其应尽的社会义务，不能继续承担其健康时承担的某些社会责任。为了减轻患者的生理和心理负担，这些患者有获得休息和免除社会责任的权利。

（二）患者的义务

一个社会成员的健康与社会其他成员联系在一起，个人属于社会，为全社会的利益，个人必须就医治疗，这就是一个社会责任。患者除享有其权利外，社会也要求和期待其承担一定的义务。

1. 及时就医

患者患病以后应主动或被动地去医疗单位看病就诊，寻找有效的医疗帮助，争取早日康复。

2. 提供准确的医疗资料

患者有义务准确提供现病史、既往史、住院史、用药史及其他有关情况的资料，并有义务向负责医疗的医生报告意外的病情变化，为治疗疾病提供评价资料。

3. 遵从医嘱

为保证有效的治疗，患者有义务听从医务人员的指导，遵从医嘱，遵守约定，主动配合医务人员工作。

4. 遵守医疗机构的规章制度

患者有义务遵守医院的各项规章制度，包括患者有按时、按数支付医疗费用的义务。

三、患者角色适应不良

患者角色具有社会特殊性，可能给患者本人及他人带来影响，我们要做好充分准备去应对。因为从社会的常态角色转为患者角色的过程中有一个角色适应过程，因此在角色适应中可能出现一系列角色适应不良的表现。主要有以下几种：

（一）角色行为冲突

患者从社会角色转化为患者角色时，不愿或不能放弃原有的角色，陷入角色冲突之中，出现焦虑不安甚至痛苦，其后果是病情加重。同一个体常常承担着多种社会角色，当由于患病而需要从其他角色转化为患者角色时，患者一时难以实现角色适应。角色行为冲突严重者多见于责任感强、事业心重的人。

（二）角色行为缺如

患者不承认自己有病，虽然医生诊断为有病，但本人否认自己有病，根本没有或不愿意或承认自己有病，没有意识自己是患者。或承认自己有病，意认到自己有病，但没有意识自己病情的严重性，不配合治疗，他们没有进入患者角色，对自身患病持一种否定态度，拒绝就医，导致贻误治疗，使病情进一步恶化甚至出现危险。

（三）角色行为强化

患者角色强化的主要表现是对自己所患疾病过度关心，自我感觉病情严重程度超过实际情况；由于依赖性加强和自信心减弱，患者对自己的能力表示怀疑，对治愈后承担原来的社会角色恐惧不安而强调患者角色；也有故意“小病大养”或因患病而“因祸得福”，安于患者角色的现状，期望继续享有患者角色所获得的利益。还有可能因体力精力退化，或者自觉病情严重程度超过实际情况，诉说强化一些不易证实的主观症状，依赖医院环境，不愿让自己出院。

（四）角色行为减退

患者进入患者角色后，或经一段时间治疗，自我感觉已恢复健康，于是要求出院。或由于其他更重要的需要，不顾病情，从事对疾病的治疗康复不利的活动，过早地从患者角色转入常态角色。这种情形多发生在疾病的中期，是角色冲突的再现。表现出对病、伤的考虑不充分或不够重视，它的不良后果是病情可能反复，而影响到疾病的治疗。

（五）角色行为异常

患者患病后不能接受患病的现实，受病痛折磨夸大疾病的影响和可能的后果，对自己的健康过度悲观、失望，由此导致行为异常、如对医务人员有攻击性言行、病态固执、躁狂、抑郁、厌世，甚至于自杀。

（六）角色认同差异

对待患者角色，医务人员和患者因各自的立场和观念不同，心理和行为也表现不一样。医护人员通过从理性的角色看待患者，强调患者应遵从患者角色的义务，行为符合患者角色。而患者往往较多强调自己的权利，忽略了义务，很容易与医护人员发生冲突。

四、求医行为、遵医行为

由于心理、社会等各方面因素的影响，人们会对身体或心理的不适感或病痛采取求治方式，其中求医行为和遵医行为就是患者行为中最主要的两个方面。

(一)求医行为

1. 求医行为的概念

求医行为是指人们对身体或心理的疾病或不适感寻求医疗帮助的行为。

2. 求医的原因

(1)躯体原因。自我感觉不适或病痛影响社会生活，个人无法解除。

(2)心理原因。现实生活中受到某些精神刺激，产生心理反应，导致求医行为。

(3)社会原因。社会公害病等原因对社会保健产生现实的或潜在的危害，或出于保健需要而导致求医行为。

3. 求医行为的类型

根据做出求医决定的主体不同，可以把求医行为分为主动求医行为、被动求医行为和强制求医行为3种类型。

(1)主动求医行为：即患病后主动寻求医务人员帮助。这是大多数患者都会采取的一种最常见的求医行为。还常见于一些对自身健康特别关注的个体、疑病症个体、有药物依赖的个体等。

(2)被动求医行为：即患者在家属或相关人员的劝说、督促下做出求医的决定而产生的求医行为。被动就医多发生在有病感而不愿就医或不能主动求医者、缺乏自主意识或讳疾忌医者身上。

(3)强制求医行为：常见于特殊情况下，患者本人无意求医，但其所患疾病对社会构成严重威胁，由社会组织决定采取强制性治疗的求医行为。

4. 影响求医行为的因素

患者求医行为的影响因素来自许多方面，有社会因素、心理因素、个体认知、经济状况等。有单纯性的影响，还有多方综合性的影响。患者是否会就医，一般与以下因素有关。

(1)对疾病的认知：对疾病的认知是影响患者求医行为的最主要原因。疾病对个体身心造成损伤的程度、治愈疾病所用时间长短、在人群中出现的频率、治疗后的结果以及个体的主观感受等等，都与认知疾病而决定是否就医相关。

(2)就医条件：求医条件是否满足人们的求医需求是人们求医行为的重要方面之一。患者就医条件包括医疗水平、医疗设备、就医环境、交通状况、经济收入、时间支配等。

(3)社会支持：患者求医行为有时决定于个体亲友、熟人的态度，或生活、工作的环境空间。积极的支持能让患者主动就医；而环境氛围的漠视和冷淡就对求医行为产生阻碍作用。

(4)个体人格：个体的求医行为还与其性格特征、生存动机、情绪情感的积极倾向、患病后对生存希望的强烈等个体人格因素密切相关。而抑郁、消极的性格，则严重影响其求医行为。

（二）遵医行为

1. 遵医行为的概念

遵医行为是指患者遵从医务人员的医嘱进行医学检查、治疗和预防疾病的行为。

患者是否遵从医嘱常常决定了治疗的效果和疾病的后果。在就医过程中，常常还有不遵医行为，不遵医行为不仅妨碍治疗方案的正确决策和顺利实施，影响治疗效果，甚至危害患者健康，造成资源浪费。

2. 遵医行为的影响因素

（1）医疗服务：医院的设施设备和医疗环境、医务人员的工作态度、医疗水平、外在形象等，如不能得到患者的信任，有可能导致患者不遵医嘱。

（2）医患沟通：医务人员与患者之间没能做到相互尊重、没有良好的交流、没能对医治方案做到很好的沟通，患者对医嘱有可能理解不明，会导致患者不遵医嘱。

（3）疗效结果：患者因疗效不理想，没有明显的效果，医务人员采取的医治方法与患者所愿有差异或诊疗措施过于复杂，患者有可能会降低就医率。

（4）个人认知：患者对疾病认识不足，稍见有疗效就停治出院，没坚持继续治疗；或因文化的原因对医务人员的治疗和建议领悟不够，对医嘱不能理解，不能记住；还有对治疗措施有疑虑、有恐惧等等。个人认知因素都会影响患者遵医程度。

（5）家庭、经济：缺乏家庭支持或经济条件困难则可能无法遵医行事。

（6）时间、行为：患者有可能工作忙、生活无规律，或因病程长、生活方式难以改变等原因未能坚持治疗、中断治疗。

（7）继发获益：当患者因为疾病状态得到某些好处时，有可能在利益所驱下，产生不遵医行为。

（8）医疗体系和社会保障：当患者不能就近或及时得到医疗服务、不能得到医疗保障时，有可能降低遵医行为。

3. 提高遵医率的方法

（1）建立良好的医患关系：医院要提高认识，加强科学管理，努力提高医务人员的业务水平和服务方面的综合素质，加强医患之间的沟通，融洽医患关系，赢得患者的信任。

（2）医嘱要简明：医务人员要用患者听得懂的方式，耐心说明医嘱，讲清不及时治疗的后果，尽量调动患者的积极性，使其主动执行医嘱。

（3）设计患者能接受的治疗方案：在不违背治疗原则的前提下，要尽可能地让患者或家属参与治疗方案的制订，结合患者的经济能力，设计出患者愿意接受的治疗方案。

第二节　患者的心理需要及患者的心理活动

随着进入患者角色，个体在整个医疗过程会围绕疾病的发生发展、转变产生一系列的心理变化。个体从一般社会角色转换为患者角色，既具有正常人的一般需要，又产生了与疾病有关的各种心理需要。伴随疾病的痛苦、与亲人的分离、面对特殊环境、经济压力和某些隐私的暴露等，患者的个体需要变得错综复杂，需要的层次也会随疾病的变化有所改变。往往容易导致多种心理冲突，严重影响患者的身心健康。由于受不同地域环境、不同文化背景、不同生活阶层、不同疾病严重程度等方面的影响，患者的心理表现各不一样。医务人员要提高多方面综合素质，对患者的心理需要变化加强认识，在生理、心理方面去积极影响患者的治疗、护理和康复。

一、患者生病的心理变化过程

（一）从健康到生病期

此期患者一般都有否认病情或降低疾病严重程度的表现。当患者被医务人员告知需要入院治疗时，会表现出多种负性心理反应，如焦虑、抑郁、埋怨、自责，甚至寻衅、争吵、自我孤立等，医务人员要理解这是患者的常见心理防御反应。要能敏锐地识别他们的各种心理反应，帮助他们面对现实、承认疾病的存在，鼓励他们表达自己的情感，及时赞扬他们对疾病态度积极的方面。让他们知道必须放弃原来的社会角色，接受别人的帮助、诊断与治疗，与医务人员合作以恢复健康。

（二）接受生病期

此期始于患者接受生病的事实，并且扮演患者角色的时候。患者开始放弃或暂停其他的社会责任，停止否认并且承认自己生病，接受别人的协助，集中个人的精力以关心自己及对治疗的反应。因此，此期患者的行为变得以自我为中心，对周围其他事情的兴趣降低，注意力集中于身体体征的变化，急于获得与自己有关的信息，甚至学习有关的病理和药理知识。行为上患者较顺从、易合作，和医护人员的关系变得和谐和依赖，迫切希望早日治愈疾病。

（三）恢复期

患者身体逐渐恢复健康，开始向生病前社会角色转化。此阶段适应不良的患者行为表现为依赖、忧虑、拒绝角色转变。如担心疾病治疗后遗症或迁延成慢性疾病或复发、治疗给个人和家庭带来影响，担心无法胜任生病前的社会工作，怕将疾病传给亲人或同事等。因此，医护人员要有意识地了解患者出院后所关注的问题，在系统评估的基础上，制订出院指导计划。护理人员应该从多方面去收集资料、组织资料，了解疾病对患者的冲击，才能采取适当的护理行动来帮助患者。

二、患者的心理需要

患者入院治疗，虽然角色转换了，环境转换了，但作为一个“人”，正常的要求、一般的反应、心理的变化和需求还是存在的。尽管不同患者所产生的心理反应和需求不一样，但也有一些共同的地方。患者的心理需要主要有下列几方面的内容。

（一）安全与早日康复的需要

每位患者在入院治疗时，最大愿望莫过于尽快康复，早日出院。在患病后，患者首先考虑疾病危险程度、并发症、影响范围等，想知道疾病会对自身带来哪些安全影响，迫切希望得到医务人员及时准确的救治和解释。而因治疗导致环境的变化，医院诊疗手段与措施的应用，甚至有可能有手术的要求等等，都会使患者有不安全感。因此，医务人员要增强责任心，以患者为中心，理解其心情，尽可能避免能引起患者不安全感的语言行为，消除患者的疑虑，做好患者安抚工作。

（二）信息的需要

患者在医院就诊治疗，出于对疾病的恐惧，迫切需要了解自己患何种疾病，疾病的转归预后结果如何。因此，医务人员要尽力为患者提供相关信息，让他们知道有关的医院制度、治疗安排、自身疾病的进展和预后，如何配合治疗等。使患者在各个不同治疗阶段能与医务人员及时沟通和交流反馈，再加上家庭、亲属、朋友、单位等其他信息的满足，能减轻患者的担心和焦虑，使其能心境平稳，积极主动配合治疗。

（三）和谐环境的需要

因为社会条件的原因，患者就诊治疗一般以病房病床为活动中心，空间狭小、单调，生活和消遣都受不同程度的限制和干涉，完全处于被动状态，在生理、心理上有可能造成负性影响。此时，医护人员要从患者的角度出发，为患者创造一个友好和睦、新鲜刺激的积极氛围，根据不同的病情及患者的具体情况和客观条件，安排适当的活动，如听广播、看报纸、看电视，组织患者参加适当的文娱活动，或其他联谊活动，拓宽患者的视野和思维，减轻患者心理上的孤寂和失落，和谐环境能使患者安心治疗。

（四）接纳的需要

患者因病治疗进入新的环境，由于盼望得到及时的治疗和护理，患者会主动熟悉医疗环境和治疗程序，希望尽快被医务人员及病友所接纳。医护人员应该理解患者，主动关心患者，及时和患者沟通交流治疗和护理措施，并帮助协调病室间的人际关系，同时取得患者以及家属的支持和配合，让患者在医院有归属感、接纳感。要在病房中营造一种相互关怀的气氛，呼应家庭和友人的爱情和亲情，这是心理护理的主要内容。

（五）尊重的需要

每个人都需要得到别人的尊重，患者在患病后，由于角色的变换、疾病的恐惧和焦虑心理，不仅自我评价低，而且对他人的评价也极为敏感，自尊心极易受伤害。在医院这一新的环境，患者仍希望自己的价值得到认可，因此，他们希望得到他人的尊重和关心。患者特别在意医护人员对自己的态度，希望到得医护人员的重视。医护人员应该热心、耐心、细心、一视同仁地对待患者，尊重患者的权利和稳私，保护患者的自尊。

（六）自我实现的需要

人生有很多理想和抱负，当疾病发生，很多计划就被干扰、生活规律就会被打乱，甚至人生目标再难以实现，此时，个体会面对身体和心理上的双重打击，情绪变化大。对一个有成就动机的患者，一般应引导其根据病情对自我实现目标加以调整，鼓励患者从身体的情况出发更实际地来考虑成就问题。比如制订康复计划，达到锻炼目标，找回自我成就的感觉等，以便能完全地实现较低层次的需要。

三、患者常见心理问题及干预

患者患病后受着疾病折磨和精神上的痛苦，常产生许多心理反应，他可能会感到丧失或即将丧失某些有价值的东西的威胁，因而痛苦、焦虑或恐惧。同时，患病引起的软弱、被动、需要别人照料，会引起患者的羞愧感；有些疾病由于社会的偏见和忽视，或被认为威胁到别人安全需要隔离，常使患者感到自卑，如精神病、结核病等。有时患者认为疾病是对他们过去不良行为的惩罚，而产生负罪感，表现出种种消极心理和行为。在患病期间，患者的认识、情绪和性格等方面都可能发生某种程度的变化。

个体进入患者角色后，在疾病状态下会出现一些与健康人有所不同的心理现象，被称为患者的心理反应。虽然生病期间每个患者的心理反应表现得千差万别，但其必然有一定的规律性。医务人员分析这些共性的问题有利于把握患者心理反应的一般规律，从而为心理干预或心理护理打下基础。

（一）认知方面的心理问题与心理干预

准确感知、记忆和思维的前提是心理平衡，由疾病所引起的心理与生理应激反应会破坏心理的平衡，直接或间接损害患者的认知功能，甚至会造成认知功能障碍。表现为：

1. 主观感觉异常

主观感觉异常是患者认识上的变化，患者患病之前作为社会角色，心理活动指向外界客观事物，对自己的躯体状况不太留意，而一旦患了病，就会有选择性地接受他认为与疾病有关问题加以注意，住院致使患者躯体活动减少，加上住院环境安静，使患者感受性提高，不仅对声、光、温度等外界刺激敏感，甚至对自己的呼吸、心跳、胃肠蠕动的声音都异常地敏感。有时，患者还会出现时间知觉异常、空间知觉异常，感觉住院生活枯燥，有“度日如年”的错觉。

2. 对客观事物敏感

患者进入患者角色以后，对某些客观事物异常敏感，如对各种检查敏感，以为自己患有特殊疾病；对治疗敏感，怀疑诊治效果的好坏；对家人朋友的关心开始敏感，猜测自己给大家带来一些不好的影响；对医务人员的举止言行敏感，认为医务人员对自己的病情或其他方面有所隐瞒，甚至对过去不曾关心的事情也开始关心起来。

3. 认知评价主观片面

由于疾病对生理和心理的影响，在患者的感知、记忆和思维等方面会出现主观认知偏差，如判断能力下降、在某些医疗问题上表现犹豫不决，再加上由于医学知识有限，对疾病性质和预后的认识片面，会造成患者对疾病进行主观地认知评估，有时可能会出现对治疗不满意的现象。

心理干预时要针对患者的具体情况，向患者提供必要的信息，使其正确认识疾病的发生发展过程，说明可能给其带来的痛苦和威胁，使其对疾病有一客观、全面的评价，以减少患者不必要的猜疑和过度敏感，维持正常的心理平衡。

（二）情绪反应及心理干预

患者的心理反应中最突出的就是情绪问题，常见的情绪反应有：

1. 焦虑

引起患者焦虑的因素是多方面的，如疾病本身、诊断过程、治疗手段和对治疗效果的不恰当估计。医护人员、其他病友及亲友的某些言行，会使患者产生焦虑，严重的焦虑情绪会影响治疗过程及效果，需要给予恰当的解决。

医务人员接触患者的时候，要热情、主动，认真进行检查和诊疗，通过交谈了解患者焦虑的相关因素，有针对性地给予心理指导，使患者尽快适应医院环境和制度，建立良好的医患关系及病友关系。在某些检查和治疗方面给以简要介绍，使患者有一定的心理准备，实践证明这是一种减轻焦虑的好方法。

2. 恐惧

患者的恐惧常伴随着疑惑，对诊断、治疗方法及效果的怀疑，担心误诊误治、药物的副作用、手术的后遗症等。害怕疾病的不良后果、治疗时的痛苦、术后疼痛以及担心疾病后的工作能力受影响，是引起恐惧的原因。

心理干预时要认真分析患者的心理特点、恐惧的原因和促成因素。针对患者的具体情况，给予支持性心理治疗。同时也要向患者提供必要的信息，说明可能给患者带来的痛苦和威胁，以减少不必要的猜疑和恐惧，改变患者的认识，达到减轻或消除恐惧情绪的目的。

3. 抑郁

患者的抑郁情绪，主要由治疗不顺利、不理想，缺乏治疗的信心和勇气所致。与患者的年龄、人格、家庭因素也有关系。患者表现出闷闷不乐、忧愁、压抑、悲观、失望、自怜和绝望，对周围的事物反应迟钝，失去生活的乐趣，也有人有轻生的念头。长期严重的抑郁对患者是不利的，抑郁一方面影响医生对疾病的诊断和治疗，另一方面也会降低患者的免疫力，从而引发新的疾病。

医务人员要提供有希望的治疗信息，通过解释和开导，让患者逐渐树立治病信心与勇气，要增加患者的娱乐活动内容，转移患者的注意，鼓励患者与其他人的接触。对有过轻生念头的抑郁患者，应注意其心理变化，增加接触机会，通过良好的医患关系影响患者的情绪，建议患者与心理医师保持联系。

4. 孤独感

患者在医院这个特定的环境里，人员生疏，环境不适应，行为受到限制，离开了原来熟悉的氛围与外界的各处联系突然中断，更加感到孤单。医护人员应主动自我介绍，多与患者交谈，帮助住院患者尽快熟悉医院环境。设置电话，增加长期住院患者的对外交往机会；增加娱乐设施，活跃病房的文化生活，允许并鼓励家属探视。

知识拓展 11－2

祖国医学著作《黄帝内经》表述了我国古代医学家从心身相关的角度对疾病的认识。《内经》把人的心理活动称之为“心”或“神”，神的活动“五神”和“五志”来表现。所谓五神即神、魄、魂、意、志，分属于五脏：心藏神、肺藏魄、肝藏魂、脾藏意、肾藏志。五脏又产生五志：即喜、怒、思、忧、恐。并认为心在志为喜，肝在志为怒，脾在志为思，肺在志为忧，肾在志为恐。说明了人的心理活动和躯体的生理活动密切相关。

5. 愤怒

这种情绪反应多见于治疗受挫的患者。治疗受挫的原因很多，例如，医疗条件限制，医护人员的服务态度差，技术水平低，个人身体状况差或患上难以有效治疗的疾病，医院管理混乱使患者有意见却难以投诉等。此外，患者的愤怒也可来自医院和医疗之外。因此，应加强医院管理的科学性，提高医务人员的素质与服务质量，增加医患间的沟通，为患者提供疏泄机会，以防止和消除不良情绪。

（三）行为问题及心理干预

1. 行为问题

患者的行为问题主要有被动依赖和不遵医嘱。由于疾病使自理能力下降，加之渴望得到周围人的帮助与关心，患者产生依赖心理与行为，这对于患者接受和顺应患者角色是有益的，也是正常的心理反应。患者家人、同事的关心照顾，医务人员根据病情限制患者的活动，会增加患者的依赖性。当疾病缓解或基本痊愈时，如果患者的被动依赖行为仍然保持着，则不利于康复，会影响患者向生病前社会角色的转变，是意志变化的一种表现，应当加以干预。

许多疾病同不良行为或生活习惯有关，改变它们便成为这些疾病治疗方案中的一个重要组成部分。这些挑战可激发许多患者的意志努力，但也会引起一些患者意志的不良变化。有些患者不能对自己的决定和行动予以合理的调节，表现盲从、被动或缺乏主见；有些患者则缺乏坚毅性，稍遇困难便动摇、妥协、失去治疗信心；还有些患者变得缺乏自制力，感情用事。配合医护人员医治疾病，力求达到复原的目标，这是对患者意志的一个考验。

2. 心理干预

(1)建立融洽的医患关系，取得患者的充分信任与尊重，鼓励患者主动参与治疗，共商诊疗方案。

(2)医护人员要指出被动依赖和不遵医嘱的危害性，鼓励患者克服困难，尽可能自我照料和改变不良行为和生活习惯。

(3)纠正患者对检查及防治措施的错误认识和不正确的态度。

(4)采用行为矫正技术。

四、疾病严重程度与患者心理活动

(一)急性病患者的心理活动

急性病患者，是指那些发病急、病情严重因而需要紧急抢救的患者。瞬间袭来的天灾、人祸或恶性事故等超常的紧张刺激，可以摧毁一个人的自我应对机制，出现心理异常。作为一名正常社会角色，因为身体不适去医院检查，无意中被诊断出恶性疾病，也会因过分恐惧而失去心理平衡。急性病患者往往起病突然，发展迅速，病势凶猛，对突如其来的患病缺乏足够的心理准备，因而患者本身感到极度紧张，心理变化复杂，思想负担重。

同时急性病患者恐惧心理的产生还可由环境因素和疾病因素所引起。一般急、重病患者入抢救室(或监护室)治疗时，患者常受到“特殊”对待，患者特别恐惧抢救室内的各种抢救设备和器械。此外，对自身疾病是否严重、程度如何并不清楚，因而也容易产生恐惧的心理。同时强烈的光照、24 小时不分昼夜的监护、身体各部位各种导管的连接、医生紧张严肃的面孔所造成的紧张抢救工作气氛，更使患者感到恐惧不安。

疾病本身生理上的损伤，对患者也会产生巨大的心理作用。如心肌梗死患者持续性的剧痛，可使患者产生濒临死亡的恐惧心理；大出血的患者身体虚弱无力，再看到出血时也会产生紧张恐惧的情绪。

有些慢性疾病突然恶化的患者，也易于产生恐惧、绝望、失助、濒死感等消极情绪，往往可以加速患者的死亡。急性病患者不是面临生命威胁，就是遭受躯体伤残，心理正处于高度应激状态。急性病患者典型特点是具有明显的焦虑恐惧、紧张不安情绪，迫切希望得到最佳和最及时的抢救，以便转危为安。

急性病患者除了有焦虑、恐惧心理外，还可能产生濒死感、依赖心理等。因此对待急性病患者要表现出极大的热情和关怀，抢救工作迅速而娴熟，使患者感到有康复的希望

(二)慢性病患者的心理活动

慢性病患者一般是由生物、心理、社会等多种因素综合致病，因为治疗病程漫长，需要承受长期的疾病折磨，又因目前许多慢性疾病还没有令人满意的特效治疗方法，所以慢性疾病患者在治疗疾病过程中往往产生极为复杂的心理活动。

发病初期，患者常常不能进入患者角色，否认有病或不切实际地认为疾病很快就能根除，对疾病治疗表现急于求成；治疗过程中，他们寄希望于医术高超的医生或马上见效的新方妙药的问世，希望有医疗奇迹出现；随着病程和治疗的延续，患者会对治疗失去信心，产生失落感和挫折感，期待的心理会变化成情绪急躁或消沉，食欲减退、失眠，甚至产生悲观厌世心理。患有不治之症或久治不愈的患者，常常陷于悲观绝望的情绪之中，产生强烈的失助心理。

患者由于长期离开外界社会，过着单调乏味的疗养生活，易产生孤独和无用感。慢性患者一旦进入角色，便会有一个从被动需要到主动接受的过程。长期住院，患者甚至会在心理上持续依赖医生护士的治疗护理及他人的照顾，逐渐形成“患者角色”的习惯化，这种“习惯化”会成为患者康复的心理障碍。

慢性病患者，虽经多方求医，治疗效果并不理想；同时患病给工作、经济、家庭、社交活动带来诸多不便和一些负面的影响，导致其容易产生消极沮丧心理，丧失信心，感到自己成了家庭的包袱，单位的负担，认为自己的伤病、残疾拖累了家人，产生深切的内疚和自责。或者牢骚满腹、易怒、感觉万事不如意等心理。

同时沮丧心理反过来又可导致神经活动的机能失调，加重病情。甚至还容易引发失眠、头痛等神经衰弱的症状。

慢性病患者随着病情变化，情绪也时常变化，紧张、焦虑、忧愁、愤懑、急躁、烦闷等消极情绪经常出现。慢性病患者由于长期的疾病折磨，极易产生忧郁、不悦的情绪，有些甚至人格特征也发生变化。以动作迟缓、情感脆弱、谨小慎微、被动依赖、敏感多疑、自我中心为表现。他们过分关注机体感觉，过分计较病情变化，一旦受到消极暗示，就迅速出现抑郁心境，有时还可产生悲观厌世之感。

(三)传染科患者的心理活动

患者在医院治疗被确诊为患传染性疾病后，为了避免疾病的传染和蔓延，患传染性疾病的人都要实行隔离治疗。这时患者不仅自己要蒙受疾病折磨之苦，患

者的某些正常社交与活动空间就被限制和剥夺，这在患者的情绪情感上必然要引起剧烈的变化。患者一般心理表现如下：

1. 强烈的孤独感

传染科患者离开自己熟悉的生活环境，实行隔离治疗，不能与亲人朋友见面，一开始都产生自卑孤独心理和愤懑情绪。由于受到了隔离治疗，亲朋好友也会有意无意疏远患者，患者会感到自我的价值感突然失落。

2. 强烈的自卑

多数患者会产生自卑心理，感到自己成了人们望而却步的人，成了惹人讨厌的人，不敢说出自己所患病种，害怕别人鄙视和厌恶自己。患者对隔离治疗措施不理解，很反感，如在家中还要隔离使用毛巾、餐具等。觉得自己是寄人篱下，产生很强的自卑心理。

3. 敏感猜疑

因为许多传染性疾病具有病程长、难根治的特点，所以患者在治疗期间又易产生急躁情绪、悲观情绪和敏感猜疑等心理。有些人很在意搜集与己有关的信息，经常揣度别人尤其是医生护士谈话的含义。他们格外关注自己身体的生理变化，十分重视各项化验检查。自己用些什么药，以及有何不良反应，他们都想知道，尤其想掌握各项治疗的机理和效果，表现出对周围的事物特别敏感。

4. 愤懑自怜

传染病患者对受到隔离治疗缺乏思想准备，表现为无可奈何。患者在隔离后易产生一种愤懑情绪，悔恨自己疏忽大意，埋怨别人传染给自己，甚至怨天尤人，恨自己倒霉；有的则不能忍受隔离的寂寞，无缘无故地发脾气，常会抱怨自己得不到人们的帮助，顾影自怜。有这种愤懑情绪的人，有时还迁怒于人和事，易激惹，爱发脾气。有的甚至会跑出隔离区，损坏公物，采草摘花以发泄心中的孤愤。

由于传染病患者被隔离，与社会交往减少，因而护理传染科患者时，密切医患关系更为重要。医务人员对患者要真诚、热情，同时，要积极为患者创造探视条件，使患者多感受到一些亲朋好友的温暖。有条件的医院可用电视探视的方法，使患者和家属在电视上见面。

（四）手术患者的心理活动

1. 手术前患者的心理反应

凡需手术的患者都会产生不同程度的焦虑、恐惧、紧张等情绪反应，害怕疼痛、死亡、意外、残疾等。个别患者手术前还可出现血压下降、四肢发凉、颤抖、大汗淋漓。患者普遍反映，入院就盼早日手术，一安排手术日就惶恐不安，吃不下饭、睡不好觉，尽管在手术日的前一天晚上服用安眠药，仍难以入睡。

临床研究表明，患者术前的恐惧和焦虑，将直接影响手术效果，如失血量大、愈合慢等。相反，也有些患者把一切希望寄托于医生，表现出过分的乐观，对可能遇到的问题没有心理准备，甚至过分依赖和信任医生而无任何焦虑。资料表明：有轻度焦虑者，效果较好；严重焦虑者，预后不佳；而无焦虑者，效果往往更差。这是因为，无焦虑的患者由于对医生或手术过度依赖，过分放心，对生理上带来的不可避免的痛苦缺乏应有的心理准备。

各年龄阶段的人手术前恐惧心理也不完全一样，除了对安全性的共同担忧之外，又各有侧重：小儿主要是由于无知以及害怕手术后伤口引起疼痛；青壮年对手术的安全性、并发症、治疗后的预期效果以及术后康复等问题忧心忡忡；老年人则更多的是担心手术可能带来的死亡危险，害怕自己的身体状况无法承受手术所带来的创伤；而女性则更多担心术后躯体的形象，是否会残废和毁容，以及可能的并发症对未来生活的影响等。

因此，手术患者其实面临着趋避冲突的问题，一方面既希望医生尽全力救治，另一方面又渴望医疗过程中的安全性得到保障，希望技术高明的医生主刀，将手术的风险降到最低。护士要配合医生，以适当的方式将手术前准备的目的、意义及注意事项、可能发生的副作用告诉患者，使其有心理准备。

2. 手术后患者的心理反应

患者经过手术，尤其承受大手术的人，一旦从麻醉中醒来，意识自己已经活过来，颇感侥幸，这时他们渴望知道自己疾病的真实情况和手术效果。由于躯体组织受到程度不同的损伤，都会体验到刀口疼痛，加之躯体不能自主活动，又怕刀口流血或裂开，身体虚弱，不敢咳嗽、深呼吸或移动身体，多产生情绪烦躁、焦虑不安的心情。患者术后平静下来之后，大都出现抑郁反应，对周围事物不感兴趣，主要表现是不愿说话、不愿活动、易激惹、食欲缺乏及睡眠不佳等。患者的这种心理状态如不及时地排解，必将影响患者及时下床活动。如不能尽早下床活动将影响患者心、肺及消化等功能，容易引起营养不良、静脉血栓或继发感染等。

有些患者把术后的不适感，作为判断手术是否成功的臆想标准，误认为手术失败，产生沮丧心理，埋怨手术医生，甚至由此导致心理异常。具有中等程度焦虑的患者，术后心理反应与预后效果较好，而严重焦虑或很少焦虑的患者则较差。恶劣的情绪状态还易于引起并发症。一些特殊手术的患者，术后心理问题比较多。例如截肢后常忧虑今后如何适应生活、处理家庭关系以及工作等问题。当想到自己已成了残疾人，今后无法学习和工作，生活不能自理，而要长期连累亲人时，患者往往痛苦不堪，甚至产生绝望心理。

（五）重危患者的心理活动

科学不断发展，大部分患者的疾病经过诊治可以治愈，但不论医学发展到什么程度，总有一小部分患者因医治无效而面临死亡。临终患者的心理状态极其复杂，大多数面临死亡的患者心理活动变化分为五个阶段：

1. 否认期

患者得知诊断、从剧烈的心理刺激中平静后，不愿承认自己病情的严重，否认自己病情恶化的事实，常怀着希望到处求医，或故意保持欢快和不在乎的神态，以掩饰内心的极度痛苦，对可能发生的严重后果缺乏思想准备。

2. 愤怒期

接受了现实，患者知道生命已出现危险，表现得悲愤、烦躁、易激惹、拒绝治疗，甚至敌视周围的人，或是拿家属和医务人员出气，借以发泄自己对疾病的反抗情绪，生活习惯、饮食和睡眠会受到干扰和破坏，如夜不能眠、食不甘味。这是患者失助自怜心理的表露。

3. 妥协期

患者由愤怒期转入妥协期，对这一痛苦事实不得不接受，心理状态显得平静、安详、友善、沉默，但大多数不能恢复病前的情绪状态。这时能顺从地接受治疗，要求生理上有舒适、周到的护理，希望能延缓死亡的时间。

4. 抑郁期

患者已知道自己面临垂危，表现出极度伤感，并急于安排后事，留下自己的遗言。大多数患者在这个时期不愿多说话，但又不愿孤独，希望多见一些亲戚朋友，愿意得到更多人的同情和关心。

5. 接受期

这是垂危患者的最后阶段。患者十分平静，对死亡已做好充分准备。也有的人在临终前因疼痛难忍而希望速死。有些人病情虽然很严重，意识却十分清醒，表现出留恋人生、不愿死去的心理。

（六）妇科患者的心理活动

1. 羞怯心理

由于疾病的部位及传统道德观念的影响，妇科疾病患者不愿在别人面前述说自己的疾病，讳疾忌医，年轻、未婚患者羞怯心理更为严重。

2. 恐惧担心

妇科疾病患者主要是害怕检查与治疗带来的不适与疼痛，还担心疾病带来其他不良影响，如不育、夫妻生活不和谐等。

3. 焦虑心理

一些妇科疾病需要手术治疗，很多妇女认为手术会改变内分泌、体形，影响性生活。因此，常有一种心理上的损失或不完整反应，患者明显地感到失落，有强烈的丧失了作为一个女性角色的感觉。在术前术后有明显的焦虑、忧郁。

4. 自卑心理

妇科病患者中不孕与性病患者自卑心理较为明显。不孕妇女在心理上长期处于一种孤独、苦闷、压抑的状态，应有的社会地位得不到承认，产生自卑心理。

性病患者由于道德问题受到社会及家人的歧视，自卑心理更为严重。

医护人员应尊重患者的人格，注意保护隐私，做好心理疏导和疾病咨询。

五、患者心理活动与年龄阶段

（一）儿童患者的心理

儿童患者的突出特点是年龄小，对疾病缺乏深刻认识，心理活动多随活动情境而迅速变化。因病情需要而必须入院治疗的患儿，正蒙受着生理、心理的痛苦，在需要亲情、依恋和支持的时候，来到陌生的医院环境，突然看不到熟悉的亲人和朋友，还要面对打针吃药的治疗刺激，这对他们幼小的心灵容易留下创伤,大都表现为恐惧、焦虑和不安，经常哭闹、拒食及不服药，因此最好允许母亲陪护。但因为他们心理活动的注意力转移较快，情感表露又直率、外露和单纯，只要依据其心理活动特点进行护理，就易于引导他们适应新的环境。

（二）青年患者的心理

青年对于自己患病会感到很大的震惊，他们往往不相信医生的诊断，否认自己得病，直到真正感到不舒服和体力减弱才逐渐默认。有的青年不愿意把自己的病情告诉自己的同事或同学，他们担心疾病耽误自己的学习和工作，对自己恋爱、婚姻、生活和前途有不利的影响。青年的主观感觉异常敏锐，情绪是强烈而不稳定的，病情稍有好转，他们就盲目乐观，病程较长或有后遗症的青年患者，又易于自暴自弃、悲观失望，情感变得异常抑郁而捉摸不定。由于疾病的巨大挫折，他们会出现严重的精神紧张和焦虑，甚至导致理智失控，产生自杀念头，发生难以想象的后果。

（三）中年患者的心理

中年人既是家庭的支柱，又是社会的中坚力量，心理活动尤为沉重和复杂。

1. 忧郁

自觉患病后给家庭和工作带来许多困难和损失，因而显得忧心忡忡。

2. 多疑

中年期是诸多疾病的多发期，患者会对多种检查顾虑重重，怀疑患了不治之症，这种多疑心理常使患者心神不安、食欲缺乏、失眠多梦等。

3. 回避

有些患者担心患病后失去原来的职位和工作而不承认有病，有的为了减轻亲人的痛苦，常常隐瞒病情，回避现实。

（四）老年患者的心理

老年人一般都希望自己尽量健康长寿，他们自己不服老，也不希望别人说自己衰老，表现出强烈的惧死心理。老年人一般都有慢性或老化性疾病，所以当某种疾病较重而就医时，他们对病情的估计多为悲观，心理上也突出表现为无价值感和孤独感。有的情感变得幼稚起来，甚至和小孩一样，喜欢听恭维话，为不顺心的小事而哭泣，为某处照顾不周而生气。有些老年人怕患病后遭到儿女们的嫌弃而不承认患病。他们突出的要求是被重视、受尊敬。

本章小结

本章阐述了护理心理学中患者、患者角色概念；阐述了患者从社会常态角色转向患者角色的过程中的求医行为、遵医行为；以及伴随患者在整个医疗过程的各种心理活动。不同心理活动变化能影响疾病的治疗和康复。因此，护理人员在临床工作中，重视患者心理需要，理解患者心理变化，用积极的方法进行干预，为患者提供心理护理尤为重要。

案例分析 11-1

某男性，53岁，单位后勤管理人员，丧偶6年，现独住，嗜烟酒，不爱运动，平时性情忧郁，过分容忍，为人低调，办事无主见，常顺从别人，半个月前确诊为乙型肝炎入院治疗。入院期间常有垂泪叹息，半夜醒来喃喃自语。

在对该患者的护理中，护士有如下行为：

1. 护士甲：用自己的热情和微笑关注患者，希望能让患者心情开朗、平和。鼓励、调动患者与疾病作斗争的勇气，并启发其做力所能及的事以转移注意力。

2. 护士乙：经常同患者谈心，了解产生沮丧心理的原因，帮助患者正确对待疾病，让其了解乙型肝炎的起因、发展、变化及预后，想让患者从观念上改变，进而影响其行为、个性的变化。

3. 护士丙：给予同情和安慰，鼓励、说服患者遵循医嘱坚持治疗。指导患者认识掌握发病规律，科学控制疾病。

提问：

该患者入院前的行为特征是何种类型？患者入院后的心理需要和心理变化有哪些？

思考题

1. 解释患者、患者角色概念。
2. 试述患者心理需要及患者的一般心理活动。
3. 简述患者适应不良，患者求医行为、遵医行为。
4. 简述患者有哪些情绪反应。

第十二章　护理人员心理与心理护理

学习目标

1. **知识目标**　掌握护理人员心理、心理护理的概念；熟悉护理人员的心理保健、不同年龄阶段患者的心理问题及心理护理。

2. **技能目标**　熟练掌握应激控制训练技术。

3. **情感目标**　熟悉护理人员及特殊患者的角色心理，了解护理人员的工作应激。

心理健康是指生活在一定社会环境中的个体，在高级神经功能正常的情况下，内心世界平衡稳定、人格健全，能以社会认可的方式积极适应外部环境及发展的良好精神状态，是一种持续的积极的心理状态。相对于生理健康而言，是从人的健康内涵中扩展和升华出来的。临床护士是为人们提供健康服务的特殊职业群体，护士的心理健康状况直接关系到护理服务质量。心理护理又是护士的基本职责，社会的文明进步、护理科学的文明发展，要求当代护士在具备一定护理专业知识和技能的同时，还必须具备健康的心理。心理健康的护士才能做好患者的心理护理。本章介绍护理人员心理及心理护理。

第一节　护理人员心理

护理人员的心理指护士的感知觉、注意、记忆、思维、情绪、性格等心理现象及外显行为模式。护士的心理与患者的身心健康、护士的身心健康息息相关，护士与患者接触最多，护士的一言一行都在患者的感受之中，都会引起患者复杂的心理反应，影响到治疗效果与患者的身心健康。因此，研究护士心理，关心护士身心健康，指导护士胜任角色，帮助护士优化职业心理素质非常重要。

一、护理人员的角色心理

职业角色心理是指与职业有关的特定心理，是个人在长期的职业生活中，有意无意地按职业角色的需求去工作、行动，因而必然打上了所从事职业的烙印，形成特定的职业角色心理。角色变化是带有一定期望值的社会地位的行为模式变化，角色随时代发展、社会需求不断演变，逐渐以其生动、美好的角色形象赢得社会广泛认可，护理人员的角色心理也如此。

(一)护理人员职业角色化过程

护理人员职业角色化过程中，可能出现以下情形。

1. 角色适应正常

指角色扮演者表演正确适度，符合角色要求。

(1)角色期待。角色期待是指社会规定的用来表现角色的行为模式或社会身份的一套行为准则。如未来护理人员的角色及角色心理。

(2)角色学习。角色学习是在特定的社会和互动中掌握角色的行为规范、权利与义务、态度与情感、知识与技能的过程。

(3)角色认知。角色认知是指角色扮演者对社会地位、作用及行为规范的实际认识和对社会其他角色关系的认识。任何一种角色行为只有在角色认知十分清晰的情况下，才能使角色很好地扮演。

2. 角色失调

角色失调就是角色扮演者表演出错，给自身及其他扮演者带来困扰，引起角色不符或不适。

(1)角色冲突。护理人员在一定程度上接受了传统的角色分工原则和传统的性别角色观念，而角色的不断变化，使她们经常陷入角色冲突之中，并产生一些消极的人格心态，主要表现为依赖心理、成就动机不强、自卑心理和意志薄弱。

(2)角色混乱。角色混乱就是在护理工作中不清楚自己的职能范围或超越职权行使本不属于护理工作的职能。

(3)角色缺如。不能或不情愿进入护士角色。

(4)角色减退。已进入角色的护士，因环境、家庭、工作、感情等因素，或由于正常社会角色的责任、义务的需要，可使护士角色行为减退。此时，护士不顾工作而表现出对患者护理不充分或不重视，从而影响护理质量。

(5)角色行为强化。由于适应了护士工作，产生了对护理工作的习惯心理，如任何事情都“三查七对”、任何操作都遵循护理程序、按医嘱办事等成了自己的行为模式。虽然已离开医院，但工作模式加强，心理上产生了“衰弱感”，对自己的行为表示怀疑，对承担原来的社会角色恐慌不安，安心于已适应的护士生活模式，不愿重返原来的生活环境。

(二)护理人员角色心理基本要求

职业指导专家霍莱指出：每种性格类型的人，都会有其感兴趣、易适应的职业。如感情丰富、喜欢想象者，多对作家、艺术家等职业易适应；喜欢冒险、乐于竞争者，易对企业管理等工作适应；保守刻板、力求务实者，比较适应财会、档案、文秘等办公室的工作。个体人格特征是良好职业角色的基础。

(1)温和细腻、感情丰富、善解人意、刻苦勤奋、吃苦耐劳等个体人格特征，都是护士职业角色的基本组成和良好基础。若某女护士具有办事毛糙、粗心大意、丢三落四等“假小子”做派，多难以适应或不适宜当护士。随着护士职业的社会职能不断增强，其角色素质内涵更加丰富，“凡女性即可当护士”的观念已过时，“情绪稳定性、社会适应性、人际关系主导性”等人格特质，已成为护士角色心理不可或缺的核心成分。若护理人员角色心理“核心成分”严重缺陷，有社会适应困难或有较显著人际能力缺陷，很难成为称职护士。

(2)护理人员角色心理可以强化。护士自身的某些人格特质可不断强化、较快地趋于成熟，其角色心理也跟着变化。如充满稚气的护士，经历职业环境所特有的复杂人际关系后，护士的人际交往沟通能力明显增强，能妥善处理特殊情境的人际冲突，有助其巧妙斡旋社会上各种复杂的人际冲突，终身受益。

(三)护理人员的角色及角色心理经历

1. 历史上护理人员曾有的角色及角色心理形象

(1)看护形象。据史载，护士的最初称谓是“看护”，首创于4世纪第一所“大教会病院”规则中的医治和看护患者的制度，看护、照料患者的人，便形成了“护士”这个新职业群体。

(2)母亲形象。希腊文“natricius”含有“体贴、保护、照顾”的意思，英文“nurse’可译作“乳母”。最初护士主要以“温柔、慈祥”塑造了慈母般职业角色形象。

(3)宗教形象。中世纪的欧洲，许多教会设置医院，教会倡导的“护士应奉独身，长居修道院，超尘脱俗，严守纪律”等观念，使护士常以“宗教化身”面向公众，故职业角色形象具有浓重宗教色彩。

(4)仆人形象。此职业形象主要发生在16至19世纪，是护士历史形象的最暗淡年代。当时的宗教势力，视“病魔”为“对罪恶的惩罚”，把患者看做“罪有应得”，连同对患者的照料、救护也是“非仁慈的、卑贱的”。当时护士大多源自出身寒微、家境潦倒，甚至是为了生存而无法顾及名声的女性，她们的社会、经济地位低下，其角色形象被视为“奴仆”。

(5)南丁格尔塑造的早期形象。南丁格尔率先向世俗观念挑战并积极倡导：“从事护理工作，要有高尚的品格、相当的专业化知识、专门的操作技能”等。南丁格尔强调护士“千万不要有意或无意地惊醒患者，这是护理质量好坏的先决条件”。她特别指出，“护理学是内科、外科和公共卫生学的有技术的奴仆，但绝不是内科、外科医生和卫生官员的有技术的奴仆”。

(6)继承南丁格尔的扩展形象。19世纪末至20世纪40年代，现代护理学科进一步形成有特色的研究和活动领域，逐步具备了学科理论雏形，学科专业迅速发展。两次世界大战造成的伤残者逾一亿，数亿人挣扎于死亡边缘，社会的需求，把护理工作推到救死扶伤第一线，造就了大批积累了丰富经验的护士。随着近代医学的高速进步，护士以“擅长配合医疗工作”、“具有熟练的操作技巧”等职业角色形象得到社会的进一步承认和赞扬。在继承南丁格尔早期形象的同时，又扩展出两种护士的新职业形象：即专业的“技艺形象”和医生的“助手形象”。

2. 现代护理人员的复合角色及角色心理形象

(1)适应发展的专家型人才。护士能主动适应医学模式的转变，积极变革旧式护理体制，勇于创建护理学科新理论；能紧随现代医学快节奏，参与医学领域精细分工，准确掌握生命救护新技术，护士在患者身心康复方面的重要作用无可取代。

(2)结构合理的知识型人才。高等护理教育改变了护理教育突出“技能型职业培训”的传统模式，健全了从中专到博士的多层次系列化护理教育，护士队伍的整体知识素质显著提高。护士从以往的单一专业技能型人才，发展成复合结构的专业知识型人才。

(3)开拓创新的研究型人才。知识结构的优化，极大地开拓了护士的视野，护理学科从“理解掌握专业理论、熟练运用专业技术”扩展到“探索学科发展前沿、研制推广先进技术”的较高境界，在本专业领域取得突破性进展，护理人员从理论研究到技术创新硕果累累，在维护人类健康的广泛领域施展才华。

(4)社会保健的管理型人才。护士的足迹，遍布医院、家庭、社区，大量的健康保健均由护士承担。在高等护理教育较普及的发达国家，护士开诊所、管医院、办教育等，独当一面。机遇和实践造就了一大批颇具组织才能、懂教育、会科研、善管理的优秀护理人才。

综上所述，护理人员目前的职业角色中，得到社会认可、护理人员自身认同的工作角色有：①关怀者和照顾者。虽然护理内容从“照料患者生活为主”，转向“科学技术手段服务为主”，但护士的关怀和照顾患者的角色形象始终未变。②健康促进者。南丁格尔指出：“护士的服务对象，不局限于医院里的患者，要更多地面向整个人类社会，通过社区组织预防医学工作，展开公共卫生护理。”③教师。护理人员在培训年轻护士中、在健康宣教中都充当教师角色。④咨询者。护理人员要解答不同层次健康需求的人们的健康问题，提供因人而异、最实用有效的身心保健知识，充当咨询者角色。⑤辩护人。护理人员在某些场景中承担辩护人角色。⑥协调者。护患关系中，护士处于中心位置，与患者接触最多，是连接各种复杂人际关系的纽带。如护士需协助患者与医生沟通、促进患者彼此间交往、协调患者与家属的关系等。⑦管理者。在病房管理中，护士长往往充当科室行政管理者角色。⑧计划者。护理程序中包含有计划环节，护士是促进健康过程中的计划者。⑨研究者。护理学作为一门独立的专业，有其自身的科学研究工作，随着大量高学历护理人才的培养与锻炼，护理研究正快速发展，部分护理人员作为研究者的角色名副其实。

职业之外，护士一样要充当母亲、妻子、女儿、姐妹或父亲、丈夫、儿子、哥弟等社会角色。

3.未来护理人员的角色及角色心理形象

世界卫生组织提出“21世纪人人享有卫生保健”的全球性策略目标，对护士职业的发展提出了更高标准和更新要求：护士不仅要帮助患者恢复健康，而且要使健康人保持健康。护士角色的未来形象，将以更加理想的模式，展现在世人面前。

(1)专家、学者型人才。指护士具有较渊博的人文学科知识和必备专业基础理论，能独当一面地开展本专业的理论与实验研究，能独立地解决本学科发展的重要课题。

(2)科普教育工作者。指护士能向不同层次、需求的人们，提供因人而异、最实用有效的身心保健知识，能广泛开展公众的身心自我保健等健康普及教育。

(3)应用型心理学家。指护士须参与各类心理健康、心理卫生问题的研究，能对不同年龄、职业、社会文化氛围的人群，尤其是给患者、老人进行心理卫生保健，能将相关心理学理论运用于临床护理实践。

(4)健康环境的设计师。指护士能系统应用心理学、美学、生物学、建筑学等专业的知识和技能，学会设计、美化，营造有益于人们身心健康的物理环境和社会环境，全方位为患者提供温馨的环境。

(5)人际关系的艺术家。指护士具有较高的社会智能，能在频繁、复杂的人际交往中游刃有余，较好掌握并灵活应用人际沟通技巧，主导护患关系，协调患者与他人的人际氛围。

(6)高层次的技术能手。指护士须以高层次专业教育为基础，能对一切运用于人体的操作技术，做到“知其然亦知其所以然”，能给患者合理、科学的解释。

(7)默契合作的医疗伙伴。指护士应与医生互为助手，面对共同的工作对象时，体现“你中有我，我中有你”的默契合作。

(8)崇尚奉献的优秀人才。南丁格尔曾坚持“优选人才”的原则，从1000～2000名应聘者中严格挑选15～30名学生。未来的护士职业，宜优选文化素质较高、充满爱心、崇尚奉献、具有良好人格特质的个体。

二、护理人员如何适应职业角色

因护理人员工作角色的多重性、复杂性，且更多地与患者打交道，要很好地适应职业角色，还需要从多个方面要求自己。

(一)心理上要忠于职守并富于爱心，适应自己所扮演的角色

(1)忠于职守，是由护士职业的特殊性所决定的。无论何时何地，护士都必须忠实地执行各项工作规则，自觉遵守职业法规。忠于职守，要求护士具有较强

的自我约束能力，能够长时期、持之以恒地在无任何监督的情况下，自觉地维护职业准则。如独自工作时，必须自觉地执行“三查七对”，不允许有半点敷衍、搪塞等。又如门急诊护士要适应在面对大量迫切就医患者时始终保持理智和耐性。此外，护士还要调整自己对各种从未体验角色的适应。护士就业前，大多是“父母身边娇娇女”、“寒窗苦读的学生”等角色；一旦做了护士，就需学会体恤各类患者的病痛，在患儿面前，做爱幼的好阿姨；在老人面前，做敬老的好晚辈；面对痛不欲生的患者，要给予其劝导和宽慰等。

(2)富于爱心，是指护士为促进和维护患者的身心健康，能随时给受病痛煎熬的患者以很大的热心与关心，需要护士为患者奉献一些常人看来比较特殊、出入不平衡的情感，甚至为“救死扶伤”忍辱负重。护士的情感，不应是一种直觉的情绪反应，不应是个人的某种狭隘情感，而应是一种合乎理智、具有深刻社会意义的情感活动。

(二)情感上要高度负责与同情，善于沟通，适应护理对象

根据心理学一般原理，相似的刺激反复呈现，接受刺激者便会对刺激产生适应或疲劳，逐渐降低对刺激的敏感性。但治病救人的神圣职责，不允许护士对来自患者的重复、持续出现的“相似性信号”有丝毫迟钝或疏忽。因此，要求护士凭借高度负责与同情，对患者的各种刺激保持“高敏状态”，及时、准确地对患者的“报警信号”做出最迅速反应。作为常人，初次或偶然看见患者痛苦呻吟，大多会充满同情和关注；但久之可因司空见惯而麻木不仁。职业的特殊使命，不允许护士对患者的痛苦呻吟有半点习以为常或视而不见，否则就可能造成延误诊治、危及生命等严重后果。护理人员要尽可能提高自己的护理技术，并通过熟练过硬的操作技术，尽可能圆满完成各项护理任务。

(三)情绪上要有良好的情绪调节与自控能力，情绪稳定，适应护理工作的强负荷

一方面，因为特殊的工作性质、环境氛围等，人员编制不足、强负荷劳动等易使护士产生情绪问题；另一方面，特定的服务对象，要求护士始终保持积极稳定的情绪状态。良好的情绪调节与自控能力，是护士情绪修养的基础，也是为患者营造积极、乐观情绪氛围的前提。《现代护理学》中“每个护士都应牢牢记取的惨痛教训”里记载着：“一位患心肌炎的女青年，即将病愈出院前的一次服药中，突然听见护士惊呼其所属床号的药发错了，随即倒地抽搐，继而发生室颤，终因救治无效而死亡”。事后证实，患者猝死的直接原因是“心因性恐惧”。可见，护士若存在情绪调控等角色缺陷，极易导致职业角色的不适应行为。

(四)社交上要擅长人际交往与沟通

作为协调者，护士在与疾病状态下身心失衡、人际能力相对降低的患者频繁交往时，能否使患者尽快适应特殊情境的人际氛围，很大程度上取决于护士的护

患交往与沟通。有学者指出：人际能力是护士胜任职业角色的最主要因素。

（五）行动上要有较健全地社会适应性，适应护理环境

职业的"社会工作者"属性，要求护士学会适应各种环境，无论置身于嘈杂还是孤寂中，都能保持良好心境，沉着应对。

（六）性格上要稳定沉稳开朗

护理人员较适合的气质与性格类型，对其日后形成较理想护士角色至关重要。非常典型或极端的气质、性格类型者，不适于做护士。如典型胆汁质者缺乏自制力、易怒、生硬急躁等特征；典型抑郁质者情绪深沉、压抑、过分腼腆等特征；典型不稳定内向个体的忧郁、悲观、缄默、刻板等人格特质均与护士职业特质相去甚远。一般认为，多血质、黏液质及各种混合型、一般型的气质，稳定外向型和稳定内向型的性格类型等，具有谨慎、深思、平静、节制、可信赖、活泼、随和、健谈、开朗、善交际、易共鸣等特征，与护士职业较吻合。

三、护理人员工作应激及应激反应

本书第五章介绍了应激及应激反应，护理人员在工作中，一些工作具备超负荷、冲突和不可控制性三个基本特点，可以引发护士工作应激及应激心理反应。

引起护士职业心理应激反应的因素较多，有来自社会方面的，职业范畴方面的，也有涉及个体自身方面的，本章只讨论护理人员的劣性应激即病理性应激。

（一）社会文化的影响

社会文化对护士职业心理应激反应的影响，主要表现为护士职业心理素质的社会期望值与护士个体目标、行为模式之间有差距。差距少，护士职业心理应激反应少；若差距过大，则护士职业心理应激反应大。目前，社会期望值影响护士职业心理主要表现在以下几个方面。

1. 社会低期望值与职业高发展目标存在较大差距

"社会低期望值"，指社会上有人受传统习俗、社会偏见等影响，对现代护士职业的社会职能做较低评价。由于传统观念的影响，社会上一直存在着重医轻护的偏见，认为护士只是打针、发药、生活护理。护士社会地位低，其为患者付出了汗水和艰辛却得不到社会的认可，患者偏向尊重医生，甚至有因对医生有意见而迁怒于护士的现象。在市场经济下，相当一部分医院也存在重医轻护的现象，认为医生能"开大刀，收大钱"，而护理费少，在引进人才、外出进修学习、奖金分配、福利待遇等方面均偏重于医生，使护士在心理上失去了平衡，产生失落感。"职业高发展目标"，指当今护士尤其是接受高等护理教育的护士对其所从事专业未来发展的充分认可。而经过现代教育的护士，对随时代发展已显著提高社会职能的职业有较深刻了解，对其职业的未来发展目标有理想的憧憬，由衷希望得到社会公众的广泛认同，十分反感他人对护士职业的误解或低估。来自社会低期望

值的各种议论，可使护理人员对其所从事职业的前景发生困惑和动摇，对职业心理素质产生消极影响。

2. 社会的群体期望值与职业的个体角色行为存在较大差距

"社会的群体期望值"，指社会上有人按照护士职业规范所确立的较理想标准，对护士职业群体有较高境界的期望值。护士个体的职业角色行为，与社会对护士职业的群体期望值存在一定距离是显而易见的。社会上大多数人，认为通过诊治的患者都应该康复，一旦患者没有康复，往往会对医务人员进行过多的责难。近年来民众的法律意识提高，《医疗事故处理条例》的颁布实施，医疗民事诉讼案的日益增多，过分担忧患者出意外，唯恐差错事故的发生，进一步加重了医护人员的心理负担。使某些护士面对"社会的群体期望值"时，感受到较大压力或无所适从，继而产生一些角色不适应行为。

可见，社会低期望值可对护士职业心理素质产生消极影响；过高的社会期望值，也可对护士职业心理素质形成干扰。

3. 社会的整合期望值与职业的角色分层行为存在距离

"社会的整合期望值"，指社会上有人较少考虑护士的年龄、资历、受教育层次等方面的差异，仅根据其对某护士的片面印象，就给予经其主观整合其他护士或高或低的期望值。对大多数社会个体而言，他们所能密切接触并深入了解的护士极少，而这极少数护士留给他们的较深印象，就成了他们日后对其他护士期望值的参照系。若某人初次结识了一位具有良好职业心理素质和适宜角色行为的护士，日后他就可能用"好护士"的标准对其他护士寄予较高的期望值；若某人首次遇到一位职业心理素质和角色行为令他不满意的护士，日后他与其他护士交往时，可能因为个人成见降低对其期望值。

"角色分层行为"，指护士由于职业经历、角色身份、受教育层次等不同，而表现在职业角色行为模式中的层次性差异。如高年资护士与低年资护士，可因职业经历不同，其职业角色行为有成熟与稚嫩之分；护士长等骨干护士与普通护士可因职业身份不同，对职业角色行为标准的执行有以身作则与自我约束之分；本科、大专毕业、中专毕业的护士因受教育程度不同；对职业心理素质水准有不同追求，前二者比后者更关注其职业角色行为是否得到社会人士的广泛认同。

"社会的整合期望值"若相对过高，如人们用对高年资护士、骨干护士、本科或大专毕业的护士的职业角色期望，去要求低年资护士、普通护士、中专毕业的护士，就会对后一类护士造成较大的压力及困惑；反之，过低的社会整合期望值，也会引起较高层次护士的不满，甚至受社会较低期望的影响，对其所从事职业的发展目标丧失自信等。

4. 家庭因素引起的病理性应激

大多数护士是女性，回到家里是女儿、妻子、母亲，同时承担着多种角色，能够正确处理好所处环境的角色不是一件容易的事，也会因面对着家庭责任和家庭繁杂事务，承受着因怀孕、分娩、月经、更年期等生理变化而出现心理问题。

（二）职业教育的影响

评价某类职业教育的成功与否，不仅需看其能否培养出大批从事该职业的专门人才，更要看其培养的专门人才是否都甘愿专心地从事该职业。职业教育的灵魂，是职业态度的教育，而职业态度的教育，则是护士职业心理素质优化的核心。

全球性护理教育培养目标明确提出："在医学、护理模式的变革时代，护士学校尤应注意进行职业心理素质方向的哲理教育。"有了积极的职业态度或职业价值观，护士个体才可能在职业心理素质优化的过程中，充分发挥其主观能动性。

仔细分析我国护士职业态度的现状，便可深知职业教育职能部门的责任重大。本科毕业的护士，改行、"跳槽"者并不鲜见，有资料显示，某些高校早期培养的护理本科生，已基本脱离护士职业岗位。这样的局面，明显违背了我国发展高等护理教育的初衷，也反映我国本科护生职业教育方面的经验不足。有一段时间，高等护理教育只是较多地强调高层次人才的知识、能力等培养，对其职业态度的强化教育却有所欠缺。若再不引起高度重视并致力于研究解决，我国的高等护理教育，可能将面对"含辛茹苦育才女，只为他人做嫁衣"的被动局面。即使是中专毕业的护士，身处重大变革的时代，其职业态度的影响因素也变得日益复杂。一些护士对长期从事临床工作缺乏足够的心理准备，千方百计地寻找机会调离，少数护士再三抱怨"工作超负荷"，较多地考虑个人得失等。

事实上，比较起过去几十年，护士的工作环境、生活待遇、社会地位等均有显著提高；而且随着现代化医疗仪器、设备的不断更新，护士的体力负荷也大大下降，可一些护士的职业态度，却反而呈现出不稳定的状况。以端正职业态度作为护士职业教育的突破口，对优化护士的职业心理素质、提高护士队伍职业素质的整体水平，都十分必要和迫切。

（三）职业压力的影响

1. 护理工作风险大责任重

由于护理工作服务的对象是患者，病情千变万化，复杂多样，不确定因素多，护士必须及时观察患者的病情，并迅速做出反应，如果在工作中出现差错事故会威胁到患者的身心健康，甚至是生命，护士必须为此承担相应的法律责任。另一方面，医院为了能在激烈的医疗市场竞争中生存和发展，各级医疗机构相继推出有利于患者的多种"人性化"服务，做到来有迎声、去有送声，首问负责制等。作为与患者直接接触最多的护理人员无疑被推到了"人性化"服务的前沿，护士因此而承担了许多医嘱以外的工作，接诊、陪诊、健康教育、心理护理、患者的访视等，加大了护士的工作量。

2. 工作性质

护理人员要轮流值班，生活不规律，饮食、睡眠受影响，身体得不到调整，突发事件和紧急情况经常发生，且护理工作烦琐而细致，这些都容易导致护理人员养成反复检查核对的习惯，部分护士感到难以适应，表现为心理压力大、情感脆弱、焦虑，护理人员躯体化和强迫等因子明显高于常模。另外，护理人员人群中的心理问题可能与其职业的高应激性有关。这种高应激性表现为临床上抢救患者多，工作高度紧张，护理人员责任重，较容易引起精神紧张和压抑。

3. 高标准的管理及严格要求

患者及亲属对护理工作要求越来越高，法律意识增强，医疗纠纷不见少，管理者为了抓好服务质量及护理质量，对护士进行高标准的管理及严格要求，要求护士在进行任何操作的时候，都必须精心细致、专心专意、恪尽职守，做各项护理工作都必须反复检查以保证不失误，特别是护理文书内容不得丝毫马虎，在做好患者护理的同时，还要求护士及时、准确书写各种护理文件，常常拖班，不能按时下班，给护士造成心理紧张及身体疲乏。

4. 护理专业的迅速发展

随着科技的进步和医疗技术的发展，医疗仪器不断更新，各种新的检查和治疗手段层出不穷，这就要求护理人员不断学习新理论、新知识和新技能，护士在完成紧张的工作之余，还要努力学习，许多护士下班后还要参加自学考试、函授考试等在职学习教育。

5. 来自特殊工作环境的压力

医院是一个充满焦虑变化和沟通障碍的场所，护士每天要接触千差万别的患者，应对患者的愤怒、恐惧、悲伤等情绪变化，面对患者的病容及呻吟，急症抢救，生死离别，有毒的致病因子如细菌、病毒，拥挤的工作环境，令人不愉快的气味等都是护士不得不应对的工作环境，护士长期工作在充满了“应激源”的环境中，极易导致心理负荷加重和身体疲劳。护理人员心理应激反应因分科及年龄等差异而有不同表现。如监护室护士心理健康水平低于一般人群，最突出的问题是躯体化、人际关系、强迫、抑郁。这与监护室的护理工作特点有关：①监护室护理工作量大、责任心重、工作性质紧张；②身体疲劳，得不到充分休息；③突发事件多，精神持续紧张，长期处于应激状态；护理人员长期的心理健康失衡，易造成内分泌功能紊乱，引发身心疾患。又如，有些医院的聘用护士存在不同程度的自卑心理、不平衡心理、消极心理等。

6. 复杂的人际关系

医院是一个复杂的环境，护士与医生、患者、功能科室人员及护理管理者人际关系复杂，这种人际关系处理良好就能使人心情舒畅，提高工作效率，体验到安全感和信任感，有助于身心健康；反之，人际关系紧张，使人心情苦闷烦恼，降低机体抵抗力，如果紧张的人际关系得不到及时调整，将危害心理健康，甚至导致身体产生疾病，以致给工作带来不利影响。尤其是护患关系，它直接或间接地涉及双方的权益问题、健康和经济问题、人格和有关道德与法律责任问题，在原则上即使遇到歪曲现实、情绪激动，甚至痛骂护士的患者，护士也必须保持平和冷静的心态，并帮助其解决问题，压抑自身的感受，做出精神的妥协。

7.心理卫生知识掌握不足

由于大多数护士未受到心理健康的专门教育和训练，心理卫生知识缺乏，一旦在工作生活中受挫，则不能很好地运用心理学知识科学地进行自我调理，平衡和完善，以造成护患冲突，人际障碍。

（四）人生价值观的影响

护士个体的人生价值观，是其职业心理素质形成的前提。我国教育心理学家韩进之教授曾指出："价值观是人对客观事物的需求所表现出来的评价，它包括对人的生存和生活意义的看法，它是属于个性倾向性范畴。"个体的人生基本价值取向，若能使其基本认同护士职业的社会价值，或有助其确立恰当的职业价值观，那么她在护士职业角色化的过程中，就会相应地产生积极的职业态度，并藉以指导其职业角色行为，努力去适应护士职业角色的需要。反之，个体若认为护士职业的社会价值无法满足其对"人的生存和生活意义"的追求，就容易产生消极的职业态度，在职业心理素质的形成过程中就发生不适宜的行为心理反应，最终难以胜任职业角色。

据某项关于"护士择业原因"的调查结果显示，一方面，护生择业的盲目性与其年龄成正比，即年龄越小的护士择业的盲目性越大；另一方面，在职业态度的转变上，也是年龄越小的护士越容易接受外来影响，无论是积极还是消极的。

（五）角色行为自我调控的影响

角色行为的自我调控，首先建立在个体对角色行为的自我认知、自我评价等基础之上，且个体对角色行为的自我认知，又常以其周围的客观他评为参照系。

一般地说，当护士对角色行为的自我认知比较恰当时（没有盲目的自负或自卑），就会对职业心理素质产生积极的反馈效应，激励自己较好地按照职业角色的要求，自觉地、扬长避短地调控其职业行为模式，并使之不断地趋于完善。反之，当护士个体对角色行为的自我认知不恰当时，则会对自身的职业心理素质形成过程产生消极影响。一般可表现为以下两种形式。

（1）进取心不强。少数护理人员并不关注自身职业价值方面的问题，缺乏既定的人生奋斗目标，对工作业绩满足于平平淡淡，"自我实现"的欲求不够强烈，缺乏不断自我完善的源动力，以致对自己所从事职业的发展目标没有较高的期望值。

（2）缺乏自我调控的主观能动性。有些护理人员以完全消极的态度来看待自己的角色不适应性行为，自身缺乏进行职业角色行为自我调控的主观能动性。此类个体产生角色适应不良的主要原因是由于其心理素质与护士角色行为间存在较大差异，或因其意志力不足等。当她们出现与职业角色不协调的行为时，往往不愿再做任何尝试或努力，就认定自己难以按照职业角色的理想目标去发展，多寄希望于通过变动职业岗位避开挫折或另求满足。

四、护理人员的心理保健

随着人们生活水平的提高和就医意识的改变，人们看病住院不仅选择医生，同时也选择护士，这对护士的服务态度、护理水平和各种保障提出了更多的要求，因此，许多护士心理负担日益加重。

为激发护理工作者的自豪感、责任感，正确适应护理角色，消除不良心理，可采取以下心理保健措施。

（一）调整自身心态，提高自身应对能力

1. 护理人员自身要树立正确的医德观和价值观

努力提高自身业务素质和能力，在实践中比较评价，自觉而严格地遵守制度，培养广泛的兴趣爱好，提高自身修养。增强关心患者是护士义不容辞的责任感。在护理工作中与患者发生矛盾冲突时，护理人员应摆正自己的心态，设身处地多考虑患者及其亲属的心情，对他们多一分理解、宽容、关心。做好应激管理。

(1)学会识别自己工作中的应激事件和评价自己的应激体验。

(2)掌握认知行为管理技术、时间管理技术、行为松弛技术等。

(3)养成良好的饮食习惯、良好的锻炼习惯、社会交往的自信心、学会利用社会支持等调节技术。

2. 护理人员自身要积极调整心态，尽可能减少压力的侵袭

学会自我调适，保持豁达宽容之心，保持躯体健康，培养兴趣与爱好，结交知己、与人为善，做一个乐观的护理人员。心中有烦恼或不适时，可以：

(1)个人发泄，自我倾诉，可以向家人、亲朋好友倾诉，切忌积郁成病。

(2)转移，离开应激环境使心态逐渐平复下来，参加其他社交娱乐活动，降低压力。

(3)在音乐中陶冶情操，排解烦恼，平息愤怒。

(4)寻求帮助。同事、护患之间要真诚相待，善于沟通和交流，用尊敬、信任、宽容和谅解的积极态度相处，相互鼓励和帮助。当自我调适依然无法解决问题时，心理咨询就成了个人调适心理状态的最佳选择。

(5)学会应激控制训练。

①理解应激反应，并将自己的应激体验加以概括化。

②学习应对应激的心理技能，包括学习放松技术，加强深呼吸来促进放

松等。

③要求护理人员在应激情境中实际运用控制应激的技术。先仅采用放松的技术，后仅采用自我陈述句的技术，最后整合两种技术，对应激情境做出反应，同时加入深呼吸技术，呼气时设想排出紧张；或在用自我陈述句使注意力集中于任务时，缓慢地呼气，使心理调整到放松状态，引起身体的放松。运用这种训练所诱导的情绪反应比实际情境中体验到的情绪水平更高一些。

（二）发挥社会舆论的正确指导作用

生活在社会当中，人们都渴望被社会接受、认可，社会舆论宣传应对护理人员的正确人生观、护理价值观给予坚决支持、大力弘扬，全社会形成尊重护士、重视护士的良好风尚，从而激发护理工作者的自豪感、责任感，消除自卑感，护士会产生一种虽苦犹荣的自豪感，并注意调节自己的情绪。

（三）发挥护理管理人员的引导激励作用。

1. 医院管理层要支持、重视护理工作

医院领导要改变“重医轻护”的观念，医生与护士的工作只是分工不同而已，不应有高低贵贱之分；要重视护士的晋升晋级，进修学习，使护士对自己的事业和前途充满希望；要重视护理工作并适当提高护士的待遇，尤其是对工作量大、危重患者多、抢救患者多的科室实行政策性倾斜，适当地增加待遇。对上晚夜班的护士可以增加晚夜班费，实行弹性排班，防止忙闲不均而造成的人力不足与人力浪费。加强后勤的支持系统，减少护理人员的非护理工作量。作为医院的领导，应对医院的各个部门的管理要求一视同仁。

2. 护理管理者观念要更新

①实行人性化管理。护理管理者在注重对患者实行“人性化”护理的同时，要注意对护士实行“人性化”管理，要做好患者的身心健康护理首先要关心护士的身心健康。要经常换位思考，事事从“假若我是护士”的角度考虑，最大限度地理解护士的心情。对于护士的缺点与错误要态度诚恳耐心教育批评，而不是盲目地一味指责，从而调动护士的积极性、主动性，激发护士做好每项工作的自觉性。

②培养护士爱岗敬业精神，提高工作兴趣。护理部应定期聘请有关专家对护士进行心理卫生知识讲座，使她们了解心理品质对搞好护理工作的重要性和必要性，这对于提高心理护理质量和提高护士心理素质都是十分有益的。护理管理者应注意发现护理人员工作中的闪光点，及时给予肯定和表彰，努力创造乐观向上、和谐文明的工作氛围，组织护士进行业务学习和科研工作，提高日常护理工作兴趣，并给予一技之长的护士提供发挥才能的机会。这不仅可以做到人尽其才，也减轻了她们的心理压抑感。

③应尽可能解决护理人员严重缺编问题，缓解护士心身超负荷运转的状态，合理有序地安排工作，使其下班时间得到充分的休息和放松。

此外，护理人员心理保健问题，还需要职业教育、管理等部门努力探索新形势下开展职业态度教育的新思路。

第二节　心理护理

患者常见心理问题有焦虑、退化、主观感觉异常、猜疑、愤怒、孤独、失助与自怜、期待等，有些心理问题护士是可以通过心理护理预防或解决的。

一、心理护理概述

（一）心理护理的概念

心理护理指护士运用各种方法（包括主动运用心理学的理论和技能），积极地影响患者的心理活动，帮助患者在自身条件下获得最适宜身心状态的护理过程。

“患者的身心状态”并非与其疾病严重程度成正比，而主要取决其自身的主观体验。如有人偶染微恙就终日愁眉不展，有人身患绝症却始终笑对病魔。临终患者同样可因其自身主观体验而呈现身心状态的显著差异，当临终患者充分感受到家人与医护人员的关爱，能够平静地面对和接受死亡时，他就获得了最适宜身心状态；反之，当临终患者未能与家人或医护人员较充分沟通而满腹狐疑、心事重重、死不瞑目时，他就未能获得较适宜身心状态。

虽然患者能否获得身心康复或其进程顺利与否，并不仅仅取决于护理方式。但护士却可以极尽护理之手段，消除或控制一切不利于患者身心的消极影响，帮助各类患者获得最适宜身心状态。

（二）心理护理与心理治疗的区别

心理护理理论作为护理心理学理论体系的重要组成，是护理人才不可或缺的知识结构。“心理护理”的概念，已成为现代护理模式——整体护理的核心概念。心理护理既强调运用心理学的理论和方法，更要求实施者紧密结合护理专业的临床实践，倡导充分发挥护士与患者最密切接触的专业优势，致力于患者病程中心理问题的研究和解决，为患者营造良好的身心健康氛围等。

根据心理护理的广义、狭义概念，可将其简要地概括为3个“不”：①不同于心理治疗；②不同于思想工作；③不限于护患交谈。

“心理护理”与“心理治疗”，是两个有联系亦有区别的不同概念。二者虽有共同的实施对象，但侧重点不同。心理治疗侧重神经症、人格障碍等精神异常患者的诊治研究，主张运用心理学的理论和技术协同精神医学专业治疗精神障碍的患者；心理护理更侧重精神健康人群的心理保健，强调对心身疾病、躯体疾病而无明显精神疾患的患者及健康人群提供心理健康的指导或干预。“心理护理”是运用于护理领域、有别于“心理治疗”的独特概念。实施心理护理，不宜模仿或照搬心理治疗技术，须有自成体系的先进科学理论和规范操作模式。此外，心理护理不同于一般的人生观、价值观等思想教育工作；心理护理的效用时时处处体现在护士与患者交往的举手投足之间。

（三）心理护理与其他护理方法的比较

1. 联系

心理护理与其他护理方法共有相同的实施对象——患者和/或健康人群。心理护理作为具体的护理方法，首先是“护理方法”大概念的基本组成，心理护理与其他护理方法（如静脉输液治疗护理、药物降温的生物学方法）共存于整体护理的新型模式。心理护理只有与其他护理方法紧密联系，才能更充分地体现其独特功能；只有更深入地依存、渗透、融会贯通于护理全过程，才能突显其影响患者心态的良好效用。临床心理护理的具体实施，既可与其他护理操作同步进行，也可作为专门方法而独立展开；但绝不能脱离其他护理方法而孤立存在。心理护理只有在护理全过程的各个环节与其他护理方法有机结合，才能更充分发挥其效用。

2. 区别

心理护理与其他护理方法的主要区别：二者依据的原理不同，使用的工具不同，行使的职能不同（见表12－1）。

表12－1　心理护理与其他护理方法的比较

其他护理方法	心理护理
围绕着“增进和保持健康”为中心；重视物理环境对个体健康的影响；较多地借助外界条件或客观途径，以生物、化学、机械、物理等方式，去帮助个体实现较理想的健康目标；千方百计地用美化环境、提供舒适、保障安全等对策，去满足患者的健康需求；要求实施者对相关疾病与健康的临床专业知识有较扎实的理论功底和较丰富的实践经验，基本掌握普及的心理学知识	更关注与“增进和保持健康”紧密关联的心理学问题，更强调社会环境与个体健康的交互作用；较多地通过激发个体的内在潜力、充分调动其主观能动性，以心理调节等方式去帮助个体实现较理想的健康目标；想方设法地用准确评估、规范应用模式优化护士素质等举措，去提高患者的健康质量；要求实施者既具备相应的专业基础知识，又对心理学理论和技术有较系统、较深入的掌握

区别心理护理与其他护理的方法学，方可确保心理护理实施有原理可依据、有规律可遵循。如测量患者的生命体征（血压、体温、心率等），需依据物理学原理、采用以物理学原理设计的测量工具（血压计的水银柱随压力而波动，体温计的热胀冷缩，心电监测仪等）；测量患者的心理状态及情绪特征，则须遵循心理学原理、使用依心理学原理研制的测评工具。二者无法相互替代。

（四）心理护理在整体护理中的地位和作用

心理护理在整体护理中的地位和作用，主要可概括为以下几方面。

1. 整体护理的核心成分

随着社会心理因素所致人类身心健康问题日渐严重，“健康的一半是心理健康”的观念已家喻户晓，患者及健康人群无一例外地对增强健康水平、提高生活质量寄予较高期望。大量临床实践证实个体心理状态的优劣对其自身健康水平具有直接、决定性影响，从而确立了心理护理在整体护理中的核心地位。护士给患者以良好心理支持或即时危机干预，可帮助其以积极心态战胜病痛或超越死亡，赢得快乐、充实的人生；为健康人群提供有益心理咨询服务和积极心理健康教育，可指导其排遣身心健康的潜在危机，预防或减少其身心健康的损害等。在“以疾病为中心”与“以人为中心”两种截然不同的护理模式中，心理护理的位置与作用也不相同(见表12-2)。

表12-2 疾病护理与整体护理的比较

比较内容	疾病护理	整体护理
工作轴心	躯体护理	身心护理
工作目标	事物	人的健康
工作标准	完成常规事物	患者及多方满意
工作结果	被动、机械、忙乱	主动、积极、有序
医护关系	相互推诿多,主动合作少	协调、合作好,互为“参谋与助手”
护患关系	易冲突、尊重少、谅解少	彼此易融洽、相互尊重、体谅多
心理护理	份外事物,不想做则不做	份内工作、需贯穿护理全过程

2. 与其他护理方法融会贯通于整体护理全过程

心理护理侧重运用心理学的理论和方法，致力于患者心理问题的研究和解决；倡导建立良好的护患关系，为患者身心营造适宜人际氛围，调控患者的不良情绪状态等。但心理护理又须与其他护理方法紧密相系、共存于整体护理模式，才能更充分展现其促进人们身心健康的独特功能。心理护理可独立操作，亦可与其他护理方法同步展开，但绝不能脱离其他护理方法而独立存在。心理护理与其他护理方法有机结合，既可促进各自相得益彰，又能突出心理护理的特殊功能和优势效用。

3. 与整体护理中其他方法具有本质区别

该论点前已较详尽阐述，心理护理的作用与职能是其他护理方法所不具备、无法替代的。

4. 必须贯穿于整体护理的始终

心理护理是连续、动态的过程，必须紧密跟踪患者身心健康的动态变化，析出其心理失衡的主要原因，即时调整和优选实施对策，才能更有效发挥其对患者身心的积极影响。此外，患者并非仅疾病缠身时才伴有心理重负，有患者病愈出院后仍陷入心有余悸的困扰。如“呼吸机依赖综合征”即患者的躯体、心理未同步康复的典型实例，呼吸机撤除前后患者可因心理因素致呼吸中断甚至危及生命。实现整体护理的目标，就应在尽力解除患者躯体病痛的同时，指导其实现心理康复。贯穿整体护理全程的心理护理，既要掌握患者心理活动的基本规律，又要为备受躯体病痛折磨的患者减轻心理压力，还要为深陷心理困扰的患者化解后顾之忧。

（五）心理护理的实施形式

开展临床心理护理，若借鉴现有的临床分级护理模式（依据患者病情的轻重，将其护理等级依次区分为特别护理，一级、二级和三级的护理），根据患者身心状态的好、中、差，根据轻重缓急地实施心理干预，有望显著增强心理护理的针对性、有效性。如对有严重心理危机的患者，相当于基础护理的特别护理或一级护理的对象，可实施狭义的心理护理；心理状态较稳定的患者，相当于基础护理的二级或三级护理对象，宜实施广义的心理护理。以较大程度地减少心理护理的盲目性，把有限的护理资源首先用于内心激烈冲突、随时可能发生意外的患者。

现以癌症患者的临床心理护理为例，对上述观点做一诠释。虽然多数癌症患者均有不同程度的恐惧、抑郁，癌症患者因严重抑郁而自杀的事件也屡有发生，但自杀的癌症患者相对于整个癌症患者群体毕竟是极少数，并不影响众多癌症患者与癌魔顽强抗争的信念和行动，他们在生命的最后时刻依然搏击不息。这提示临床医护人员，实施癌症患者的心理护理，不宜采用“蜻蜓点水”方式，把精力、时间平均分配到每个癌症患者。否则，处于严重抑郁状态、有自杀前兆的癌症患者就可能被忽略，其心理危机得不到及时甄别、干预，就可能发生无可挽回的悲剧。若医护人员能因人而异地对癌症患者分别实施广义或狭义的心理护理，尤其在医护人员少、患者多的条件下，把干预重点锁定在有严重心理危机的癌症患者，方可有效地避免癌症患者的意外死亡。

临床心理护理的实施形式，可依据不同的方法分类。以下是临床心理护理的两种分类形式。

1. 个性化心理护理与共性化心理护理

这是依据患者心理问题的特性所做的分类。

（1）个性化心理护理。指目标较明确、针对性较强、用以解决患者特异性、个性化心理问题的心理护理，它要求护士准确地把握患者在疾病过程中表现出来的、对患者身心健康有明显危害的不良心理状态，及时采取有的放矢的对策，迅速缓解患者承受的强大心理压力。如针对心肌梗死患者的极度恐惧、创伤毁容患者的痛不欲生等十分突出的心理问题，必须通过个性化心理护理，尽快解除患者的致命性心理负荷。

(2)共性化心理护理。指目标不太明确、针对性不太强、仅从满足患者需要的一般规律出发，用以解决患者同类性质或共同特征心理问题的心理护理。它要求护士善于归纳和掌握患者心理问题的共性规律，在实践中运用各种规律对某类患者尚未明确、随时可能发生的潜在心理问题予以提前干预，以防其严重心理失常的发生。如“门诊患者的心理护理”、“住院患者的心理护理”、“手术患者的心理护理”等，均属于此类心理护理。

患者心理问题的共性化和个性化是相对的，共性化问题可含有个性化特征，个性化问题又具有共性化规律。如癌症患者的心理问题，基本可涵盖所有癌症患者心理活动的共性规律；但癌症患者的共性化问题相对于良性预后的其他疾病患者，其心理反应又有其独特性(个性化)；癌症患者群体中，又有少数患者因无法承受病痛而选择结束生命的个案。

特别需要指出的是，尽管人们从理论上了解患者的身心状态并不取决于其病情严重程度或诊治风险指数；但在临床实际运作时，大多临床护士仍会不自觉地忽略患“小病”、接受“小手术”患者的主观体验，总觉得他们出不了大意外。有时恰恰是对此类患者的疏忽、麻痹，未能避免患者及其家庭的悲剧。因此，判断患者心理问题的特性，最关键环节是掌握患者的人格特征，体察患者的主观体验。

2. 有意识心理护理与无意识心理护理

这是根据护士心理护理意识的差异所做的分类。

(1)有意识心理护理。也可称“狭义的心理护理”，指护士自觉地运用心理学的理论和技术，以设计的语言和行为，实现对患者的心理调控、心理支持或心理健康教育的过程。如根据患者的特别需要，运用心理学原理设计规范化指导语，可收到很好的效果。以胸外科重症监护室护士与二次心脏瓣膜置换术患者的术前访谈为例，针对此类即将接受高风险手术患者心理上的安全危机，若护士能运用设计的语言：“您好！我是某某护士，我代表监护室的全体医护人员欢迎您术后到监护室度过一段时光，相信通过我们的共同努力，您一定能顺利康复！”短短几句话语，此时此刻却能给患者的康复信心注入强有力的鼓励和支持，可给患者很大的慰藉，显著降低患者对高风险手术的恐惧和担忧。

有意识心理护理，需要相应的科学理论体系和规范化操作模式作支撑条件，要求实施者接受过专业化培训，有心理护理的主动意识。这也是当前临床心理护理领域迫切需要解决的重点和难点。

(2)无意识心理护理。也可称“广义的心理护理”，指客观存在于护理过程每个环节中、随时可能对患者心理状态产生积极影响的护士的一切言谈举止，包括建立良好的护患关系等，无论护士能否主动意识，都可发挥心理护理的效应。护士良好的言谈举止，可向患者传递慰藉，使患者产生轻松愉快的情感体验，有助于患者保持较适宜的身心状态。无意识心理护理，要求护士经常主动地自省并随时调控在患者面前的一切言谈举止，并使之尽可能成为患者身心康复的催化剂。

临床心理护理无论属于哪种形式，具体实施的效应绝非以护士的主观意志或自觉意识为转移，可人为地区分为“有心理护理”或“无心理护理”；护士对患者心理状态的影响，随时随地出自护士的角色行为模式，源于护士有意或无意的举手投足，若护士的言行不能给患者心理积极影响，就可能对患者心境造成消极影响。护士应特别注意约束随意性言行，防止不经意间对患者身心的不利影响。

（六）心理护理实施程序

心理护理的实施程序是一个连续的、动态的过程，可因人而异，灵活运用，一般包括七个环节。

1. 建立良好的护患关系

把“建立良好的护患关系”置于心理护理基本程序的首位，是要求护士实施心理护理的过程中，始终把建立良好护患关系放在头等重要位置，并贯穿心理护理过程的始终。此环节主要注意两个方面：

（1）遵循伦理学三原则。

护士奉行心理护理的伦理学三原则，切实做到临床心理评估与干预过程中“无损于患者身心健康，不违背患者主观意愿，不泄露患者个人隐私”等；才能赢得患者的信任，换取患者的友好合作。

（2）有效的沟通技巧。

指护士运用言语沟通和非言语沟通等人际交往技巧，主动与患者建立融洽的关系。

2. 全方位心理评估

主要采用临床心理评定方法，分析患者基本心理状态，再根据需要将其从诸多资料中抽出。具体方法见第八章。

3. 确定患者基本心态

确定患者的基本心理状态，一是确定患者基本心理状态的性质，总体判断其“好、中、差”，重点确定患者的占主导地位、具本质特征的消极心态，判定其是否存在“焦虑、抑郁、恐惧、愤怒”等负性情绪。二是确定患者消极心态的基本强度，以“轻度、中度、重度”区分。确定患者的基本心态时，既不可忽略，也不宜夸大，以便为优选心理护理对策提供有价值的参照系。

4. 分析主要原因和影响因素

分析患者不良心态的主要影响因素，可针对性地进行心理干预。通常个体遭遇疾病、意外等挫折所产生的心理反应强度及其应对方式，主要取决于其人格类型。临床上常可见同类患者，因其外向或内向、乐观或悲观等人格差异，致其心理的负荷程度不同，并由此对其疾病发展、转归的影响不同。性格外向的患者往往通过言行宣泄负性情绪而如释重负；性格内向的患者则终日闷闷不乐、积郁成疾。人格特征决定个体对疾病的态度，生性乐观者，即使身患“绝症”，也不会终日以泪洗面，大多在经历短暂的痛苦体验后，会很快找到新的人生支点，而不会轻率结束生命。如聚集“癌症俱乐部”的癌症患者，多为性情开朗、乐观、有较强心理承受能力的个体。

5. 选择适宜对策

根据情况选择适宜的实施形式。

6. 观察心理护理效果

心理护理的效果评价和阶段小结，也可借鉴基础护理的成熟模式，随着患者的病情好转，可将其护理等级从一级转向二级、三级；随着患者心理危机的化解，也可将其从重点干预对象转为轻度干预对象。

目前临床的心理护理效果评价，主要存在两个方面问题，一是缺乏适用、客观的效果评定指标，二是尚无规范化统一衡量标准，均需在临床实践中不断探索，逐一解决。

心理护理效果的评定，应为综合性评价，应包括患者的主观体验、患者身心状况的客观指标(生理、心理的指标)。总之，需建立心理护理效果的评价体系、有相应的评定标准。如实施心理干预对策后，患者的极度焦虑是否显著缓解？被施以心理护理对策的患者，其身心康复进程是否明显加快等。

7. 调整方案

心理护理效果评定后，根据不同结果进行方案调整。对心理护理后获得最适宜身心状态的患者，可暂时中止其个性化心理护理；对消极情绪状态得以部分改善的患者，应巩固或加强原有心理护理对策；对消极心态持续未得到控制的患者，需再做较深入原因分析，调整其心理护理的对策。

需要指出的是，对患者实施心理护理的效果，不可能一劳永逸，对患者实施心理护理的过程是动态过程。因此，心理护理的程序是相对的，心理护理的步骤是灵活的，心理护理的过程是循环往复的，心理护理的理论需在临床实践中不断地发展和完善。

二、不同年龄阶段患者的心理问题及心理护理

患者既可因所患疾病不同、个体差异而有其特殊的心理活动，也因年龄阶段相同而有其共性化的心理特点，心理护理中可依据其共性采取恰当措施，实施有效心理干预。

(一)儿童患者

儿童的年龄阶段为出生至12岁。患病对儿童的身心发展是一种威胁，轻者产生一定的心理反应，重者可阻碍儿童正常的身心发展，出现发展危机，并影响其疾病诊疗和护理过程。充分认识儿童患病后的心理特点，采取相应的心理护理

措施，可减轻或消除儿童患者的心理反应，促使患儿迅速康复。

1. 心理问题

(1)分离性焦虑。儿童从6个月起，开始建立“母子联结”关系，并在以母爱为中心的联结关系上保持着对周围环境的安全感和信任感。孩子一旦因病住院离开母亲，大都会恐惧不安，经常哭闹、拒食及不服药；而有母亲陪伴者，不良反应很快消失。

(2)紧张、恐惧、不安。人院或进行某项诊疗措施前，患儿未能理解或接受医护人员的解释或曾有痛苦性诊疗经历等，都会使其误认为被父母抛弃或惩罚；患儿对医护人员的白色工作服及各种医疗措施也有生疏感，从而产生紧张不安、恐惧。医护人员的严肃面容，医院抢救的紧张气氛，曾被迫进行某些诊疗措施的痛苦记忆(如胃镜检查、打针、手术等)，均可增强其紧张感。患儿的恐惧不安有时表现为沉默、违拗、不合作或哭闹不休、逃跑等。此时，若护士对患儿态度不当，呵斥恐吓患儿，更不易建立相互信任的关系，加重患儿的恐惧反应。

(3)反抗。有的患儿抗拒住院治疗，乘人不备逃跑；有的患儿不理睬医护人员，或故意喊叫、摔打物品、拒绝接受一切诊疗措施；有的患儿怨恨前来探望的父母，面无表情、沉默抗拒，以不愉快情绪表示反抗。

当前我国儿童大多是独生子女，一旦生病，父母过于紧张、焦虑、过分照看患儿，在孩子面前夸大病情，或对医护人员要求过高，其心态对患儿也有一定影响。

2. 心理护理措施

(1)根据患儿的心理发展特点实施心理护理。

①婴儿住院最需要母亲般爱抚，护士可经常给予他们轻拍、抚摸、搂抱及逗笑，以调节其大脑的兴奋和抑制过程，产生依偎在母亲怀中的安全感。

②幼儿住院心理反应明显，最好允许家长陪护，这样较容易建立起患儿对周围环境的安全感和信任感。其间，护士更应关心体贴患儿，避免呵斥、责备患儿，与患儿共同参与一些游戏如讲故事、玩玩具、看图画等，以建立起相互信任的护患关系，从而帮助患儿克服对医院的恐惧感；年幼患儿病情变化快，但又不善于用言语表达其感受，要求护士眼光敏锐，留意其非语言行为如患儿表情、目光、体态等，随时观察其病情变化和患儿心理需求，及时采取相应的干预措施。

③学龄儿童已能较好地用语言进行沟通，能与病房其他患儿建立伙伴关系。护士应尽可能地与患儿沟通，适当解释其住院和诊治的原因，争取患儿的信任和配合。同时，可在同龄患儿中开展榜样学习竞赛活动，如评选“优秀患儿”(如团结好、互助好、讲卫生、吃药打针不哭等)，也可让患儿做些力所能及的事，如自己收拾东西、帮助病重患儿等，对患儿的积极行为应及时多加鼓励和表扬，从而使患儿主动参与和积极配合医护工作。

(2)病房的环境布置应符合儿童心理特点。

①儿科病房的护士着装尽量不穿白大褂，工作服颜色可根据儿童心理发展特点多样化，以便缓和紧张的气氛，与患儿保持良好沟通，减轻患儿惶恐不安心理。

②儿科病房布置应儿童化，如墙壁的颜色鲜艳多彩，设置些吸引儿童的图案，门窗可装配些彩带或其他饰物，病房内配备些安全又吸引儿童的玩具。

(二)青少年患者

青少年阶段大约在13~34岁，此期所发生的一系列形态、生理、生化以及心理行为的改变程度，均为其他年龄段所无法比拟。

1.心理问题

(1)焦虑。青少年患者由于缺乏心理准备，往往表现急躁、焦虑。患病初期不能很快适应患者角色，有时甚至怀疑医生的诊断，青少年大多初尝疾病痛苦，对病痛反应强烈，治疗过程中，常以发脾气方式宣泄患病的感受，常幻想很快根治疾病，渴望早日痊愈出院，若不能如期好转，则更加急躁、焦虑。青少年富于理想和抱负，患病影响其学习或工作，对其心理的打击很大，当患者不能正确认识和对待这一挫折时，焦虑情绪加重，甚至导致心理失衡，由急躁、焦虑转为沮丧、抑郁。

(2)寂寞、孤独感。青少年活泼好动，要求有宽阔的生活领域和社会活动范围，尤其需要刺激和新鲜感。生病住院后，离开熟悉的家庭环境，病房场所狭小，没有熟悉的同学和朋友，不能常与家人见面，又有许多个体行为的限制，只有独自默默忍受疾病折磨，这一切令他们很难适应。入院初期他们因周围环境感到“窒息”、茫然，而后又被寂寞、孤独所代替。

(3)悲观失望。患慢性病、意外事故或留有后遗症的青少年，易产生悲观、失望的心理。部分少年患者因患病中途辍学，深感不及同龄人，产生失落心理。若失学时间较长，又常为前途忧虑，出现自卑、抑郁等心理反应。青年患者的心理活动更复杂，他们为前途、工作、生活、婚姻等问题忧虑、痛苦，深感到前途渺茫而悲观、失望，有的青年患者甚至产生自暴自弃心理，情绪变得异常忧郁，拒绝治疗和照顾，陷入极度痛苦之中。

2.心理护理措施

(1)鼓励、疏导、同情患者。对患慢性病有可能致残者，配合单位、家庭，鼓励其正确对待疾病，根据病情适当活动，加强锻炼。一方面转移其对自身疾病的注意力，另一方面也使患者了解其不会成为社会的废人而增强战胜疾病的信心，增强自我价值感，保护自尊自强心理。

(2)按照年龄特点合理安排病床。青少年注重友谊，具有向群性。据此特点，护士可尽量把同龄患者安排在同一病室，其共同的语言、兴趣和爱好有益于彼此交流，增进友谊，活跃病室生活，让患者从孤独中解脱出来。

(3)注重适当娱乐，消除不良情绪。护士可让患者参与适宜的娱乐活动，如下棋、听音乐、看电视、讲故事、户外散步等，以此转移注意力，激发其生活的情趣，消除孤独、寂寞。

(三)中年患者

中年指35~55岁或40~60岁这段人生的最重要时期，中年人的体力精力达到了负荷顶点。中年人既是家庭的中坚，又多是工作岗位的骨干，大多希望在年富力强之时有些作为。家庭、事业和生活的多重责任和重负，使中年患者易感到"老已来临"，其体力减弱易使其感到"未老先衰"，所以中年患者的心理反应最复杂。

1. 心理问题

(1)忘我、回避。中年正值出成果时期，患病后将停止一切工作，使许多中年患者深感痛苦和损失。在他们同时面对疾病和工作时，强烈的工作责任感和事业心可压倒其对自身健康的重视，迫切要求早检查、早治疗、早出院。有患者担心因病失去原有职位而不愿承认有病，有人为不增加亲友的痛苦而隐瞒病情、回避现实，强打精神，全身心地投入工作，对亲友也刻意关心，所做一切意在掩饰其疾病事实，争抢工作和生活的时间。

(2)忧郁。中年人面对患病后给家庭造成的许多困难，给工作带来一定损失的局面，担心病后家庭经济窘迫，而致家庭成员的心理失衡；忧虑住院过久或致残后不能再胜任工作等均可使患者忧心忡忡。

(3)多疑。中年期是许多疾病的好发期，面临问题多、精神负担重、体力及心理状态常趋向紊乱，即人生的一个应激时期，可给疾病诊治造成一定困难。患者对多种检查治疗顾虑重重，动辄自疑患不治之症。多疑心理常使患者焦虑不安、食欲减退、失眠多梦等。一旦得知身患重症，难以自我实现时，则易悲观失望。

2. 心理护理措施

(1)了解、尊重患者。护士应掌握患者的心理特点，细心倾听患者陈述，征求其意见，告诉患者治疗和护理的进程，以及应如何配合治疗和护理。尊重患者，尤其使患者感到其是被尊重的人、有社会价值的人。

(2)解除患者的后顾之忧。联络其单位尽量安排好患者的工作，病情许可时允许其带工作任务到病房工作，嘱其子女定期探望，汇报工作和学习情况，以有利患者安心养病。

(3)适时告之病情。鉴于中年人的心理较成熟，心理承受能力相对较强，护理过程中，应酌情、适时告之病情，讲明病情性质、严重程度，以便患者合理安排工作与生活，对疾病诊治有较充分心理准备。

(4)介绍常见病的防治知识。中年人的机体各器官开始衰退，若不注意有序工作、规律生活、适当营养、持之以恒地体育锻炼及保持愉快情绪，易出现体力下降或发病。给中年住院患者安排适当活动，可使其生活平添乐趣、避免不必要刺激、转移其对疾病的过度关注。

(四)老年患者

老年阶段(≥60 岁)是个体毕生发展过程中的特殊阶段，老年人具有独特的心理和生理特点。随着医疗条件的改善，人均预期寿命延长，老年人口迅速增加。但老年人大多患有慢性和老年性疾病，其中25%的老年人患有多种较严重疾病，因此，老年患者数量日益增加，老年患者心理健康维护面临新的挑战。

1. 心理问题

尽管衰老是自然规律，但老年人都希望健康长寿，不愿别人说自己衰老。老年人生病，就意味着对其健康的重大威胁，易产生较强烈心理反应。通常老年人对疾病诊治的态度是宁愿被动接受，不愿主动寻求，以致疾病加重。老年患者一般有如下几种心理问题：

(1)否认。有些老年患者害怕别人说自己年老体病，或害怕遭家人嫌弃而拒绝承认有病，不愿就医，尽管病痛缠身，仍勉强操劳，以示自己无病。

(2)自持。老年人一般较固执、易自怜或自弃、坚持己见，喜欢他人恭顺服从，不愿听从他人指令，尤其不够重视年轻医护人员的意见。有时甚至突然拒绝治疗护理，有时又争强好胜，做些力不能及的事情，如80多岁老人独自外出不拄拐杖且拒绝搀扶，食用油腻、坚硬食物等，极易导致意外事故的发生，如骨折、中风等。

(3)恐惧。当老人病情较重时，因意识死亡将临可出现怕死、恐惧、激惹等情绪反应。有人则害怕严重并发症，担心无人照顾而焦躁不安。

(4)幼稚。有的老年患者显现天真言行，常提难以实现的要求，情绪波动大，稍不顺心就与护士或病友冲突，爱哭泣、自控力极差。有的老人则小病大养、不愿出院，过分依赖家人和医护人员，力所能及的小事也要他人帮助。

(5)自卑、抑郁。老人由于社会角色改变、家庭地位下降及长期孤独寂寞，一旦生病，他们易产生悲观情绪，自觉在世已无多日，许多事想做却力所不及，更加重其悲观、自卑、无价值感，因此而自杀的老年患者并不少见。

2. 心理护理措施

(1)重视、尊敬老年患者。老年患者突出的心理需求是受重视和尊敬，因此护士称呼老年患者要有尊敬之意，言谈举止要考虑老年人的感受，耐心地与之沟通，老年患者喜欢谈及往事，切忌生硬地打断，应专心听其讲话，回答询问要慢而清晰。切不可奚落、挖苦老年患者，损伤其自尊心。

(2)关心老年患者。关心老年患者需给予其精神支持和无微不至的生活照顾。精神支持指密切关注老年患者的心理变化，准确判断其心理需求，针对其问题耐心地解释，打消其顾虑，增强其信心。尽可能做到通情，设身处地从老年患者的角度考虑其问题和困难，不只限于同情老人。给老人提建议时，切忌用“我认为……”，而宜用“如果我遇到您老这样的问题，我觉得……更好”。老年患者因病住院，可能因原已习惯的生活方式改变而倍感不便，但又不肯经常求助他人，因此老年患者的住院生活更需要得到护士的细心关照。护理老年患者除勤快、细心、耐心、周到、不怕麻烦外，还要充分考虑其特点和习惯，如把物品放在老年患者的易取之处，考虑老人的饮食特点的同时尽量满足老人的口味，不勉强老人接受不喜欢的食物，安排好老人的休息和睡眠。此外，病室设备和布置也需考虑老年人运动的需要，如病室放有轮椅，走廊和清洁室设有扶手，地面干燥不滑等。

(3)调节老人情绪。安排老人参加些集体运动，如室外散步、打太极拳、练气功等，可起到调节老人情绪、克服孤独感之功效。对老年患者独特的不良行为如易忘事、刻板、古怪等，可在短期内有所改变的，应积极给予帮助，如帮助老人制定日常生活时刻表，按时提醒，以保持其日常生活计划；不易在短期内改变的，只要不影响其他病友和疾病诊治，避免过度关注，可通过赞扬、肯定等方式使强化其积极行为，忽视消极行为，切忌强迫老人改变其日久形成的癖好。

(4)尽可能多的社会支持。可调动老人的各种社会关系，给予其精神和物质的关怀。如有意识地提醒老年患者家人来探望，鼓励其老友、老同事及单位前来看望，也可安排些老人的交谈活动。亲人、朋友、同事的探访有时仅几分钟，对老人却是莫大的安慰。但护士需提醒探视者切莫谈论强刺激性话题，以免患者因过于激动发生意外。

三、部分特殊患者的心理问题及心理护理

(一)慢性病患者

一般认为患者的病程超过3个月，症状已较稳定者称为慢性病患者。根据联合国世界卫生组织的调查，一般人群中因患慢性病而致一定程度的躯体或心理功能缺损、影响社会适应者，约占80%。慢性期患者存在许多心理问题。

1. 心理问题

(1)沮丧。慢性疾病给患者工作、经济、家庭、社交活动造成影响，使患者灰心丧气、孤独、失望；或表现为患者到处诉苦、牢骚满腹，凡事不如意、动辄暴跳如雷等，都是其沮丧情绪的发泄。有患者经受长期疾病折磨后对治疗缺乏信心，担心遭邻里亲友鄙视，自觉成了废物而自卑、精神不振；有的患者因反复多次住院，难于坚持工作，经济入不敷出，家庭关系也变得紧张。

(2)揣测。疾病久治不愈或反复发作，致患者疑虑较多，常年在猜测中度日，情绪起伏不定。病情稍有好转便情绪高涨，稍有反复或有新症状即易联系到其他

疾病，甚至无端怀疑患了不治之症。此类患者接触医生多，知晓病种多，对各种诊查结果和药物疗效等比较熟悉，不少患者经常翻阅与其所患疾病相关的书刊，对其疾病的发生、发展和预后有所了解，所谓“久病成医”。例如，某慢性浅表性胃炎的女性患者因惧怕胃痛而不敢进食，以致日渐消瘦、全身无力，随即自认患了癌症，且对子女做了安排，终日郁郁寡欢，健康每况愈下。可见揣测心理严重影响患者的健康，可使本来预后良好的疾病变得迁延不愈，甚至趋向恶化。

(3)焦虑。由于慢性病治疗时间较长，事业心较强的中青年和家庭经济条件不好的患者极易产生急躁情绪，随患病时间的持续而出现失眠、烦躁、易怒，自觉度日如年，成天忧心忡忡，为工作、家庭、经济等问题担忧。

(4)依赖。女性患者体质差，病程长，长期习惯于患者角色，感情脆弱，依赖性强，希望被人照顾，久而久之，会影响疾病的治疗。

2. 心理护理措施

(1)住院期间。

要使患者配合好疾病诊治，平静地对待疾病，需要心理护理与其他治疗措施同步进行。医护人员可通过谈话、观察等方法探询患者心理状态，弄清患者的主要问题，有的放矢；医护人员的态度要友善热情，语言要文明礼貌、诚恳，经常鼓励和安慰患者，让患者感到亲切和温暖，以利患者减轻心理压力，树立战胜疾病的信心。

(2)常规检查前后。

慢性病患者需要定期接受许多检查，虽有利于了解病情、观察疗效、改进治疗措施，但可使患者多次面临心理应激。如检查前患者既渴望得到好的结果，又担忧结果显示病情加重，不少患者在检查前后有失眠、多梦、坐卧不宁等不良反应。对此，医护人员应关注并给予患者合理解释，若检查结果正常，可平心静气地向患者致贺，鼓励其争取早日康复；若检查结果不佳，宜婉转相告并与其讨论可能的自身原因，嘱托其家人陪伴、劝慰，尽可能使患者的郁闷心理得到及时宣泄。

(3)病情加重时。

当患者病情加重时，医护人员一定要镇静如常，以恰当的语言、有条不紊的动作、平静如常的神态对待患者，使之心理获得宽慰和放松并看到希望，避免其紧张而致病情加重。

(4)消极、依赖的患者。

由于长期的疾病折磨，部分患者丧失疾病良好转归的信心，甚至拒绝治疗。对此类患者，医护人员更需给予耐心的解释、诱导，激发其主观能动性，努力改变其不良心境，动员家属加强心理支持、加倍关心和照顾，使其重新鼓起勇气，树立信心，战胜疾病。

（二）传染病患者

传染病患者一旦被确诊，不仅要受疾病折磨之苦，而且要承受随传染病性质而导致精神需求的最大缺失。如传染病隔离制度可限制甚至部分剥夺患者爱与归属、社会交往等高层次需要，必然引起患者心理的剧烈变化。

1. 心理问题

（1）自卑、孤独与愤懑。传染病患者一旦进入患者角色，其心理、行为即与周围的人们划了一条鸿沟，自我价值感突然失落，自觉令他人望而生畏、遭人嫌弃，在自认倒霉时，往往产生自卑、孤独心理。许多传染科患者不敢理直气壮地说出其所患病种，如故意把肺结核说成"肺炎"，把"肝炎"说成"胆道感染"等，都是害怕他人歧视、躲避自己的表现。不少患者还可产生怨天尤人的愤懑情绪，悔恨自己疏忽大意，埋怨他人传染给自己，甚至以愤懑情绪迁怒他人或其他事物，易激惹、爱发脾气。

（2）急躁、悲观与猜忌。许多传染性疾病具有病程长、难根治的特点，易致患者产生急躁、悲观和敏感猜忌。他们可因病情不能迅速好转而烦躁，常因病情反复而苦恼，日夜企盼得一灵丹妙药。有些人因治病心切，像海绵吸水一般搜集相关的治病信息，对周遭事物特别敏感，经常揣度他人尤其是医生护士谈话的含义。他们格外关注自身的生理病变，十分重视各项检查结果，他们尤其想全面掌握治疗的机理和效果。

2. 心理护理措施

（1）理解、同情患者。护士应熟悉传染病患者的心理活动特点及情绪变化，给予理解和同情。应针对不同患者的具体情况，讲清传染病并不可怕，只要积极配合治疗可完全康复，为其讲清暂时隔离的意义，悉心指导其如何适应被隔离的生活。

（2）细致介绍疾病知识。护士应耐心细致地为患者讲述传染病的病程规律，甚至略把病程说得长些，以便其安心积极治疗。传染病患者被隔离后，社会交往锐减，医护人员成为其最重要的精神依靠。此时，医护人员言行应真诚、温暖、可信、可亲，在赢得患者信任的基础上，注意讲清楚治疗的目的和意义，更有助于消除患者的顾虑和猜疑。

（3）恰当运用非语言性支持。烈性传染病患者，需采取严密隔离措施，患者的不良心理反应更加突出，此时非语言性支持对患者十分重要，可谓"无声胜有声"。与患者接触过程中，护士可通过眼神表达对患者的理解、安慰、关注与鼓励，以增加其信任感和安全感；可用温和平静的面部表情传递其责任心和耐心和豁达包容，借助手势等鼓励、支持患者。如 SARS 流行期间，护士竖起大拇指称赞患者坚强、打出"V"形手势激励患者战胜病魔的必胜信念等，都曾对患者的最终康复起到不可低估的作用。

（三）手术患者

无论何种手术，对患者本人都是较强烈的应激刺激，可令其产生相应的心理反应，严重的消极心理反应可直接影响手术及其预后。

1. 心理问题

（1）术前患者的心理反应。国内学者研究发现，择期手术或病情稳定患者术前有明显焦虑者约占76%；紧急救治手术或病情严重者术前焦虑约占24%。

患者术前焦虑水平的个体差异甚大，年龄、性别、职业及人格特征等均可产生一定影响。有研究认为年轻的成年人、女性、文化程度较高的患者对手术焦虑反应较重；内向不善言辞或有心理创伤史的患者可因多愁善感、触景生情或联想既往的不幸遭遇而致焦虑。因此，护士评估患者术前焦虑水平时应考虑其个人背景的影响。

（2）术后患者的心理反应。有研究认为，手术患者的高焦虑反应并不仅局限于手术前，也不终止于手术完毕，许多患者手术后仍有高水平焦虑体验。此外，某些患者手术后还可能出现一系列病理心理反应，从而影响手术预后。患者手术后常见病理心理反应有以下3种：①术后意识障碍，常在手术后2~5天出现，表现为意识混乱，一般在1~3周消失，少数可继发抑郁；伤口疼痛、失血缺氧、代谢障碍、继发感染等生物因素均可诱发术后意识障碍。②术后精神病复发，常因患者心理压力过重且无法及时排遣所致。③术后抑郁状态，表现为悲观失望，自我感觉欠佳，睡眠障碍，缺乏动力，兴趣丧失，自责想死，甚至出现自杀行为。

2. 心理护理措施

（1）术前患者的心理护理。术前患者的心理反应个体差异大，护士应根据患者的术前心理反应程度、种类、应对方式和手术性质等灵活地采用心理护理措施，使之发挥良好效应。

①提供手术治疗的必要信息。护士应耐心地与患者进行交谈，听取患者的意见和要求，评估患者的心理反应、手术动机及应对方式，建立起良好的护患关系；及时向患者及其亲属提供相关手术信息。提供信息的同时，可随时评估患者的理解力及其做决定的能力。焦虑水平高的患者往往理解力降低，因此要及时纠正其各种误解，帮助其全面、正确理解各种术前信息。

②应用行为控制技术。常用的焦虑行为控制技术有：a. 让患者做放松、深呼吸、咳嗽动作练习能够有效地对抗焦虑，减轻术前焦虑和术中痛苦感。b. 让患者学习手术效果良好的患者是如何克服术前恐惧，取得最好的手术效果的事例，掌握战胜术前焦虑的方法。c. 增强社会支持。让术前患者与手术已获成功的患者同住一室，亲属及时探视，领导、同事和朋友安慰、鼓励，均可减轻患者的术前焦虑。

③手术室环境。理想的手术室环境应保持整洁寂静、床单无血迹、手术器械

掩蔽、医护人员谈话应轻柔和谐等，遇到意外时需保持冷静，切忌惊慌失措、大声喊叫，以免产生消极暗示，造成患者紧张。

(2)术后患者的心理护理。

①及时反馈手术完成情况。术后患者回到病房或麻醉苏醒后，护士应立即告知手术已顺利完成并达到手术目的，多向患者传达有利信息，给予其鼓励和支持，让患者宽心养息。

②有效处置术后疼痛。术前护士即应告知患者术后刀口疼痛的信息，让患者心里有所准备。术后有些患者会主动向护士表述疼痛，另有些患者则强忍疼痛，不愿表述，但护士可通过患者的表情、姿势等观察其疼痛情况，及时给予处理。护士应主动征询患者使用镇痛剂的情况，可使患者因感受关爱而提升痛阈，增强术后6小时使用镇痛剂的效果；可鼓励患者运用术前掌握的放松技术如深呼吸技术；可利用积极暗示有效减轻其疼痛；让患者听其所喜好音乐有时也可起到意想不到的镇痛效果。有些患者害怕伤口疼痛或裂开而不敢早期活动，护士应告知其大胆采用正确方法咳嗽、吐痰、翻身和四肢活动，让患者亲历早期活动对康复的积极作用。

③帮助患者克服消极情绪：术后患者出现焦虑、抑郁等消极情绪原因很多，有的患者源于自评疗效的方法错误。如大多数术后患者总把自己与做过相同手术的患者比较，或与其对术后疗效的期望比较，而致术后感觉不良。此时，护士应告知患者正确的疗效评价方法，根据各自病情特点、手术及术后情况评价，让患者知道其正在康复。同时护士应给予患者生活心理的全面支持，助其战胜消极情绪。

④帮助患者做好出院准备。多数患者伤口拆线日即可出院，但其各方面功能尚未完全恢复；护士应向患者详细介绍出院后自我锻炼的常识，如饮食的特殊要求等。若患者的疾病预后不佳，则不宜过早告知患者实情，以免患者的虚弱身体遭受重创。有的患者术后丧失部分生理功能(如子宫、卵巢切除)或残缺(如截肢)，可致患者心理受重大挫折，对此类患者，术前护士即应充分解释，以有效支持帮助患者接受现实；术后给予较多人文关怀，不遗余力地为患者提供适应新生活的帮助，激励患者勇敢地走向新的人生道路。

(四)癌症患者

癌症患者的心理问题较多，依其个性、疾病认知、病情轻重而多种多样。以下仅做选择性介绍。

1. 心理问题

(1)否认。有的患者否认癌症的诊断，拒绝残酷的事实，照常工作、学习，维持暂时的心理平衡。有的患者怀疑诊断，到处奔波，企图通过复查推翻原有结论；还有的患者表现沉闷，内心极端痛苦，寝食难安，不积极求治，甚至拒绝治疗；更多患者压抑其强烈情绪反应，表现出迟钝、犹豫，进而感到孤独，产生被遗弃感。患者对癌症的最初否认，具有一定的积极意义，但长期否认，将延误宝贵的治疗时间。

(2)恐惧和抑郁。癌症作为路人皆知、难以治愈的严重疾病，一旦被确诊后，患者即联想到一系列不良后果，产生恐慌与惧怕心理。患者除惧怕治疗过程中的痛苦外，还怕失去爱，怕伤残，尤其害怕死亡。

抑郁是严重影响癌症患者生活质量的常见负性心理反应，多半为暂时性、轻度至中度。由于肿瘤种类多，症状不同，治疗方法复杂，引起抑郁的原因也很多。有的抑郁源于病变，如代谢障碍、内分泌紊乱、脑器质性病变、营养不良和治疗的毒副反应等；有的患者则由于朋友、同事的远离或配偶的感情淡薄，产生孤独感与被遗弃感，进而发展成为抑郁。

(3)孤独与怪僻。根据美国国立癌症研究所专家临床观察发现，癌症患者由于压抑、焦虑等消极情绪的长期折磨，可扭曲原有心理。他们暂时或长期丧失生活自理能力，因无助甚至累赘于家庭与社会而产生自责与孤独感，这种心态长期持续将导致其行为怪僻。如有癌症患者把医护人员和亲属当做替罪羊，无休止地发牢骚，累及他人心境。有的怨天尤人，一会儿责怪医生未予精心治疗，一会儿埋怨家人没能尽心照料，每每为小事大发雷霆、火冒三丈、任性挑剔。

(4)悲观与绝望。患者被确诊为癌症之初，悲观是其常见心理反应，随其临床症状日益明显或经过一段治疗却效果不太明显，极易令患者情绪低落，对其治疗由希望重燃到再度失望，甚至绝望。有的患者为不给家人增加负担，不忍家人过分痛苦，不愿使家人过分牵挂，其言行表现得异常平静；有的患者丧失信心、精神崩溃，感到万念俱灰，求生意志丧失殆尽，坐等死亡。

2. 心理护理措施

癌症患者的心理护理，无论在其个性化护理中，还是配合手术、化疗等，都具有显著作用。

(1)激发患者的积极期望。这是癌症患者实施心理护理的基础和前提，积极期望可让患者重视生命、正视疾病、与死神争夺生命，可显著提高癌症患者的生活质量。

(2)鼓起患者抗癌的信心。抗癌明星说："打倒人的不是癌症，而是缺乏自信、情绪绝望、心理恐惧。"癌症患者难免产生否认、怀疑、悲观、抑郁、恐惧、绝望等一系列复杂的心理反应，经痛苦地反复思索，有些人想通了，与其坐以待毙，不如奋起抗争，乐观、豁达、自信、拼搏、愉快积极心理便主宰其心境，对缓解、临床治愈癌症产生了显效。其中，自信发挥了关键作用，并激发拼搏精神和顽强意志，营造坦然心境，形成乐观态度等。

(3)教会患者自我安慰的方法和技巧。安慰剂可达到减缓或治愈某种疾病的效果，若患者能在防治癌症过程中持积极态度，可无须他人安慰，而主动掌握自我安慰的理念与技巧，经常抱有积极期望。

(4)建议患者适当体育锻炼。运动可提高神经系统对外界反应的灵活性，增强自我调节与控制能力，使神经和身体活动较好地适应经常变化的外界环境。运动可使人精力充沛，解除紧张、恐惧，忘记忧愁、烦恼，保持乐观愉悦的生活情趣，刺激丘脑下部同激素分泌有关的脑下垂体，增强免疫能力。但若长时间运动不足，健康人也可引起一系列疾病。倡导癌症患者在适当时期，进行适宜的户外体育锻炼，十分有益。

(5)松弛—想象疗法。这是美国治癌专家防治癌症等疾病的有效方法，此法主张把松弛训练和积极想象相结合，称为松弛—想象疗法。患者经认真、深入、长期的训练，可对其防治癌症产生良好效果。患者可想象癌瘤正在缩小，身体重获健康，积极美好的意象可促使疾病朝着有利于患者的方向发展。

(五)瘫痪患者

瘫痪是神经系统的外伤或疾病造成的运动功能障碍，患者起病急，生活不能自理，健康机能难以恢复。

1. 心理问题

(1)痛苦期。

患者突然由健康变为瘫痪，身体、心理均遭受沉重打击。表现为痛苦、不思茶饭，情感脆弱，有攻击对抗行为，如拒绝治疗护理，拒绝见人，甚至有轻生念头。

(2)过渡期。

经过一段时间，患者对其疾病已有一定认知，日常生活也逐渐有所适应，但情感较为淡漠、消沉、强压内心痛苦等。

(3)悲观期或奋发期。

悲观期表现自卑、焦虑、神经质，甚至产生轻生念头。奋发期要表现为有坚定顽强的信念，有强烈的生活欲望，有战胜残疾的信心。

湖南湘乡人彭水林2004年在深圳被一辆大货车拦腰碾成两段，经过痛苦期、过渡期后，经过心理调理，进入奋发期，他说：“我捡回了老婆、儿子，还有几十年的命，身子丢了就丢了吧。”

2. 心理护理措施

(1)痛苦期。

①理解并适度迁就患者，先任其发泄痛苦体验，再行适当劝说与安慰，暂不宜让多人接触患者，以免患者心烦。

②关照患者具体生活，给患者安排舒适、安全的体位，对有一定文化素养的患者，可辅助其阅读与欣赏文学艺术作品、聆听音乐等，建立精神寄托，减轻

痛苦。

③动员患者亲友予以安抚：力邀患者最信赖、最具影响力的人做陪护，指导陪伴以深入交流、细致照顾，体现对患者的支持、爱护与鼓励。

(2)过渡期。

①护士应加强暗示性引导，有计划地同患者谈话，接受患者的合理要求，理解其苦衷、了解其困难，借助语言等直接暗示解除其内心苦闷，有序安排患者的户外活动，以接触阳光、新鲜空气、花草树木等大自然馈赠，转移其注意力、舒畅胸怀，激励其对生活的向往。提供相关文学作品供患者阅读，以美的形象感染患者热爱生活。

②加强基础护理与康复功能的锻炼也很重要，如按摩、床上被动运动、适当下床活动锻炼等都可体现医护人员的真诚关怀。

(3)悲观期或奋发期。

护士应经常同此类患者保持接触并处理好人际关系，主动予以激励与疏导。瘫痪患者心理严重受挫，常有对立行为，常因小事而迁怒他人，可宣泄愤怒但难以自控，易与他人发生激烈冲突。对此类患者，护士应有所包容，理解其过激行为，并适当劝说或解释，护士须出言谨慎，切忌与患者起争执。被攻击者需暂时回避直接面对患者，以免稍有不慎再次激怒患者。有时，回避是十分必要的缓和措施，可达安抚患者、消除其消极心理状态之目的。对奋发期患者，护士主要从照料其生活、帮助其解决困难着手，积极鼓励与支持是最基本做法。

(六)监护患者

监护患者多为各类重症或多系统功能衰竭的患者，监护室是相对独立、封闭的特殊场景。监护患者的心理变化很多，尤以焦虑和恐惧最为常见，其原因诸多。如疾病构成的死亡威胁，治疗的创痛(如鼻饲、气管切开、开胸、持续静滴)，陌生的环境、强光和单调的声音刺激，缺少亲人陪伴，其他患者死亡，医护人员的严肃表情和紧张工作节奏等都可加重患者的焦虑、恐惧。

1. 心理问题

(1)初期的紧张、恐惧、焦虑。患者入室后的1~2天可呈现不同程度的紧张、恐惧、焦虑，如危重、清醒的患者进入监护室后，眼见自身躯体连接的导线、引流管、输液管等多达几条或十几条，耳闻监护仪器不断发出噪音，亲历频繁检查、复杂治疗、反复操作、无亲人陪伴、病友每况愈下或死亡等，极易产生紧张、焦虑和恐惧。此外，医护人员的装束和紧张的工作气氛，也可增加患者的恐惧感；还有些患者的焦虑源自其疾病本身、家庭、社会和经济的影响；但多数患者3~4天后后逐渐减轻。

(2)心理否认。患者进入监护室第2天即可出现否认心理。第3~4天达到高峰。约50%的患者可发生心理否认，有人因急性病得到控制而否认自已有病；

有人虽承认有病，但否认入住监护室的必要性。这种心理防御机制对患者具有一定保护作用，可遏制极度恐惧心理对患者的更大伤害。一般情况下，患者的心理否认反应可持续2~3天，也有人可出现1~2次反复。

(3)中期的孤独、忧郁。约30%的患者有孤独、忧郁症状，一般在入室第5天后出现。是患者为失去工作能力、生活无力自理、失去社会活动能力、经济来源及发展前途等而产生的反应。

(4)依赖。许多患者经过精心的治疗，病情允许其离开监护室时，他们却因熟悉并习惯监护室环境、认同监护室对其生命安全有较大保障而产生心理依赖、不愿离开监护室。

(5)急躁。患者对家庭、工作的担忧所导致的烦躁和忧虑无法释放，有时迁怒于他人，如不配合治疗、护理或压抑不悦而表现消沉。

(6)消极绝望。常见于身患重症的患者，他们对诊断治疗无动于衷，伴有自我损害的表现。

2. 心理护理措施

监护患者的心理活动受很多因素的影响，且诸因素常掺杂在一起，使患者的心理活动复杂化，并可相互转化。因此，抓住患者心理活动的本质，对症施护尤为关键。

(1)安慰、理解和开导患者。护士可通过多种渠道，探索患者的心理状况。首先应理解、同情患者，要善于观察其行为和情绪反应，酌情有的放矢地给予安慰、解释和开导，消除其心理障碍，切实地帮助患者解决问题。患者在护士的温暖和关怀下表现出积极的反应，预示着心理护理的成功。

(2)保持患者情绪稳定。对患者的紧张、焦虑、恐惧，护士应以亲切和蔼的态度、沉着冷静的风格、熟练操作、有序安排和温馨的病室气氛给患者以安全感。可为清醒的患者解释其所必需环境、所必备设施，如告知患者24小时监测其生命体征的设备对其身体有利无弊等。

(3)积极创造安静、舒适的环境。环境可直接影响患者的心境，做好患者的晨晚间护理，保持其床铺整洁干燥、身体清洁干爽、体位安全舒适等，可使患者感到病室如家，病室安静整洁、温馨淡雅、阳光充足、温度适宜、空气清新，可使患者心情舒畅。适当时可给患者听听音乐，化解患者的孤独、忧郁。

(4)减轻患者的精神负担。监护患者不仅病情重，而且病种复杂、病程发展快、预后差、病死率高。护士不宜在危重患者面前过多谈及其病情，以免加重其精神负担，影响其病情。如抢救患者应设单间或用屏风隔开；对特殊患者采取特别护理方式。如气管内插管或气管切开的患者，原本表述能力很强，突然失去表述能力，患者感到病情加重的同时急于言表的需求无法满足，可致其心理严重受挫，护士可用书写、手势、图片等方式与其较充分沟通，及时减轻患者的精神负担。

(5)让患者正确面对疾病及治疗。对不愿入住监护室的患者，切不可简单地强求、批评或训斥。护士应了解其原因，帮助患者剖析自己，同时以端庄仪表、优雅举止、亲切微笑、和蔼态度、专注表情、严谨作风、娴熟技术去感化患者，唤起其热爱生活，宣泄其不良情绪和消极意念，达到减轻心理压力、解脱困扰之目的。护士还可应用医学知识，为患者做出科学解释，纠正其错误认识，使患者通过修正疾病认知解除心理压力。监护患者一般病程较长，护士应向患者介绍一般病程和一些伴随症状，让患者做好相应的心理准备。

(6)适时开展自我护理。患者病情稳定或好转的情况下，可适时让其恢复自理能力，如自己翻身、吃饭等，适当锻炼，让其领会自身的恢复能力、不过分依赖医护人员的意义，让患者了解，自我护理对其全面康复十分有益。但还需向患者说明病情，提早告知患者转室的日期及必要性，这将有效减轻患者撤离监护室时的不良心理反应。

(7)做好患者亲属的心理工作。监护患者亲属的情绪同样紧张不安：护士应把患者及其亲属看做一个整体，帮助亲属稳定情绪，得到其理解和配合，可避免其出于亲情造成对患者监护的干扰，于患者的救治有利。

本章小结

本章简单阐述了护理人员的角色心理和心理护理的概念、护理人员如何适应职业角色、护理人员的工作应激和心理保健，简单介绍了不同年龄阶段患者的心理问题及心理护理、特殊患者的心理问题及心理护理。做好护理人员的心理保健才能真正做好患者的保健，才能真正做好心理护理。护理人员的不良工作应激是造成护士心理障碍的重要原因之一，也引起了心理学界及护理管理者的重视，分析护理人员的工作应激有利于做好护理人员的心理保健，也有利于有的放矢地做好患者的心理护理，从而大大提高护理质量。

案例分析 12 - 1

只有患者真正平静下来，手术才能继续

对患者而言，手术室里不仅没有亲近的人，甚至连衣裤和一丁点贴心的小玩意儿都被剥得干干净净，到处是陌生、不适，在监狱里当犯人恐怕都不至于如此。

第一眼见到琳达，她只穿着薄薄的睡衣，盖了一层法兰绒被单，静静地躺在手术台上，等我们术前准备工作完成。也许都出乎她自己的意料，短短几分钟的等待，竟将她在家人面前维持了很久的勇气和镇定击得粉碎，更何况已忍受了近16小时的术前禁食。在这难挨人的等待中，琳达

身体上和感情上的压力使生活中的危机感、不如意和焦虑在此时此境达到了顶点，情感的闸门已抵御不住这种种的痛苦、压抑、恐惧和对未来的难卜，她开始哭泣。在抽噎间歇，她为自己的哭泣向我们道歉，我紧紧地握着她的手，给她一叠纸巾，轻声鼓励她想哭就哭出来，这样不仅出于情感需要，还有利于机体排泄过剩的儿茶酚胺。我想，要等她真正平静下来，才能顺利地开展手术。尽管在理智上，琳达认可了这次手术，但实际上她还未来得及接受，一切发生得太快了，以致她自己都无法弄清为何会这样。她从不吸烟，饮食科学合理，还经常锻炼，"我没做错什么……"她说，"这不公平……"然后，琳达说出了真正的忧虑所在：她的丈夫和孩子。"孩子们太小，我都没告诉他们我要手术，但我想最大的孩子已经猜到点什么了……我不知该什么时候对他们讲。"慢慢地，琳达停止了哭泣，从呼吸看起来她好像已平静下来，但我能感觉到，这还不同于真正的放松，也不同于噩梦惊醒后的如释重负。我没有打断她，继续静静地听她诉说。10分钟里，琳达几乎讲了她的整个人生，尤其是术前3周她是怎样度过的。尽管我清楚手术室有严格的时间安排，但这一切与我的患者平静下来顺利地接受手术相比，似乎便不那么重要了。我一直守在琳达身旁，听她讲述她的喜与悲，直到她重新获得勇气与信心，面临手术的挑战。类似情景我经历了不止一次，我知道这次也将同往常一样顺利地度过。过了一会儿，琳达松开了我的手，她看着我，说她好多了，已做好静脉注射准备，手术可以开始了。我知道，此时琳达已恢复了她在家人面前积蓄了3周的勇气与信心，我对她说，我们医护小组会尽最大努力出色地完成手术。她轻轻地捏了下我的手，便在麻药的作用下昏昏沉沉地睡去了。

提问：

通过以上案例，谈谈心理护理在整体护理中的地位和作用。

思考题

1. 什么是心理护理？它与心理治疗有何区别？
2. 护理人员如何适应职业角色？如何做好护理人员的心理保健？
3. 简述儿童、青少年、中年、老年人的心理问题与心理护理。
4. 简述慢性病、传染病、癌症、瘫痪患者的心理问题与心理护理。

主要参考文献

1. 胡永年，刘晓虹. 护理心理学. 北京：中国医药科技出版社，2004

2. 刘晓虹. 护理心理学. 北京：人民军医出版社，2004

3. 姜乾金. 医学心理学. 北京：人民卫生出版社，2002

4. (美)理查德·格里格，菲利普·津巴多. 心理学与生活. 王垒、王扰等译. 北京：人民邮电出版社，2003

5. 李素贞，赵曦光. 康复护理学. 北京：人民军医出版社，2001

6. 王益锵. 中国护理发展史. 北京：中国医药科技出版社，2000

7. 徐光兴. 临床心理学. 上海：上海人民出版社，2001

8. (美)Jeery. M. Burger. 人格心理学. 陈会昌等译. 北京：中国轻工业出版社，2000

9. 杜文东. 医学心理学. 南京：江苏人民出版社，2001

10. 刘增垣，何裕民. 心身医学. 上海：上海科技教育出版社，2000

11. 葛玲. 医学心理学. 北京：人民卫生出版社，2003

12. 刘彬，罗小洁. 聘用护士培训方法及成绩分析. 现代护理杂志，2003，10：796－797

13. 吕东梅，林平. 护理人员流失的原因分析及对策. 现代护理杂志，2003，11：879－880

14. 尹艳，吴敏. 聘用护士的选择、管理和培训. 现代护理杂志，2003，11：877－878

15. 徐兰芬. 临床护士的心理健康状况与干预对策. 护理研究，2007，第132期

16. 戴晓阳. 护理心理学. 北京：人民卫生出版社，1998

17. 蒋继国. 护理心理学. 北京：人民卫生出版社，2004

18. 卢桂珍. 医学心理学. 西安：第四军医大学出版社，2006

19. 郝伟. 精神病学. 北京：人民卫生出版社，2008

20. 叶奕乾，何存道，梁宁建. 普通心理学. 华东师范大学出版社，2004

21. 郭念峰. 国家职业资格培训教程——心理咨询师(基础知识). 民族出版社，2005

图书在版编目(CIP)数据

护理心理学/蒋小剑主编. —长沙:中南大学出版社,2011
ISBN 978-7-5487-0185-9

Ⅰ.护... Ⅱ.蒋... Ⅲ.护理学:医学心理学-高等学校-教材
Ⅳ.R471

中国版本图书馆 CIP 数据核字(2011)第 012910 号

护理心理学

蒋小剑 李世胜 主编

□责任编辑 彭亚非
□责任印制 易红卫
□出版发行 中南大学出版社
社址:长沙市麓山南路 邮编:410083
发行科电话:0731-88876770 传真:0731-88710482
□印 装 长沙鸿和印务有限公司

□开 本 720×1000 1/16 □印张 20.75 □字数 408 千字
□版 次 2011 年 1 月第 1 版 □2015 年 12 月第 5 次印刷
□书 号 ISBN 978-7-5487-0185-9
□定 价 42.00 元